rororo

Zu diesem Buch

Für Schlaganfälle und Herzinfarkte machte man bislang meist Bluthochdruck und Cholesterin verantwortlich. Mindestens ebenso riskant ist jedoch die körpereigene Substanz Homocystein: Ist der Wert im Blut erhöht, steigt das Risiko für Herz-Kreislauf-Erkrankungen, Krebs und Demenz.

Uwe Karstädt erklärt anschaulich und detailliert, was es mit Homocystein auf sich hat und wie es sich mit einfachen und natürlichen Mitteln beherrschen lässt.

Der Autor

Uwe Karstädt, Jahrgang 1953, ist Heilpraktiker und Ernährungsberater in München mit eigener Praxis. Neben der klassischen Naturheilkunde bietet er seit über 20 Jahren auch die Traditionelle Chinesische Medizin (TCM) an. TCM unterrichtet er in München und Zürich. Von Uwe Karstädt außerdem bei rororo erschienen: «Die 7 Revolutionen der Medizin».

UWE KARSTÄDT

Das Dreieck des Lebens

Rowohlt Taschenbuch Verlag

Veröffentlicht im Rowohlt Taschenbuch Verlag,
Reinbek bei Hamburg, August 2006

Umschlaggestaltung ZERO Werbeagentur, München,
nach einem Entwurf von Cora von Pein
(Illustration: Cora von Pein)
Satz New Baskerville PostScript (PageOne)
Gesamtherstellung Clausen & Bosse, Leck
Printed in Germany
ISBN 13: 978 3 499 62144 4
ISBN 10: 3 499 62144 4

Hinweis:
Medizin und Wissenschaft sind ständig im Fluss. Forschung und Erfahrung erweitern unsere Erkenntnisse, insbesondere was die Bedarfsmengen von Nährstoffen und die Anwendung von Nahrungsergänzungsmitteln betrifft. Soweit in diesem Buch Bedarfszahlen bzw. Dosierungen oder Anwendungsmöglichkeiten von Nahrungsergänzungsmitteln oder Arzneimitteln erwähnt werden, darf der Leser darauf vertrauen, dass Autor und Verlag größte Mühe darauf verwandt haben, diese Angaben entsprechend dem aktuellen Wissensstand bei Fertigstellung des Werkes zu machen. Dennoch ist der Benutzer bzw. der Leser aufgefordert, die Beipackzettel der angeführten Produkte genau zu prüfen, ob die dort angegebenen Indikationen und Empfehlungen von den Angaben dieses Werkes abweichen. Gegebenenfalls ist der behandelnde Arzt oder Heilpraktiker zu befragen. Auch wenn geschützte Warenzeichen nicht in jedem Falle besonders kenntlich gemacht wurden, handelt es sich nicht notwendigerweise um einen freien Warennamen.

Ein weiterer wichtiger Hinweis: Es gibt sicher auch andere als die in diesem Buch genannten Produkte zur Senkung des Homocysteinspiegels oder zur Einnahme bei bestimmten Mängeln oder Leiden. Fragen Sie Ihren Arzt, Apotheker oder Heilpraktiker nach möglichen Alternativen. In diesem Buch werden ausdrücklich nur Produkte genannt, die der Autor in der Praxis erprobt hat und daher aus Erfahrung empfehlen kann.

INHALT

EINLEITUNG

Gesund und glücklich, mit klarem Verstand und voller Lebenskraft bis ins hohe Alter, wer möchte das nicht? Wie aber wollen Sie sichergehen, dass sich dieser Wunsch auch erfüllt? Zunächst einmal brauchen Sie ein gutes Gefühl für sich selbst und fundierte Informationen, um mögliche Missstände in Ihrem Körper zu erkennen. Letztendlich brauchen Sie dann auch eine effektive Möglichkeit, diesen Missstand beheben zu können. Ist es da nicht eine verführerische Vorstellung, dass ein einziger Test ein Übel aufdecken kann, das verantwortlich zeichnet für eine Vielfalt von Krankheiten? Hier ist von Krankheiten die Rede, die nicht nur unsere Lebensqualität schwer beeinträchtigen, sondern unser Leben selbst bedrohen können. Wenn Sie diesen Missstand nicht nur leicht und zuverlässig diagnostizieren, sondern auch mit einem einzigen Präparat beseitigen könnten, wäre das nicht phantastisch? Stellen Sie sich als Krönung zum gerade Gelesenen vor, dass dieses Präparat aus drei natürlichen Vitaminen besteht – ohne Nebenwirkungen. Wäre das nicht für Sie persönlich eine große Erleichterung? Und wäre das nicht ein atemberaubender Durchbruch in der Medizin?

Dieses Buch berichtet über eine außergewöhnliche Entdeckung, die nicht nur bei fortschrittlich und pragmatisch denkenden Ärzten und Heilpraktikern Fuß fasste, sondern auch in der gesamten medizinischen Welt für Aufsehen sorgte. Wer sich die

Mühe macht, in medizinischen Fachzeitschriften zu blättern oder im Internet zu recherchieren, findet eine Vielzahl an Berichten, Studien und Untersuchungen über Homocystein, eine Substanz, die im alltäglichen Stoffwechsel eines jeden Menschen vorkommt. Seine besondere Bedeutung erhält Homocystein durch seine Eigenschaft – gleichsam als «natürliche Kristallkugel» – das zukünftige Wohlergehen im Leben eines Menschen vorauszusagen. Die Menge des im Blut vorkommenden Homocysteins enthüllt mit großer Präzision den Gesundheitszustand eines Menschen. Es zeigt damit auch auf, was jede Person tun kann und auch tun sollte, um gesund zu bleiben und das Risiko von vielen Krankheiten mit teilweise tödlichem Ausgang so klein wie möglich zu halten.

Diese körpereigene Substanz mit der akkuraten Vorhersagekraft ist eine Aminosäure, ein Baustein für Protein. Steigt der Homocysteinwert im Blut, erhöht sich unweigerlich das Risiko für Herzinfarkt und Schlaganfall. Kein Cholesterinwert vermag diese Aussage auch nur annähernd zu treffen, selbst wenn uns dies seit Jahrzehnten glauben gemacht wird. Zudem ist ein erhöhter Homocysteinwert bei weitem treffsicherer in der Vorhersage, an Alzheimer zu erkranken, als dies eine aufwendige Gen-Analyse vermag. Anhand dieses Buches werden Sie erfahren, wie man über den Homocysteinwert das Risiko für weitere fünfzig (!) Krankheiten erkennen kann. Aber es gibt noch mehr zu berichten. Die Höhe des Messwertes dieser Aminosäure sagt ebenso vorher, wie schnell Ihr Alterungsprozess voranschreitet, wie gut Ihr Gehirn arbeitet, wie wehrhaft oder schutzlos Ihr Immunsystem funktioniert und wie gut oder schlecht Ihre eigene Körperchemie mit den Anforderungen des Lebens umgehen kann.

Wenn es nur darum ginge, mögliche Krankheiten und Risiken vorauszusagen, wäre das allein schon ein bemerkenswerter

Fortschritt. Trotzdem würden viele von uns abwinken. Will ich wirklich wissen, wie meine Gesundheits-Chancen stehen, wie groß die Gefahr von Krankheit und Leiden ist, auf die ich zusteuere? Werde ich jetzt für den Rest meines Lebens auf das Damoklesschwert des hohen Homocysteinwertes schielen müssen? Nein. Zum Glück gibt es zu diesem Problem sofort auch eine erstaunlich einfache Lösung. Ein erhöhter Wert ist alles andere als ein unveränderbarer Faktor und kein Anlass zu verzagen.

Dieses Buch berichtet auch darüber, wie eine spezielle Kombination von natürlichen Vitaminen, die ich das «Dreieck des Lebens» nenne, jeden riskanten Homocysteinwert in kürzester Zeit senken kann. In weniger als drei Monaten kann jeder Mensch seine Gesundheit tief greifend verbessern, die Risiken der meisten lebensbedrohlichen Krankheiten halbieren und zugleich den Alterungsprozess verlangsamen. Das Wissen über Homocystein und das «Dreieck des Lebens» erachte ich als so außerordentlich wichtig, dass mir jedes Mittel recht ist, damit diese Information auch diejenigen erreicht, die sie erreichen soll: Hilfe suchende und Hilfe gebende, Behandler und Behandelte – Arzt, Heilpraktiker oder Patient, Laien oder Profi. Hier aber treffen wir auf einen ganz entscheidenden Punkt in der Geschichte dieser bahnbrechenden Entdeckung. Die Forschungsergebnisse über Homocystein und seine krank machenden Eigenschaften sind schon seit Jahrzehnten bekannt. Wie aber kommt es, dass ein so wichtiger Durchbruch in der Diagnose und Früherkennung solch bedrohlicher Erkrankungen wie Angina Pectoris, Myokardinfarkt, Schlaganfall, Diabetes, Depressionen, Glaukom, Darmkrebs, Ostearthrose oder Alzheimer so wenig bekannt ist? Wie kann man verstehen, dass man bei vielen Ärzten nur ein Schulterzucken erntet, wenn man sie auf Homocystein anspricht? Wie kann es sein, dass meine persönlichen Erfahrungen und die vieler meiner Patienten zeigen, dass man in modernen Arztpraxen noch nicht einmal weiß, wie man einen Homocysteintest entsprechend fachgerecht ausführt, sodass es nicht zu völlig verfälschten Ergebnissen kommt?

Dieses Buch berichtet auch über Gründe und Hintergründe für eine seit Jahren andauernde weltweite Irreführung der Patienten und Ärzte. Hier spielen Motive mit, die nichts mit einer «gesunden» Gesundheitspolitik zu tun haben, die man eigentlich als selbstverständlich annehmen möchte. Dass sich unsere Gesundheitspolitik an der Gesundheit und am Wohlergehen der Bevölkerung ausrichtet, scheint nur ein frommer Wunsch zu sein. Wenn man sich tiefer mit der Materie beschäftigt, stößt man auf haarsträubende Fakten. Es wird eine Politik betrieben, die auf Kosten der Bevölkerung die Wirtschaftsinteressen von Großkonzernen vertritt. Die Gesundheitspolitik geht leider mehr und mehr am Bürger vorbei. In diesem Buch werden eine Vielzahl von Fachwissenschaftlern zitiert, die diese Fehlinformationen aufdecken und mit wissenschaftlichen, gründlich recherchierten und ausgewerteten Studien zu Rückschlüssen kommen, die oft das genaue Gegenteil der offiziellen Lehrmeinung besagen. Mit einigem Erstaunen werden Sie feststellen, dass bestimmte Statistiken manipuliert und Informationen zurückgehalten werden und sich eine Vielzahl vermeintlich informierter Fachleute kritiklos nur von den Referenten der Pharmakonzerne «informieren» lassen. Was würden Sie auf die Objektivität und den Wahrheitsgehalt eines Autoverkäufers geben, der nur eine – nämlich seine – Marke vertritt und Ihnen dringend zu einem Neukauf rät?

Dieses Buch ist sowohl für interessierte Laien wie auch für Fachkräfte in medizinischen, psychotherapeutischen und naturheilkundlichen Berufen geschrieben. Wie in meinem letzten Buch «Die 7 Revolutionen der Medizin» wage ich auch hier den Spagat zwischen Verständlichkeit der Informationen und genügend wissenschaftlichem Tiefgang für die «Profis». So muss der Laie manchmal ein paar «Kröten» schlucken in Form von unaussprechlichen Begriffen oder Fachchinesisch. Ärzte, Heilpraktiker, Psychiater oder Psychologen hingegen werden manchmal mit einer Ausdrucksweise oder Vereinfachungen vorlieb nehmen müssen, die vielleicht nicht ihrem gewohnten Standard aus der Fachliteratur entsprechen.

Beide mögen mir das nachsehen, denn die Bekanntmachung der lebensrettenden Information in diesem Buch muss hierbei über allen anderen Erwägungen stehen. Ein lautes «Hilfe» oder ein «Stopp» ist in lebensbedrohlichen Situationen die wichtigste Maßnahme. Die Erklärung oder Rechtfertigung kann später erfolgen. Die durchwegs positiven Kommentare und Rückmeldungen über mein letztes Buch «Die 7 Revolutionen der Medizin» bestärken mich darin, auch hier wieder beides unter einen Hut zu bringen. Für Ärzte, Heilpraktiker und Psychotherapeuten, die noch tiefer in die Materie einsteigen wollen, verweise ich auf einige Fachbücher beziehungsweise Studien, die im Quellenverzeichnis am Ende dieses Buches aufgelistet sind.

Das Wichtigste aber wird sein, ob Sie dem hier Geschriebenen die Möglichkeit geben, in Ihrem Leben eine Rolle zu spielen, auch wenn es Ihrer bisherigen Meinung oder Ihrem Erlernten widerspricht.

Das heißt für den kranken, den Hilfe suchenden oder auch den vorbeugenden und weitsichtigen Leser:

Lassen Sie Ihren Homocysteinwert messen und nehmen Sie bei erhöhten Werten die von mir zigfach in der Praxis erprobte und darum empfohlene Kombination aus drei einmalig dosierten B-Vitaminen, die ich noch ausführlich vorstellen werde. Machen Sie Ihre eigenen Erfahrungen!

Für die Fachkräfte aus den medizinischen und naturheilkundlichen Berufen bedeutet das:

Testen Sie Ihre Patienten, empfehlen und verordnen Sie die spezielle und von mir wegen ihrer sicheren und nebenwirkungsfreien Wirkweise empfohlene und in diesem Buch ausführlich beschriebene Mischung von B-Vitaminen und sehen sie mit Ihren eigenen kritischen Augen, was allein die Senkung des Homocysteinwertes für Ihre Patienten an gesundheitlichen Vorteilen bringt.

Dieses Buch mag auch eine Gefahr sein. Einige Aussagen in diesem Buch werden Ihnen – so hoffe ich jedenfalls – zu denken geben. Für manche Leser mag es ein Weltbild erschüttern, ein Vertrauen in die pharmazeutische Industrie, in die Lebensmittelindustrie, in die Politik und letztendlich auch in den gesunden Menschenverstand zerstören. Sie mögen beim Lesen manchmal denken: «Das kann doch wohl nicht wahr sein!» Bitte glauben Sie mir nichts! Sehen Sie selbst, lesen Sie die Berichte über Vioxx, über Celebrex über den anderen C_{ox}-2 Hemmer Bextra, der noch beim Beginn des Verfassens dieses Buches als sicher bezeichnet wurde. Machen Sie sich schlau über das Anti-Cholesterin-Kartell und die Margarineindustrie, über die gefälschten Studien dieser Konzerne. Erforschen Sie den Lipobay-Skandal! Lesen Sie Berichte über Aspartam, das uns als nervenwirksame Substanz in Form von «NutraSweet» angeboten wird, und über giftige chemische Zusatzstoffe für Lebensmittel. Verfolgen Sie den empörten Aufschrei der Pharmafirmen, wenn ihre chemischen Präparate nicht mehr von den Kassen übernommen werden.

Lassen Sie es aber nicht beim Kopfschütteln bewenden! Handeln Sie selbstverantwortlich für Ihre Gesundheit! Sie finden in diesem Buch viele Hinweise über erprobte Methoden und Präparate unter **«Wie und was Sie sonst noch für Ihre Gesundheit tun können»**. Am Ende dieses Buches sind auch einige Adressen vermerkt, unter denen Sie die jeweiligen Produkte oder auch konkrete Hilfe bekommen.

Letztendlich werden Sie auch ein Kapitel finden, in dem ich mit Ihnen «Tacheles» rede. Ein Alibi, mit dem Finger auf die anderen zu deuten und sich zurückzulehnen, soll dieses Buch gewiss nicht sein. Informieren Sie sich, forschen Sie selbst und setzen Sie das als richtig Erkannte in die Tat um.

Alles Gute für Ihre Gesundheit!

HOMOCYSTEIN – UND VIELE NEUE FAKTEN

Homocystein ist eine schwefelhaltige Aminosäure. Aminosäuren sind die Bausteine, aus denen Proteine zusammengesetzt sind. Homocystein kommt üblicherweise im menschlichen Blut in kleiner oder großer Konzentration vor und entsteht beim Stoffwechsel als Metabolit der Aminosäure Methionin. Die so genannte Methylierung ist einer der fundamentalen Lebensprozesse, bei dem bestimmte Methylgruppen von anderen Molekülen weggenommen oder ihnen hinzugefügt werden. Auf diese Weise bildet der Körper die Substanzen, die er braucht, oder er zersetzt diejenigen, die er nicht benötigt. Kurz gesagt, er transformiert biochemische Substanzen. Der Vorgang der Methylierung findet in jeder Sekunde in unserem Körper milliardenfach statt.

Ein gesunder Organismus bemüht sich, Homocystein durch eine andere Methylgruppe wieder zu Methionin zurückzuverwandeln. In weiteren Schritten entsteht dann entweder S-Adenosyl-Methionin, kurz SAMe genannt, oder über die Zwischensubstanz Cystein mit Hilfe eines weiteren Enzyms der bedeutende Radikalenfänger Glutathion.

Beides, SAMe und Glutathion, sind lebenswichtige und heilende Substanzen. SAMe wirkt gegen Depressionen oder Arthritis und schützt die Leber, während Glutathion eine starke Entgiftungssubstanz und ein wichtiges Antioxidans ist. Wenn Homocystein zu gering umgebaut wird, mangelt es dementsprechend an SAMe und Glutathion. Ein erhöhter Homocysteinspiegel bedeutet also nicht nur, dass die toxische Wirkung des Homocysteins auf die Gefäße ansteigt, sondern auch immer, dass die heilenden und schützenden Funktionen von SAMe und Glutathion abnehmen. Für diese Stoffwechselvorgänge der Methylierung braucht der Organismus drei Substanzen als Coenzyme: B_{12}, B_6 und Folsäure. Oft fehlen diese drei Vitamine, die für mich das Dreieck des Lebens bilden – doch darüber später mehr. Als Folge des Mangels schnellen die Homocysteinwerte nach oben, und es wird kritisch für die Gesundheit. Ich empfehle dann die Einnahme dieser drei Vitamine, und zwar – wie Studien und meine praktische Erfahrung zeigen – am besten und sinnvollsten in der Kombination von täglich einer Kapsel mit 100 Milligramm (mg) Vitamin B_6, 1000 Mikrogramm (µg) Folsäure sowie 1000 Mikrogramm (µg) Vitamin B_{12}.

Neuartige, manchmal mit Fischöl kombinierte und oft massiv beworbene Nahrungsergänzungsmittel (z. B. von Doppelherz oder auch Taxofit) enthalten diese drei Vitamine aus der B-Gruppe häufig auch – sie eignen sich aber dennoch nicht zuverlässig zur Senkung des Homocysteinspiegels, weil die Vitaminmengen zu gering sind und weil das Verhältnis der Vitaminmengen zueinander nicht stimmt.

Bedauerlicherweise gibt es auch immer noch sehr viele Ärzte, Ernährungsberater und Heilpraktiker, die zur Senkung des Homocysteinspiegels die alleinige Einnahme von Folsäure (z. B. von Solvay) empfehlen. Und dies, obwohl längst erwiesen und wissenschaftlich belegt ist, dass zu geringe Mengen der B-Vitamine, aber auch Folsäure als Einzelgabe, so genannte paradoxe Wirkungen auslösen können. Dann schnellt der Homocysteinwert hoch, anstatt zu sinken, und die Gesundheitsrisiken steigen, anstatt zu fallen. Aus diesem Grund rate ich von zu gering dosierten Nahrungsergänzungsmitteln und von reinen Folsäureprodukten dringend ab.

In der Praxis hat sich für mich die Kombination von täglich einer Kapsel mit 100 Milligramm (mg) Vitamin B_6, 1000 Mikrogramm (µg) Folsäure sowie 1000 Mikrogramm (µg) Vitamin B_{12} als absolut therapiesicher herausgestellt. Ich habe bislang auch in keinem einzigen Fall eine negative Nebenwirkung registriert. Vor allem lassen sich die B-Vitamine in dieser Dosierung nach meiner Erfahrung unproblematisch mit anderen Medikamenten (auch mit chemischen) kombinieren, was bei bereits vorhandenen Erkrankungen für den Patienten von großer Bedeutung ist.

Es gibt zur Homocysteinsenkung auch eine Kombination, die mit einer Spritzkur (Medivitan der Firma Medice) beginnt und die dann in eine regelmäßige und dauerhafte Einnahme von ziemlich gering dosierten B-Vitaminen (Medyn, ebenfalls von Medice) übergeht. Viele Ärzte wählen diesen Weg, den ich jedoch für völlig überholt halte, da man bereits mit einer einzigen täglich genommenen Kapsel mit der erwähnten Dosierung die Homocysteinwerte sicher senken und daher die von den meisten Patienten gehasste Spritze unnötig macht.

Ein erhöhter Homocysteinspiegel im Blut hat im Grunde nur zwei mögliche Ursachen. Bei einem Drittel der Menschen, die einen erhöhten Hcy-Wert aufweisen, sind die Gene dafür verantwortlich, während der Rest der hohen Werte – immerhin fast 70 Prozent – durch Mangelversorgung mit den erwähnten B-Vitaminen verursacht wird.

Eine weitere Rolle spielt das Alter der Patienten. Bei den zwei Dritteln der Menschen mit Vitaminmangel steigt die Kurve des Hcy-Wertes steil an, wenn die Betroffenen älter als 40 Jahre sind. Bei Patienten, die über 70 Jahre alt sind und diese Problematik aufweisen, ist der Homocysteinspiegel am höchsten, wobei mehr Männer als Frauen zur Risikogruppe gehören.

Die Entdeckung der Bedeutung von Homocystein als wichtiger Indikator für eine Vielzahl von Krankheiten verdanken wir Dr. McCully. 1968 erforschte er eine seltene genetische Krankheit, die Hyperhomocysteinurie, auf Deutsch: zu viel Homocystein im Urin. Kindern mit dieser Erkrankung mangelt es an dem Enzym, welches die toxische Substanz Homocystein wieder in eine harmlose Substanz umwandelt. Dadurch haben diese Kinder einen extrem hohen Hcy-Wert bei interessanterweise unauffälligen Cholesterinwerten. Diese Patienten leiden an schwerer Arteriosklerose und sind oft schon in jungen Jahren von einem Herzinfarkt oder einem Schlaganfall betroffen. Der Zusammenhang der erheblichen Homocysteinbelastung und der auftretenden Gefäßveränderungen mit den entsprechenden Krankheitsbildern ist eigentlich offensichtlich. Trotzdem begegnete man der Schlussfolgerung, dass Homocystein den gesamten Symptomenkomplex auslöst, nur skeptisch. Wie so oft bei bahnbrechenden neuen Einsichten war auch Dr. McCully mit viel Widerstand seitens der etablierten Wissenschaft konfrontiert. Erst 1992 wurden seine Theorien in einigen groß angelegten Studien mit 14000 Ärzten als Studienteilnehmern bestätigt: Je höher der Hcy-Wert, umso höher ist der Risikofaktor für die oben genannten Erkrankungen, vergleichbar mit ständig erhöhten Insulinwerten oder starkem Zigarettenkonsum.

Risikofaktor	Erhöhtes Herzinfarktrisiko
Gesund (ohne Risikofaktor)	*1*
Eine Packung Zigaretten täglich	4-mal so hoch
Erhöhter Homocysteinwert (über 15)	4-mal so hoch

Da Homocystein eine toxische Substanz ist, ist es dessen Menge in unserem Blut, die den Unterschied ausmacht, ob wir daran erkranken oder gesund bleiben. Der Hcy-Wert ist ein präziser Indikator für ein erhöhtes Krankheitsrisiko. Er kann aber auch deutliche Hinweise geben, ob wir schnell altern, wie es um unseren Vitamin-B-Status steht, wie gut unser Immunsystem funktioniert und wie problemlos unser Gehirn arbeitet.

Eine Untersuchung der Universität Bergen in Norwegen an fast 5000 Probanten, alle im Alter von 60–70 Jahren, zeigte erstaunliche Resultate. Eine Senkung des Hcy-Faktors um 5 Punkte zur Kontrollgruppe bewirkte:

- ein allgemein vermindertes Todesrisiko von 49 Prozent
- ein vermindertes Risiko von 50 Prozent, an Herz-Kreislauf-Erkrankung zu sterben
- ein vermindertes Risiko von 26 Prozent, an Krebs zu erkranken
- ein vermindertes Risiko von 94 Prozent, an irgendeiner anderen Erkrankung (außer Krebs oder Herzinfarkt) zu sterben

Der durchschnittliche Hcy-Wert im Blut der untersuchten Menschen in dieser Studie betrug 11. In nur vier Wochen lässt sich durch die tägliche Einnahme des «Dreiecks des Lebens» der Homocysteinwert um knapp 50 Prozent senken. Das ist eine wirkliche Revolution, denn heute stirbt die Hälfte aller Menschen vorzeitig an vermeidbaren Krankheiten, wobei mehr als 50 Prozent der westlichen Bevölkerung einen Homocysteinwert im erhöhten Risikobereich aufweist.

DIE WISSENSCHAFT HAT DOCH RECHT

Mediziner und Heiler neigen immer noch dazu, Homocystein zu unterschätzen. Ein fataler Fehler, denn es gibt einige präklinische Untersuchungen, die Mechanismen aufzeigen für eine Beteiligung der Hyperhomocysteinämie (= erhöhter Homocysteingehalt im Blut) an den Prozessen der Arteriosklerose und Thrombogenese.

- Homocystein in erhöhter Konzentration erhöht die Produktion von sehr aggressiven Sauerstoffradikalen (H_2O_2) und vermindert die NO-Bildung. NO (Stickstoffmonoxid) ist eine körpereigene Substanz, die stark gefäßerweiternd wirkt. Die durch Homocystein ausgelösten H_2O_2 verletzen oder zerstören die Innenwände der Arterien (die Endothelschicht), wodurch Gerinnungsprozesse mit Anlagerung von Blutplättchen und Fibrin ausgelöst werden. Es lagern sich fetthaltige Substanzen an, und es kommt zur so genannten Plaquebildung. Diese besteht aus Arterienwandzellen, Monozyten und bestimmten Blutfetten. Der Cholesteringehalt dieser Plaques liegt bei höchstens einem (!) Prozent.
- Die wachsende Plaque verengt dann den Durchlass der Arterien und behindert so den Blutfluss. Es kann auch zu Blutgerinnseln kommen, wenn sich solche Plaquepartikel lösen und dann kleinere Gefäße verstopfen.

- Im Katastrophenfall führen Arterienverengung oder Blutgerinnsel zu einem Totalverschluss von Herzkranzgefäßen (Myokardinfarkt), Gehirngefäßen (Apoplektischer Insult) oder auch tiefer Beinvenen (Beinvenenthrombosen).
- Bei Arteriosklerose werden wegen mangelhafter Durchblutung neben Herz und Gehirn auch andere Organe geschädigt. So werden Erkrankungen wie Morbus Alzheimer, Diabetes, Potenzstörungen und viele andere von erhöhten Homocysteinwerten negativ beeinflusst.

In der Geschichte der Medizin gibt es einige schwere Krankheiten, die über eine lange Zeit als mysteriöse Stoffwechselerkrankungen geführt wurden. Skorbut galt als ansteckende Viruserkrankung. Ganze Schiffsbesatzungen, Polarexpeditionen und fast die Hälfte aller Kreuzfahrer starben an den Folgen von Skorbut. Behandlungen mit den – aus heutiger Sicht – giftigsten Medikamenten waren nicht nur unsinnig, sondern auch völlig erfolglos. Als erfolgreich dagegen entpuppte sich eine einfache Ernährungsumstellung auf Vitamin-C-haltige Nahrungsmittel. Aßen die erkrankten Seeleute ein paar Früchte oder tranken den Saft von Zitrusfrüchten, verschwanden die fürchterlichen, todbringenden Symptome wie durch Wunderhand in nur wenigen Tagen. Skorbut ist also eine Mangelerkrankung, ausgelöst durch ein Defizit an Vitamin C. Einer einfachen Diagnose folgt eine einfache Behandlung.

Ähnliches lässt sich von anderen Krankheitsbildern berichten, zum Beispiel der perniziösen Anämie, an der nahezu alle der daran Erkrankten verstarben. Auch dieses Krankheitsbild wurde mit völlig untauglichen Medikamenten – Arsen und seinen Salzen, Strychnin, Eisen und vielen weiteren – behandelt. Bis zu dem Zeitpunkt, als ein paar Ärzte entdeckten, was fehlt: Vitamin B_{12} und Folsäure. Dr. Murphy, Dr. Shipple und Dr. Minot erforschten den Zusammenhang von perniziöser Anämie und Ernährung und schickten die Kranken fortan einfach zum Metzger. Rohe Leber – reich an den zwei B-Vitaminen – lautete das Rezept, und davon zwei Esslöffel täglich. Für ihre Entdeckung ernteten die Ärzte allerdings keine Anerkennung, sondern heftige Kritik und wurden unter die Quacksalber eingereiht.

Es gab noch eine andere auf Vitaminmangel zurückzuführende Krankheit: Pellagra. Sie kam in bestimmten Regionen, z. B. im Südwesten der USA vor. Auch hier dachte man an eine schwere Viruserkrankung, bis dem Chirurg Dr. Goldberger der Zusammenhang zwischen Pellagra und dem Mangel an frischem grünem Gemüse auffiel. Bierhefe entpuppte sich als großartiges Heilmittel. Die entscheidende Substanz in dieser Bierhefe, die zur Heilung von Pellagra beitrug, war Vitamin B_3 (Niacin). Einer einfachen Diagnose folgt eine einfache Behandlung.

Beriberi ist eine weitere Stoffwechselstörung, die auf den Mangel eines einzigen Vitamins hinweist: Vitamin B_1 (Thiamin). Wird das Vitamin zugeführt, verschwindet diese Erkrankung.

Im medizinischen Bereich haben es neue Erkenntnisse und alternative Methoden besonders schwer. Wer zu neuen Ufern aufbrechen will und gegen Trägheit und eingefahrene Denkgewohnheiten vorgeht, trifft oft auf erbitterten Widerstand und herablassende Arroganz – und dies, obwohl jeder, der auch nur einen kurzen Blick in die Medizingeschichte wirft, sofort erkennen kann, dass wesentliche Fortschritte in der ärztlichen Kunst sich oft genug nur im Gegensatz zur etablierten Meinung machen ließen. Im Grunde ist die Medizin ständig aufgefordert, ihre Theorien und Therapien unter immer wieder neuen Aspekten zu betrachten und oftmals als Konsequenz mit überkommenen Richtlinien und Thesen zu brechen.

WOHLSTANDSPHÄNOMEN MANGEL

Wie bei den oben erwähnten Erkrankungen sind auch heutzutage viele Erkrankungen durch Mangelerscheinungen ausgelöst, geprägt oder gefördert. So ist der B-Vitamin-Mangel in Europa und Nordamerika der häufigste Vitaminmangel überhaupt. Das erscheint bei dem Überangebot an Nahrungsmitteln erst einmal nicht plausibel. Wie kommt es, dass der moderne Mensch der Überflussgesellschaft am reich gedeckten Tisch «verhungert»?

- Nahrungsmittel beinhalten nur noch 20–30 Prozent der Vitamine und Mineralien wie noch vor einigen Jahrzehnten. Unsere Böden verarmen immer mehr. Die Züchtungen der Lebensmittel gehen eher in Richtung Masse statt Klasse. So sind oft Produkte auf dem Markt, die nur noch einen Bruchteil ihrer ursprünglichen Nährstoffe enthalten.
- Verfrühte Ernte und lange Lagerzeiten von Gemüse und Obst tragen zu einem verminderten Nährstoffgehalt bei. Obst wird fast ausschließlich im unreifen Zustand geerntet, damit ist der Reifungsprozess unterbunden, der auch durch «Nachreifung» – weg vom Baum oder Strauch – nicht mehr nachgeholt werden kann.
- Viele essenziellen Nährstoffe werden durch Zubereitung in

der Küche verändert oder abgetötet. Erhitzt man Vitamine und Enzyme, so gehen sie verloren. Kochen, Backen, Braten, Frittieren oder die Zubereitung in der Mikrowelle zerstören die Vitalkraft eines vormals lebendigen Nahrungsmittels. Nach so einer Behandlung ist der Vitamingehalt auf ein Minimum geschrumpft.

- Dem steht die moderne Nahrungsmittelverarbeitung in nichts nach. Fertigprodukten, haltbar gemachten Speisen und Getränken – auch Säften aus dem Reformhaus oder Naturkostladen – sind die Lebensfunken in Form von Enzymen entzogen. Sie würden sonst zu schnell gären. Fastfood, Fertigsuppen und ähnliches «Designer-Food» stehen in einer Reihe der nährstoffarmen bzw. toten Nahrungsmittel.
- Vor dem 2. Weltkrieg waren die meisten Nahrungsmittel «Vollwert», was so viel bedeutet wie «ganzheitlich» oder «als Ganzes» verspeist. Lebensmittel wurden erst in der Küche verarbeitet und nicht von der Lebensmittelindustrie. Zum Beispiel wurde das volle Korn auch als Vollkorn gekocht oder gebacken. Da aber der Weizenkeim anfällig und so die Haltbarkeit des Mehls und der Backwaren eingeschränkt ist, begann man diesen lebenswichtigen Teil des Korns zu entfernen. Damit verschwand auch ein Großteil der B-Vitamine und des Vitamin E. Beide sind für die Herz-Kreislauf-Funktion unerlässlich. Der Beginn des Ernährungs-Suizides auf nationaler Ebene nahm seinen Lauf. Mit dem Verschwinden dieser Vitamine begann der rasante Aufstieg von Arteriosklerose, Herzversagen und Schlaganfall als Killerkrankheit Nummer 1, da sowohl der antioxidative Schutz des Vitamin E fehlte wie auch Homocystein nur ungenügend abgebaut bzw. umgebaut wurde.
- Aber auch in der Naturkostecke stehen Produkte, die zwar nicht noch zusätzlich mit Pestiziden und chemischen Aroma- und Farbstoffen vergiftet werden, aber trotzdem

nicht sehr lebendig sind und zu einem Mangel an Vitalstoffen beitragen. So werden die Öle bei gequetschten Körnern (Getreideflocken) ranzig, der Gehalt an Vitaminen und Enzymen in Fertigprodukten geht gegen null.

- Manche essenziellen Nährstoffe sind aus unserem Speiseplan verschwunden. Beispielsweise die langkettigen Omega-3-Fettsäuren, die in den wilden Vorgängern unserer Haustiere noch zu 30 Prozent vorhanden waren, heute in Rind, Schwein, Schaf so gut wie nicht mehr zu finden. Auch das tierische Gehirn ist – spätestens nach dem BSE-Skandal – als gute Quelle für langkettige Omega-3-Fettsäuren von den Speisekarten verschwunden. Man könnte diese Fette durch den Verzehr von Hochseefisch wie Thunfisch, Makrelen, Lachs, Sardinen oder Hering ausgleichen. Bedauerlicherweise kann der Verzehr von Hochseefisch zur Deckung der Omega-3-Fettsäuren nur bedingt empfohlen werden, da der Fisch zu sehr mit Schwermetallen belastet ist. Selbst die WHO (Weltgesundheitsorganisation) rät wegen dieser Belastung nur noch zu einer Hochseefisch-Mahlzeit pro Monat.
- Mangelerscheinungen treten auch bei Menschen auf, die aufgrund bestimmter Diäten oder selbst gewählter Ernährungsrichtlinien bestimmte Nahrungsmittel nicht essen. So werden manchmal aus ethischen oder moralischen Gründen oder auch «weil es gesund ist» vegetarische oder vegane (ohne tierische Produkte, also auch ohne Eier und Milch) Lebensweisen gewählt. Dabei kommt es oft zu einem Defizit an langkettigen Omega-3-Fettsäuren, da diese nicht über die Zufuhr von kurzkettigen Omega-3-Fettsäuren aus Pflanzen ersetzt werden können. Die Werbung bestimmter Firmen, die diese pflanzlichen Öle vertreiben, möchte uns das allerdings gerne glauben machen. Ins Gewicht fällt bei dieser Ernährung auch der häufig auftretende Mangel an Vitamin B_{12}, das in Fleisch, Fisch, Innereien, Eiern und fer-

mentierten Milchprodukten wie Joghurt oder Kefir vorkommt. Hierbei ist zu erwähnen, dass das Vitamin B_{12} aus Meeresalgen unterschiedlich zum B_{12} aus tierischen Quellen ist und daher einen Mangel nicht ausgleichen kann. Bei Veganern sind die Bakterien im distalen Dünndarm die einzige – aber ungenügende – Vitamin-B_{12}-Quelle. Veganer weisen als Folge dieses Mangels erhöhte Homocysteinwerte auf. Das wiederum erhöht das Risiko für Arteriosklerose, Herz-Kreislauf-Erkrankungen und viele weitere Krankheiten. Einige Zahlen mögen dies verdeutlichen: In einer neueren Studie hatten Veganer einen um mehr als 50 Prozent höheren Wert (15,8), Vegetarier einen um 30 Prozent höheren Wert (13,2) als die Gruppe, die auch tierisches Eiweiß verzehrte. Die Serumwerte von Vitamin B_{12} lagen durchschnittlich bei der Vergleichsgruppe bei 344.7 pmol/L, bei den Vegetariern bei 214.8 pmol/L und bei den Veganern bei 140.1 pmol/L. Die Ärzte schätzten 78 Prozent der Veganer und 26 Prozent der Vegetarier als Vitamin-B_{12}-mangelernährt ein.

- Ein weiteres Hindernis für die ausreichende Aufnahme von Nährstoffen ist im Körper der Menschen zu finden: Verklebte Darmzotten, mangelnde Durchblutung oder zu dicke Zellmembranen verhindern die Absorption. Beim Vitamin B_{12} braucht es erst eine Verbindung mit dem intrinsischen Faktor (IF), der in der Magenschleimhaut hergestellt wird, um in adäquater Menge aufgenommen zu werden.

URSACHEN UND TATSACHEN

Es gibt, wie schon am Anfang dieses Buches kurz erwähnt, laut Wissenschaft zwei Ursachen für kritische Homocysteinwerte.

1. Ein genetischer Defekt, mit dem wir möglicherweise geboren werden und auf den wir erst mal keinen Einfluss haben.
2. Unsere Lebensweise, die wir uns aneignen und die wir auch wieder ändern können.

Der genetische Defekt: Jeder von uns erbt Stärken und Schwächen. Auf biochemischer Ebene bedeutet das oft, dass bestimmte Enzyme besser arbeiten als andere, je nach genetischer Prägung. Man kann die ererbten Schwächen nicht ändern. Dennoch ist es möglich, die Fähigkeit von Enzymen und deren Arbeit durch Bereitstellung bestimmter Co-Faktoren so zu stärken, dass sie – in den Grenzen ihrer Möglichkeiten – optimal funktionieren. Oft sind diese Co-Faktoren Vitamine und Mineralstoffe. Wenn Kinder mit Hyperhomocysteinurie ausreichende Mengen Vitamin B_6 zu sich nehmen, können sie mit dieser fatalen Krankheit viel besser leben. Vitamin B_6 ist der Co-Faktor für das Enzym, welches Homocystein umbaut und damit den Hcy-Wert im Blut senkt.

Während die genetisch bedingte Hyperhomocysteinämie bei Kindern selten ist, kommt eine andere genetische Schwäche relativ häufig vor.

Hierbei funktioniert ein Enzym mit dem komplizierten Namen Methylen-Tetra-Hydrofolat-Reduktase oder MTHFR nicht optimal und erzeugt aufgrund dieser mangelnden Leistung einen hohen Hcy-Wert. Die Co-Faktoren für dieses Enzym sind die Vitamine der B-Gruppe: B_{12}, B_6 und Folsäure. Ungefähr 10–15 Prozent der Menschen leben mit dieser Enzymschwäche. Wer sie hat, braucht höhere Mengen dieser drei B-Vitamine als andere Menschen.

Es ist am einfachsten, den Hcy-Wert mit einem Bluttest zu bestimmen und dann bei einem erhöhten Wert (jeder Wert über 9) eine spezielle und in der Praxis erprobte Kombination bestimmter B-Vitamin-Mengen zu sich zu nehmen. Aber auch wer Verwandte ersten und zweiten Grades hat, die an einer der folgenden Krankheiten leiden oder litten, sollte die Möglichkeit eines MTHFR-Defizits erwägen:

- Herzerkrankung, besonders vor dem fünfzigsten Lebensjahr
- Schlaganfall
- Alzheimer
- Thrombose oder Blutverklumpung
- Krebs
- schwere Depressionen (speziell bei Frauen)
- hohe Hcy-Werte

Außer genetischen Schwächen bei der Umwandlung von Homocystein gibt es einige andere Faktoren, die den Homocysteinspiegel erhöhen. Sie haben mit Ihrer Lebensweise zu tun. Dazu gehört auch: Ihr Geschlecht, Ihr Alter und welche Krankheiten sich bei Ihnen entwickelt haben.

Der bedeutendste Faktor ist – wie so oft – unsere Ernährung. Der Mangel an den drei B-Vitaminen des «Dreieck des Lebens» ist eine augenscheinliche Ursache. In einem späteren Kapitel gehe ich auf diesen Mangel und seine Behebung näher ein. Ein weiterer Faktor, der oft übersehen wird, aber nicht minder wichtig ist, steht mit unseren Ernährungsgewohnheiten von hochglykämischen Nahrungsmitteln im Zusammenhang. Vor allem der Überhang an Zucker, Brot, Nudeln und anderen Getreideprodukten, Kartoffeln in allen Variationen, sowie Alkohol führt zu einem erhöhten Blutzuckerspiegel mit übersteigerter Insulinreaktion.

Dr. Siegfried Gallistl, Graz, entdeckte den Zusammenhang von erhöhten Insulinwerten und erhöhtem Homocysteingehalt bei einer Studie mit 84 Kindern und Erwachsenen. Erhöhte Insulinwerte im Blut (Hyperinsulinämie) gelten bei vielen Wissenschaftlern und Ernährungsberatern als eine bedeutende Ursache vieler Krankheiten. Mit dem Verständnis der katastrophalen Auswirkungen hoher Homocysteinwerte auf die Gesundheit werden auch die Folgen eines erhöhten Insulinspiegels verständlich. In diesem Zusammenhang sei hier auf das erste Kapitel «Essen wie in der Steinzeit» in meinem Buch «Die 7 Revolutionen der Medizin» hingewiesen.

Hier sind einige Fragen, die bei einer Bejahung auf eine mögliche Erhöhung Ihres Homocysteinspiegels hinweisen:

- Sind Sie über 40?
- Sind Sie schwanger?
- Haben Sie Ihre Menopause hinter sich?
- Trinken Sie regelmäßig Alkohol?
- Trinken Sie viel Alkohol?
- Rauchen Sie?
- Sind Sie oft aggressiv oder ärgerlich? Unterdrücken Sie Ärger und Frustrationen?
- Trainieren Sie Ihren Körper nur selten und bewegen sich wenig?

- Trinken Sie regelmäßig und viel stimulierende Getränke wie Kaffee, schwarzen Tee oder koffeinhaltige Getränke?
- Leben sie veganisch, d. h. vegetarisch ohne Milchprodukte und Eier?
- Essen Sie jeden Tag rotes Fleisch?
- Verwenden Sie viel tierisches Fett, Omega-6-Öle, Margarine oder andere veränderte Fette?
- Verwenden Sie viel Kochsalz?
- Haben Sie eine Unterfunktion der Schilddrüse (Hypothyroidismus)?
- Leiden Sie an Nierenschwäche?
- Nehmen Sie Anti-Epileptika?
- Nehmen Sie täglich mehr als 3–4 g Vitamin C zu sich?
- Machen Sie öfters oder regelmäßig kalorienreduzierte Diäten, um abzunehmen?
- Haben oder hatten Sie eine der folgenden Erkrankungen?
  - Entzündliche Darmerkrankungen (Colitis ulcerosa, Morbus Crohn usw.)
  - Herzerkrankungen wie Infarkt, Angina Pectoris, Thrombose
  - Schlaganfall
  - Krebs
  - Diabetes
  - Demenz
  - Osteoporose
  - Menopausenprobleme wie Hitzewallungen
  - Schwangerschaftsprobleme, Fehlgeburten, Frühgeburten
  - Asthma, Ekzeme
  - Arthritis
  - Fibromyalgie, Chronisches Müdigkeitssyndrom
  - Kopfschmerzen oder Migräne
  - Nierenschwäche oder -versagen
  - Magengeschwüre

Anhand dieser Auflistung können Sie ersehen, ob es in Ihrer Lebensweise oder genetischen Prägung einige Risikofaktoren für einen erhöhten Hcy-Wert gibt. Je mehr Fragen Sie mit «Ja» beantworten, desto höher ist die Wahrscheinlichkeit eines hohen Hcy-Wertes. Ihrer Gesundheit zuliebe sollten Sie derlei Risiken ausgleichen. Manche dieser Faktoren können Sie durch eine veränderte Lebensweise reduzieren, andere gezielt durch die tägliche Einnahme von täglich einer Kapsel der Kombination mit 100 Milligramm (mg) Vitamin B_6, 1000 Mikrogramm (µg) Folsäure sowie 1000 Mikrogramm (µg) Vitamin B_{12}.

BLUT LÜGT NICHT – ODER DOCH?

Seit es Heilberufe gibt, gehört die Untersuchung des Blutes als einer der Stützpfeiler zur Diagnose. Schon in früheren Zeiten befassten sich die Naturheilärzte mit der Beschaffenheit des Blutes, unterschieden dickes oder dünnes Blut, dunkles oder hellrotes Blut und trafen dann aufgrund ihrer Erkenntnisse die Entscheidung für eine spezielle Behandlung. Die chinesischen Ärzte unterscheiden bis heute viele verschiedene Qualitäten des Blutes anhand einer differenzierten Puls- und Zungendiagnose und verblüffen mit ihrer Treffsicherheit oft die westlichen Fachkräfte.

Die moderne Form der Blutuntersuchung benutzt eine Vielzahl von Parametern und Inhaltsstoffen des Blutes. Auch die Naturheilkunde setzt moderne Methoden ein, wie beispielsweise die Dunkelfeldmikroskopie, um verschiedene Krankheitsbilder zu erkennen.

Allen Blutuntersuchungen ist eines gemeinsam. Sie geben in begrenzten Untersuchungsbereichen sehr aufschlussreiche und wertvolle Hinweise auf Mangelzustände von Inhaltstoffen des Blutes. Zugleich geben bestimmte Werte Warnhinweise auf Stoffwechselentgleisungen, da sie nicht oder nur in gewissen

Mengen vorkommen dürfen. Letzten Endes geben sie natürlich auch an, wenn dort Stoffe gefunden werden, die im Blut nichts zu suchen haben, wie chemische Substanzen oder Schwermetalle, also giftige, körperfremde Substanzen.

Diese Hinweise auf mögliche Fehlsteuerungen des Körpers müssen vom Arzt oder Heilpraktiker erst einmal interpretiert werden. Dabei spielen Erfahrungswerte eine große Rolle. Im Laufe der Zeit und anhand der gemachten Erfahrungen ändern sich manchmal auch die Grenzen, in denen sich ein Laborwert befinden darf, um noch als unbedenklich zu gelten. Manche Ärzte halten Werte, die sich im Standardausdruck einer Blutuntersuchung im «grünen Bereich» befinden, schon für bedenklich. Andere sehen über bestimmte Überschreitungen der unteren oder oberen Grenzmarken hinweg und halten sie für unbedenklich.

Wenn Sie heute eine Arztpraxis besuchen, wird Ihnen oft routinemäßig Blut abgenommen, um es zu untersuchen. Eine der Untersuchungen ist die Messung des Cholesteringehaltes. Diese Untersuchungen sind so zum Standard einer jeden Praxis geworden, dass nur in seltenen Fällen der Arzt oder Sie selbst darüber nachdenken, ob das überhaupt sinnvoll ist. Hier sind ein paar Gedanken und Fakten darüber, welche die Karten über den Sinn und Zweck der Cholesterol-Untersuchung noch einmal neu mischen.

Der Begriff Cholesterinmessung an sich ist nicht korrekt. Es werden nämlich nicht die Cholesterinmengen gemessen, sondern die aus Eiweiß bestehenden Transportsubstanzen für das Cholesterin, also Proteine. Sie sind fähig, die Fettkörper (Lipide) aufzunehmen. So nehmen sie das Lipid Cholesterin auf, um es transportfähig zu machen.

Man spricht von einem HDL-Lipoprotein-Cholesterin-Komplex und einem LDL-Lipoprotein-Cholesterin-Komplex. Das HDL-Lipoprotein nimmt das Cholesterin aus der Nahrung auf und transportiert es zur Leber, die es zu 80 Prozent zu Gallesäuren und zu 20 Prozent in freies Cholesterin umwandelt. Die Leber bildet den Großteil (80 bis 85 Prozent) des Cholesterins selbst, während über die Nahrung nur etwa 15 Prozent des Cholesterins zugeführt werden. Das LDL-Lipoprotein nimmt das von der Leber gebildete Cholesterin und befördert es zu den Billiarden Körperzellen, wo es die Grundsubstanz für die Steroidhormone bildet, die den gesamten Stoffwechsel regulieren. Daneben ist Cholesterin auch ein Baustein für Gallesäuren, Vitamin D_3, ein Baustein für die Mitochondrien, wie man die Kraftwerke der Zellen auch nennt, und für die Zellmembranen. Damit stellt Cholesterin sicher, dass Zellen wachsen und ihre Funktionen ausüben können.

Es gibt also kein «böses» oder «schlechtes» Cholesterin, sondern nur ein Cholesterin. Es gibt aber zwei Transportsysteme mit verschiedenen Aufgaben:

- HDL-Lipoprotein (High Density Lipoprotein) transportiert Cholesterin zur Leber hin.
- LDL-Lipoprotein (Low Density Lipoprotein) von der Leber weg zur Zelle hin.

Beide haben bedeutende Aufgaben im Körper. Eins davon als «gut» und ein anderes als «böse» zu bezeichnen zeugt von Unkenntnis der Sachlage. In der Regel kommen LDL-Lipoproteine zu 75 Prozent vor, während das HDL-Lipoprotein zu 25 Prozent vorkommt, also ein ungefähres Verhältnis von 3:1.

Da Cholesterin hauptsächlich von der Leber hergestellt und reguliert wird, kann es durch Ernährung nur kurzfristig (24 Stunden) und geringfügig (höchstens 5 Prozent) gesenkt oder gehoben werden. Das Gesamtcholesterin beträgt im Durchschnitt beim Erwachsenen 260 mg/dl, kann aber bei körperlicher Belastung bis auf 350 mg/dl oder sogar 400 mg/dl ansteigen. Erst bei Werten darüber wäre eine Behandlung indiziert.

Warum schwankt der Cholesterinspiegel so stark? Je nach Bedarf braucht der Körper bestimmte Hormone. Cortisol als Stresshormon wird je nach geistiger, sozialer oder körperlicher Anforderung in unterschiedlichen Mengen gebraucht und somit auch sein Grundbaustoff Cholesterin. Auch beim Älterwerden erhöht sich der Bedarf dieses wichtigen Zellreparaturstoffes. Erst ab dem sechzigsten Lebensjahr fällt der Cholesterinspiegel wieder.

Cholesterinsenkung mit Medikamenten greift also in ein Regulationssystem des Körpers ein, obwohl aus medizinischen Gründen eine Behandlung nicht nur überflüssig, sondern auch lebensgefährlich ist. So belegen unabhängige Studien, dass eine Senkung des normalen Cholesterinspiegels von 175 (bis 230) mg/dl beim Jugendlichen und 250 (bis 350) mg/dl beim Sechzigjährigen folgende Risiken mit sich bringt:

- Cholesterin ist der Grundbaustoff für Cortisol. Cortisol reguliert auch den Glukosespiegel im Blut. Durch Reduzierung der Cortisolproduktion wird Glukose und damit die gesamte Leistung der Muskulatur – auch des Herzens – herabgesetzt. Eine häufige Folge sind Kreislaufversagen und Herzstillstand.
- Durch einen reduzierten Cortisolspiegel kommt es auch zu einem Kaliummangel, der sich ebenso auf die Spannkraft der Muskulatur auswirkt. Auch aus diesem Grund kann es zu Blutdruckabfall und Herzstillstand kommen.
- Anhaltende Senkung des Cholesteringehalts im Blut führt zu Unterversorgung der Zellen mit Cholesterin und der möglichen Folge von Zellentartungen und Krebs. Eine Stu-

die (die Clofibrat-Studie) wurde wegen der massiven Häufung von Krebsfällen nach Behandlung mit cholesterinsenkenden Medikamenten vorzeitig abgebrochen. Auffällig ist auch, dass Krebskranke stets einen zum vorherigen Cholesterinspiegel erniedrigten Wert aufweisen.

- Cholesterin ist die Grundsubstanz der männlichen und weiblichen Sexualhormone. Damit ist Cholesterin auch an folgenden Funktionen der Sexualhormone beteiligt: Potenz des Mannes, Fruchtbarkeit der Frau, Eiweißaufbau der Muskulatur, Eiweiß- und Kalkeinbau in die Knochen – und damit Verhütung von Osteoporose – sowie der Regulierung des Schlafverhaltens. Eine Absenkung von Cholesterin unter den wie oben angegebenen Normalwert kann also zu Beeinträchtigungen der vitalen Funktionen von Mann und Frau führen, zu Leistungsminderung, zu Osteoporose und Schlafstörungen.

Zusammenfassend lässt sich aus medizinischer Sicht kein plausibler Grund erkennen, der eine Cholesterinsenkung – außer bei chronischen Werten über 350–400 mg/dl – rechtfertigen würde. Cholesterin ist eine wichtige Grundsubstanz für alle Zellen des Körpers, für Hormone, vor allem Cortisol und Sexualhormone, für Gallensäuren und für Vitamin D. Es schützt vor Muskel- und Skelettabbau, Herz-Kreislauf-Schäden und Krebs.

Was aber ist die Ursache für die jahrzehntelange Beschäftigung mit Cholesterin? Man suchte in Wirklichkeit nach einem zuverlässigen Parameter, mit dem man das Risiko für Herzinfarkt, Schlaganfall und andere Krankheiten hätte voraussagen können. Wie man aus den obigen Ausführungen unschwer entnehmen kann, haben die Cholesterinwerte oder genauer die Lipoprotein-Messungen als Parameter auf der ganzen Linie versagt. Bedauerlicherweise halten viele Ärzte immer noch an diesem Dogma fest, auch wenn sie wissen, dass es unsinnig ist. Es fehlt ihnen die Alternative, die sie ihren Patienten anbieten können, noch dazu, wenn Messungen der Cholesterinwerte von allen Krankenkassen bezahlt werden, die aussagekräftige Homocysteinwert-Bestimmung aber vom Patienten selbst getragen werden muss. Aber: Würden Sie eine Medizin schlucken, die nichts nützt, nur weil sie umsonst ist? Wäre es nicht sinnvoller, das Geld für ein wirksames Präparat zu verwenden?

Die meisten Krankheiten sind hervorgerufen oder zumindest begünstigt durch mangelnde Durchblutung. Wenn Blut nicht fließt, leidet der Stoffwechsel, da nicht genügend Nährstoffe wie Aminosäuren, Fettsäuren und Glukose, Mineralstoffe, Spurenelemente, Vitamine und Enzyme zu den Zellen gelangen. Aber auch Botenstoffe – unsere Hormone – werden nicht in ausreichendem Maße transportiert, wenn der Blutfluss stockt.

▶ **Karl G.** bemerkte seine Arteriosklerose erst, als er einem Bus hinterherlaufen musste. Mit 76 war er noch sehr rüstig, und so lief er einfach die nächsten zwei Jahre nichts und niemanden mehr hinterher. Ein kleiner, milder Schlaganfall warnte ihn zum zweiten Mal. Er ging zum Arzt, der mit seinen Apparaten eine massive Verengung an 12 Stellen der Herzkranzgefäße feststellte. Trotz eines Gesamtcholesterinwertes von 156, der seit Jahren immer wieder in diesem Messbereich festgestellt wurde. Aus der Klinik wurde er wieder entlassen, da die Ärzte bei so «vielen Baustellen», wie sie es nannten, nicht mehr operieren wollten. Die vorgeschlagene Therapie: Aspirin, Betablocker, Cholesterinsenker und «langsam machen». Homocystein wurde nicht gemessen.

Mein Buch «Die 7 Revolutionen der Medizin» brachte Herrn Karl G. auf die Idee, seinen Hcy-Wert bestimmen zu lassen: 16,1. Damit ist er in einer Bevölkerungsgruppe mit hohem Risiko für durch Homocystein bedingte Krankheiten wie

Herz-Kreislauf-Erkrankungen. Karl G. nimmt heute täglich die Kombination von einer Kapsel mit 100 Milligramm (mg) Vitamin B, 1000 Mikrogramm (µg) Folsäure sowie 1000 Mikrogramm (µg) Vitamin B_{12}. Er kann wieder besser, schneller und ohne Schmerzen in der Brust laufen. Sein Hcy-Wert liegt bei 7,2.

Unser Blutgefäßsystem ist die Verbindung zwischen allen Zellen, allen Organen. Es ist ein sehr wichtiges Kommunikationsmittel und vergleichbar mit dem Straßensystem eines Landes. In jeder kriegerischen Auseinandersetzung weiß man um die Bedeutung von Blockaden, wenn man ein Land außer Gefecht setzen will. Wenn die Verbindungswege zerstört oder eingeschränkt sind, ist sowohl die Versorgungslage wie auch der lebenswichtige Informationsaustausch gestört.

Aus medizinischer Sicht besteht deswegen eine gute Behandlungsstrategie bei allen Erkrankungen im Wiederherstellen eines durchgängigen Blutgefäßsystems. Man kann es fördern durch aktive Bewegung wie Laufen, Gymnastik und Körperübungen oder durch passive Bewegung mittels Massage, Bürsten, Wärmeanwendungen, Heubädern, Hydrotherapie, Sauna und viele den Kreislauf anregende Methoden. Überdies kennt die Naturheilkunde viele Tees, Gewürze oder Nahrungsmittel, die von innen heraus den Kreislauf in Schwung bringen können.

In diesem Licht kann man verstehen, warum ein eingeschränkter oder blockierter Kreislauf an der Wurzel für so viele Krankheiten liegt. Das haben auch kluge – oder sollte man besser sagen clevere – Köpfe erkannt, die sich aus reinem Geschäftssinn für das Thema Gesundheit interessieren. Wenn man die Substanz im Körper kennen würde, die dafür verantwortlich ist, dass sie die Gefäße verengt, Arteriosklerose auslöst und damit für die gefährlichsten Krankheiten der Menschheit sorgt, ließe sich ein großes Geschäft machen. Dazu bräuchte man nur noch ein Medikament zu entwickeln, das diese schädliche Substanz bekämpft oder beseitigt, um die Menschen wieder gesund zu machen. Wenn man auf dieses Medikament noch dazu ein medizinisches Patent hätte, käme das der Entdeckung einer Goldader gleich. Da die Entdeckung dieser einen Substanz, die für das Übel der Arteriosklerose verantwortlich ist, leider nicht einfach war, nahm das Ganze einen verhängnisvollen Lauf. Der Geschäftssinn trennte sich von der Integrität der Wissenschaft und übernahm die Führung. Das grundlegende Vorhaben, einen krank machenden Risikofaktor zu bekämpfen, wurde verraten.

Wie auch immer die internen Vorgänge verliefen, sie führten letztendlich zu einem einmaligen Lügengebilde. Die Resultate einer Marketing-Strategie der Pharmaindustrie mit Unterstützung der Margarineindustrie liefen darauf hinaus, dass sich ein paar ausgefuchste Köpfe auf eine Substanz einigten, die im Blut sowieso bei jedem vorkommt: das Cholesterin. Man setzte eine Konferenz an, engagierte ein paar Wissenschaftler, Ärzte und Statistiker, die aufgrund großzügiger Sponsorengelder gerne bereit waren, ihren Namen unter die manipulierten Ergebnisse der Studien zu setzen.

Es entstand ein künstliches Gebilde, das zwar Milliardenumsätze bringt, aber am eigentlichen Ziel, den Menschen zu mehr Gesundheit zu verhelfen, vorbeischießt. Wirklich grotesk ist aber, dass die propagierte Strategie für die Gesundheit das genaue Gegenteil bewirkte. **Die Resultate, die durch die cholesterinsenkenden Medikamente erreicht werden, wirken sich negativ auf die Gesundheit und die Bekämpfung der eigentlichen Ursachen aus.**

Zum Zeitpunkt dieser Veröffentlichung sehen wir uns folgenden Fakten gegenüber:

- 80 Prozent der Erwachsenen werden fälschlicherweise als «cholesterinkrank» erklärt;
- 20 Millionen Menschen in Deutschland werden jährlich einer überflüssigen Cholesterinbestimmung unterzogen;
- die Krankenkassen zahlen pro Jahr 20 Millionen Euro für unnötige Cholesterinbestimmungen;
- ein von Jahr zu Jahr steigender Prozentsatz der Bevölkerung wird lebenslang einer cholesterinsenkenden Behandlung ausgesetzt;
- diese medikamentöse Behandlung verursacht Kosten in Milliardenhöhe, ist gesundheitsschädlich und belastet durch mögliche nachfolgende Herz-Kreislauf-Erkrankungen sowie Krebsentwicklungen mit weiteren hohen Kosten das Krankenkassenbudget;
- die Unwirksamkeit der cholesterinsenkenden Mittel als Gesundungsfaktor wird durch die verbesserten operativen Eingriffe – besonders bei Herzversagen – verschleiert.

Durch diese Fehlinformationen kommen die eigentlichen Ursachen für Herzinfarkt, Schlaganfall und Arteriosklerose nicht zur Sprache:

- genetische Veranlagung
- Übergewicht durch Fehlernährung (oft zu große glykämische Belastung durch zu viele Kohlenhydrate und zu wenig Eiweiß, lesen Sie auch dazu in meinem Buch «Die 7 Revolutionen der Medizin»
- zu wenig Bewegung
- Nikotinmissbrauch
- Gicht, die zu Ablagerung von Harnsäurekristallen in den Gefäßwänden führt

- Diabetes, der zu Stoffwechselstörungen führt
- Bluthochdruck, der zu Dehnungsrissen in den Gefäßen führt
- Chronischer Stress (Dystress) mit erhöhter Cortisolproduktion

Ein weiterer Faktor, der als Ursache für Arteriosklerose, Herzinfarkt und Schlaganfall gilt, wurde bisher gänzlich übersehen:

HYPERHOMOCYSTEINÄMIE – DAS VERKANNTE LEIDEN

Für einen Mediziner liest sich die Auswirkung auf die Gefäße folgendermaßen: Die Erhöhung des Homocysteinspiegels verändert die Gefäßmorphologie, stimuliert die Inflammation, aktiviert die Gerinnungskaskade und hemmt die Fibrinolyse. Insgesamt kommt es zum Verlust der antithrombotischen Endothelfunktion und zur Induktion eines prokoagulatorischen Milieus. Im folgenden Überblick werden die atherogenen Homocysteinwirkungen aufgelistet:

- Induktion von Endothelschäden
- Förderung von Kollagensynthese, Mediafibrose
- Entstehen von proliferativ-fibrösen Plaques
- NO-Wirkung sinkt (NO ist Stickstoffmonoxid und bewirkt eine Gefäßerweiterung)
- Lipid-Synthese steigt
- Steigerung des oxidativen Stresses
- Protein C wird inaktiviert
- Thrombinwirkung wird erhöht
- Fibrinolytische Aktivität sinkt insgesamt ab.

Diese Aussagen bedeuten zusammengefasst und auch für den Laien verständlich: **Schon ein geringfügig erhöhter Homocysteinspiegel steigert sehr deutlich das Risiko für Gefäßkrankheiten, unabhängig von anderen Risikofaktoren.**

Kommen bei einem Patienten zwei oder noch mehr Risikofaktoren zum Tragen, ist die Wahrscheinlichkeit, beispielsweise an einem Herzleiden zu erkranken oder daran zu sterben sehr stark erhöht. Immerhin werden 50 Prozent der jetzigen Bevölkerung an arteriosklerotischen Erkrankungen und deren Folgen versterben. In einer Studie wurde herausgefunden, dass für jede Erhöhung des Homocysteins um 5 mmol/1 das Arterioskleroserisiko für Männer um 60 Prozent und für Frauen um 80 Prozent steigt.

Die Nichtbeachtung des Homocysteins als Risikofaktor für Arteriosklerose hat mehrere Gründe.

- Die Untersuchungen mit Cholesterin als möglicherweise belastender Faktor wurden schon seit 1950 begonnen. Zu dieser Zeit war die Substanz Homocystein unbekannt.
- Als die ersten Forschungsergebnisse über Homocystein als wichtiger Faktor für Herz-Kreislauf-Erkrankungen in medizinischen Kreisen bekannt gemacht wurden, war die ganze Anti-Cholesterin-Theorie schon als Lehrmeinung fest etabliert.
- Es folgte eine in der Wissenschaft typische Reaktion: Der Widerstand und die Trägheit eines ineinander greifenden Netzwerkes von Ärzten, Wissenschaft, Staat und Medien, einen Irrtum zu erkennen und sich für neue Informationen und die daraus folgenden Konsequenzen zu öffnen. Für die Industrie würde das bedeuten, einen milliardenschweren Markt aufzugeben. Die Wissenschaft und die medizinische Welt müssten erklären, dass sie sich geirrt haben.
- Aber warum springt die Pharmaindustrie nicht auf das

nächste Pferd und entwickelt ein Medikament, das den Homocysteinspiegel senkt? Diese Strategie wäre nur logisch und nachvollziehbar. Die Antwort ist einfach: Profit. Cholesterinsenker sind in der Pharmaindustrie immer noch ein so genannter «Blockbuster» (als «Blockbuster» bezeichnet die Pharmaindustrie Produkte, die einen Jahresumsatz von mindestens einer Milliarde Dollar oder Euro machen).

▶ So sind die Spielregeln klar gesetzt. Auf der einen Seite wird man auch in Zukunft die Märchen vom «guten» und vom «bösen» Cholesterin lesen, den zu hohen Gesamtcholesterinwerten, auch wenn sie unter 300 mg/ dl liegen, während gleichzeitig Nachrichten und Informationen über Homocystein möglichst klein gehalten werden, damit sie keine Beachtung finden.

Dabei ist das Vorhaben, die Risikofaktoren für Arteriosklerose, Herzinfarkt und Schlaganfall und viele weitere Erkrankungen zu finden, weiterhin eines der wichtigsten Ziele in der Medizin. Auch wenn es auf dem Weg zu gesunden Gefäßen nicht der letzte Meilenstein sein mag, so ist Homocystein doch sicherlich bisher der wichtigste.

VERMEIDBARE KRANKHEITEN – GIBT ES DIE?

Es gibt eine Vielzahl von Erkrankungen, die im Zusammenhang mit einem erhöhten Homocysteinspiegel stehen. Tausende von wissenschaftlichen Studien belegen, dass dazu auch die Krankheiten gehören, die auf der Liste der Todesursachen auf den ersten Plätzen liegen:

1. Myokardinfarkt (Herzinfarkt)
2. Ischämischer Insult (Schlaganfall)
3. Krebs
4. Morbus Alzheimer
5. Diabetes und seine Folgeerscheinungen

Mehr als 50 Prozent der Menschen sterben an vermeidbaren Krankheiten und mehr als 50 Prozent dieser Menschen weisen einen zu hohen Homocysteinspiegel auf. Unsere Krankenhäuser, Rehabilitationspraxen und -kliniken sind voll mit Menschen, die einen Herzinfarkt oder Schlaganfall erlitten haben oder deren geistige Kräfte so weit erlahmt sind, dass sie ihre verbliebenen Lebensjahre als senile oder geistig verwirrte Pflegefälle verbringen.

Bedauerlicherweise ist für viele Menschen oft erst mit der eingetretenen gesundheitlichen Katastrophe in Form von Herzinfarkt, Schlaganfall oder degenerativen Erkrankungen die Einsicht verbunden, dass sie etwas unternehmen müssen. Dabei ist es eine Binsenweisheit, dass vorbeugende Maßnahmen nicht nur leichter und angenehmer, sondern auch hundertmal kostengünstiger sind als ein Wiederherstellen der Körperfunktionen nach der Einbuße der Gesundheit. Die Verantwortung für eine adäquate Prävention und einen gesunden Lebensstil liegt selbstverständlich erst einmal beim einzelnen Menschen. Aber auch verschiedene Institutionen sind aufgefordert, durch Aufklärung, Schulung und sinnvolle Gesetze dazu beizutragen, dass Gesundheit und Prävention mehr in den Mittelpunkt des Lebens rücken. Gleichsam als Nebenwirkung würde auch die Allgemeinheit entlastet. Dabei denke ich nicht nur an die Belastung durch die Kostenexplosion der Krankenkassen, sondern auch an die Familien und Lebenspartner, die mit der Pflege ihrer Angehörigen eine oft große finanzielle und soziale Belastung erfahren.

Unser Gesundheitssystem ist dabei vergleichbar mit den Personen, die am Fuß einer Klippe darauf warten, dass sie den Menschen helfen können, die von der Klippe gefallen sind. Wenn man den Vorschlag macht, doch einen Zaun am oberen Rand der Klippe zu bauen, damit niemand mehr hinunterstürzen kann, sagen diese «Helfer»: «Tut uns Leid, wir sind hier unten viel zu beschäftigt mit den Verletzten. Außerdem haben wir keine Zeit und kein Geld, einen Zaun zu bauen. Wir brauchen alle verfügbaren Mittel, um die Leute wieder zusammenzuflicken.»

Die Zeit ist schon lange reif, die Krankheiten zu verhindern, bevor sie ausbrechen. Eines der entscheidenden Kriterien für viele Erkrankungen ist ein erhöhter Homocysteinspiegel. Wie aber kann ein einziger Faktor eine so bedeutende Rolle in der Krankheitsprävention spielen?

Die Antwort ist leicht erkennbar, wenn man den menschlichen Körper als Funktionseinheit betrachtet. Es ist der Blutkreislauf, der unseren ganzen Organismus verbindet. Jedes Organ steht über die Blutgefäße mit allen anderen Organen in Kontakt, jede Zelle kann sich über das Blut mit den anderen Milliarden Zellen austauschen. Wir werden genährt, gewärmt und entgiftet über unser größtes Organ, den Blutkreislauf.

Der Blutkreislauf ist das umfassendste System unseres Körpers. Wie bei keinem anderen Organ sind wir auf seine Funktionen angewiesen. Die Chinesen geben nicht umsonst dem Herzen und seinem Kreislauf den höchsten Stellenwert und nennen es den «Kaiser». Das Blut nennen die chinesischen Ärzte das «flüssige Selbst», das die Seele in jede Zelle und in jedes Organ transportiert. Wir kennen das Blut als «ganz besonderen Lebenssaft» und wissen, dass bei Blutverlust auch das Leben aus uns hinausrinnt. Im Umkehrschluss bedeutet eine gute Blutzirkulation Versorgung mit Lebens- und Heilkraft. Alle Nährstoffe, die wir über den Darm aufnehmen, landen in einem perfekten Verteilernetz, unserem Blutkreislauf. So wird alles, was die Zelle braucht – Nährstoffe, Sauerstoff und Hormone als Informationsträger – zu ihr transportiert und alles, was entsorgt werden muss, wieder wegbefördert.

Kilometer von Arterien und Kapillaren tragen dazu bei, dass dieser Stoffwechsel ständig funktioniert. Die Transportwege sind ein überaus wichtiger Faktor. Nicht umsonst sagt man, dass man am Zustand des Gefäßsystems das biologische Alter eines Menschen erkennen kann. Je elastischer die Gefäßwände sind, umso leichter lässt sich der Blutdruck über die Verengung oder die Weitstellung der Gefäße regulieren. Wenn Ablagerungen die Gefäßwände verdicken, mindert das die Fähigkeit des Körpers, sich flexibel den erforderlichen Situationen anzupassen. Verengte Gefäße beeinträchtigen aber auch den Blutdurchfluss und führen zu Durchblutungsstörungen. Anfangs fallen die arteriosklerotischen Veränderungen kaum auf, da sie sich über Jahre oder Jahrzehnte entwickeln.

Eduard G. war 54, als er begann sich um seine Gesundheit Sorgen zu machen. Er erinnerte sich plötzlich, dass sein Vater im Alter von 58 an einem Herzinfarkt gestorben war. Eduards sportliche Aktivitäten waren in den letzten Jahren immer weniger geworden. Er hatte in den letzten zwei Jahren 3 Kilo zugenommen. Im Urlaub bemerkte er, dass er in den Bergen bei kleinen Wanderungen etwas zu schnaufen anfing.

Herr G. ließ seine Blutwerte feststellen. Sein Gesamtcholesterin lag bei 176, und sein Blutdruck war für sein Alter normal. Sein Homocysteinwert aber lag bei 14,4. Dieser Wert ist ein Hinweis auf ein erhöhtes Risiko für Herz-Kreislauf-Erkrankungen. Nach der Einnahme der Kombination von täglich einer Kapsel mit 100 Milligramm (mg) Vitamin B_6, 1000 Mikrogramm (µg) Folsäure sowie 1000 Mikrogramm (µg) Vitamin B_{12} fiel sein Hcy-Wert in den ersten drei Monaten auf 9,6. Sein Risiko, einen Herzinfarkt zu erleiden, war um mehr als ein Drittel gesunken.

Hier ist die Ursache für die meisten Erkrankungen zu finden. Die mangelnde Versorgung mit Nährstoffen und Sauerstoff sowie die Entsorgung von Giftstoffen durch unser Gefäßsystem zählen zu den am meisten vernachlässigten Faktoren in der Medizin. Die meisten Erkrankungen werden durch ein eingeschränktes Blutgefäßsystem entweder ausgelöst oder zumindest verschlimmert. Man kann keine dauerhafte Heilung erreichen, ohne eine eingeschränkte Blutzufuhr zu verbessern.

Viele gute Behandlungsmethoden aus der Naturheilkunde setzen an dieser einfachen Wahrheit an. Zuerst kümmert man sich um die Blutgefäße. Was sie in Bewegung bringt, hilft bei der

Heilung. Jede Sportart, Massage, Heu- oder Fangopackung, Bürstenmassage, Einreibung und jeder Kneipp'sche Wasserguss bezweckt immer nur das eine: den Blutfluss anzuregen. Bewegung bedeutet vermehrter Blutfluss, und vermehrter Blutfluss bedeutet Gesundheit! Die Bewegung des Blutes und die Reizung des Herzens zu vermehrten Kontraktionen haben eines gemeinsam: Sie fördern die Durchblutung.

Das Herz-Kreislauf-System kann also durch die erwähnten Methoden quasi von außen aktiviert und damit trainiert und gesund erhalten werden. Die andere Seite der Münze zu einem ganzheitlichen Ansatz in der Medizin sollte sein, die Zusammensetzung des Blutes so zu optimieren, dass sich eine Arteriosklerose gar nicht erst manifestieren kann. Die Überlegung ist so einfach, dass es fast wie eine Platitude klingt. «Gesunde Gefäße, gesunder Mensch.» Einer der entscheidenden Faktoren für gesunde Gefäße ist die Senkung eines erhöhten Homocysteinspiegels auf einen optimalen Wert.

Außer dieser leicht verständlichen Ursache der Ver- und Entsorgung der Organe über den Blutkreislauf gibt es noch andere sehr interessante Untersuchungen, welche die zentrale Wirkung des Homocysteinspiegels auf die Gesundheit und den Alterungsprozess unserer Zellen erklären. Darüber mehr in den nächsten Kapiteln. Jetzt aber einige Erklärungen zu meinem Dreieck des Lebens, zu den Vitaminen B_6, B_{12} und Folsäure.

DAS DREIECK DES LEBENS

Wer die ersten Kapitel über die mannigfachen Auswirkungen eines erhöhten Homocysteinspiegels gelesen hat, versteht nun, warum ich der Gruppe der drei B-Vitamine den Namen «Dreieck des Lebens» gegeben habe. Durch sie lässt sich diese schädigende Aminosäure in ihre heilenden Substanzen SAMe und Glutathion zurückverwandeln. In den folgenden Ausführungen sind die drei B-Vitamine einzeln aufgeführt und beschrieben.

Die B-Vitamine waren lange Zeit nur als Nervennahrung bekannt. Welche Tragweite sie bei der Methylierung und damit für unsere gesamte Gesundheit haben, wird erst jetzt klar. Drei der wasserlöslichen B-Vitamine sind in der Formel «Dreieck des Lebens» zusammengefasst und sind für die Senkung des Homocysteinspiegels von überragender Bedeutung.

- ▶ B_6 (Pyridoxin, Pyridoxal, Pyridoxamin)
- ▶ B_{12} (Cobalamin)
- ▶ Folsäure (Pterylmonoglutaminsäure, früher auch Vitamin B_9)

Vitamin B_6

Vitamin B_6 reguliert wichtige Vorgänge im Aminosäurestoffwechsel, es beeinflusst das Wachstum, stärkt das Immunsystem und beeinflusst die Blutgerinnung. Insgesamt sind inzwischen über hundert enzymatische Reaktionen mit Vitamin B_6 als Koenzym bekannt, darunter so wichtige wie die Synthese von Adrenalin, Noradrenalin, Niacin, Tyramin, Kollagen, Dopamin und 5-HTP (5-Hydroxytryptamin). Anders als bei der Folsäure gehen durch Lagerung und Erhitzung maximal 10–50 Prozent verloren. Es wurde ermittelt, dass täglich knapp ein Prozent der Gesamtmenge an Vitamin B_6 durch Umsatz oder Ausscheidung verloren geht und durch Nahrungsaufnahme ersetzt werden muss.

Ein Mangel an Vitamin B_6 ist schon seit den vierziger Jahren als eigenständiger Risikofaktor für Gefäßerkrankungen bekannt. Unter dem Soll liegende Vitamin-B_6-Konzentrationen gelten daher als Risikofaktoren für Arteriosklerose. Dagegen verbindet man mit höchsten Werten für Folsäure und Vitamin B_6 das niedrigste Risiko für Gefäßerkrankungen, interessanterweise unabhängig vom Homocysteinwert. Wahrscheinlich gibt es auch noch eigenständige pathogene Mechanismen, die bislang unbekannt sind. Vitamin-B_6-Mangel gilt seit neuesten Untersuchungen auch als unabhängiger Risikofaktor für venöse Thrombosen.

Ein Mangel an B_6 zeigt sich oft zuerst an der Haut oder in Form von Wachstumsstörungen. Aber auch erhöhte Reizbarkeit, Schlafstörungen und Angstzustände können die Folge sein. Gemeinsam mit Folsäure senkt Vitamin B_6 den Homocysteinspiegel. Je mehr Eiweiß man isst, umso mehr Vitamin B_6 braucht man.

Einige Untersuchungen zeigten auf, dass besonders unter älteren Menschen sehr viele eine Vitamin-B_6-Aufnahme weit unter den empfohlenen Mengen haben. Ein physiologischer Grund ist die im Alter abnehmende körperliche Aktivität und die reduzierte Muskelmasse, in der das meiste Vitamin B_6 gespeichert ist. Auch andere Bevölkerungsgruppen sind durch eine Unterversorgung mit Vitamin B_6 gefährdet, besonders schwangere Frauen.

Vitamin B_{12}

Vitamin B_{12} ist eine Gruppe von Verbindungen, die Kobalt enthalten. Man nennt dieses Vitamin deshalb auch Cobalamin. Seine klinischen Anwendungen beschränken sich hauptsächlich auf die Verwendung von Cyanocobalamin und Hydroxocobalamin. Vitamin B_{12} ist wie die anderen zwei B-Vitamine ein wasserlösliches Vitamin mit essenzieller Bedeutung für verschiedene Stoffwechselprozesse. Bei einem Vitamin-B_{12}-Mangel können Anämie oder neurologische Schäden auftreten.

Cobalamine binden an einen intrinsischen Faktor, ein so genanntes Glycoprotein aus der Magenschleimhaut, und werden danach aktiv vom Magen-Darm-Trakt aufgenommen. Fehlt dieser intrinsische Faktor, ist auch die Resorption von Vitamin B_{12} beeinträchtigt. Dies geschieht zum Beispiel nach einer Magenentfernung (Gastrektomie) oder bei Magen-Darm-Erkrankungen wie Zöliakie, Morbus Crohn, Colitis ulcerosa, Magengeschwüren und Infektionen mit Heliobacter pylori. Diese Patienten weisen oft Homocysteinwerte von über 40 (!) auf.

Auch zahlreiche Medikamente können die Aufnahme von Vitamin B_{12} reduzieren, zum Beispiel Aminoglycoside, Aminosalicylsäure (gegen entzündliche Darmerkrankungen), Antikonvulsiva, Biguanide (gegen zu hohe Blutzuckerspiegel), Chloramphenicol, Cholestyramin, Cimetidin, Cilchizin, Kaliumsalze,

Methyldopa und Lipidsenker. Auch die Einnahme von oralen Kontrazeptiva kann die Aufnahme stören.

Vitamin B_{12} ist das einzige Vitamin im «Dreieck des Lebens», das ausschließlich aus tierischen Quellen stammt. Fleisch; Innereien, insbesondere Leber und Niere; Milch, insbesondere fermentierte Milchprodukte wie Kefir und Joghurt; Eier und Fisch sind alles hervorragende Quellen für Vitamin B_{12}. Da es in pflanzlichen Produkten nicht enthalten ist, rutschen Menschen mit strikter vegetarischer Kost leicht in einen Vitamin-B_{12}-Mangel. Bedauerlicherweise wissen viele Vegetarier und Veganer nicht, dass das Vitamin B_{12} aus Meeresalgen unterschiedlich zum B_{12} aus tierischen Quellen ist und daher einen Mangel nicht ausgleichen kann. Ihre einzige, aber nicht ausreichende Quelle für Vitamin B_{12} sind die Bakterien im distalen Dünndarm. Das hier gebildete Vitamin B_{12} tritt aber im menschlichen Organismus nur in sehr begrenzter Form ins Blut über.

In einer neueren Studie hatten Veganer einen um mehr als 50 Prozent höheren Wert (15,8), Vegetarier einen 30 Prozent höheren Wert (13,2) als die Gruppe, die auch tierisches Eiweiß verzehrte. Die Serumwerte von Vitamin B_{12} lagen durchschnittlich bei der Vergleichsgruppe bei 344.7 pmol/l, bei den Vegetariern bei 214.8 pmol/l und bei den Veganern bei 140.1 pmol/l. 78 Prozent der Veganer und 26 Prozent der Vegetarier gelten als Vitamin-B_{12}-mangelernährt.

Bei einer Studie über Veganer fand man einen kuriosen Sachverhalt. Bei europäischen Veganern war der Prozentsatz an perniziöser Anämie – der typischen B_{12}-Mangelkrankheit – weitaus höher als bei indischen Veganern. Die Vermutung, dass es etwas in der indischen Kost gab, was Vitamin B_{12} enthielt, bestätigte sich auf eine unerwartete Weise. Die indischen «rein veganischen» Mahlzeiten waren oft nicht so veganisch wie gewollt. Es fanden sich immer auch einige Insekten darin, die ein gewisses

Maß an tierischem Protein und damit auch an Vitamin B_{12} lieferten.

Folsäure

Folsäure wurde vor ungefähr 60 Jahren erstmals aus Spinatblättern isoliert. Der Name leitet sich aus dem Blatt (Folium) ab. Folsäure (Folat) ist ein wasserlösliches B-Vitamin und nimmt eine zentrale Rolle bei den so genannten Ein-Kohlenstoff-Übertragungen ein. Folsäure ist unentbehrlich für die Zellteilung und die Neubildung von Zellen (DNA-Biosynthese). Diese komplex gebaute organische Säure ist lebensnotwendig, insbesondere für Zellen, die schnell reproduziert werden. Die Stoffwechselwege von Folsäure und Vitamin B_{12} sind eng miteinander verbunden und stellen beim Menschen das einzige derartige Beispiel zweier voneinander abhängigen Vitamine dar. Zusammen mit Vitamin B_{12} ist Folsäure zuständig für die Bildung von roten und weißen Blutkörperchen sowie für die Produktion der Blutplättchen, die wiederum für die Blutgerinnung und damit den «Wundverschluss» bei Verletzungen notwendig sind. Auch die Zellen der inneren Darmwand werden unter Mitwirkung von Folsäure gebildet. Ferner ist Folsäure sehr wichtig für die Synthese von Nukleinsäuren, welche die Basisinformation der Erbanlagen (DNS) enthalten. Welche Bedeutung Folsäure speziell für die Entwicklung neuen Lebens hat, ist in zahlreichen Beobachtungen schwangerer Frauen zu erkennen. Ein Mangel in der Schwangerschaft kann zu Missbildungen des Kindes führen. Deshalb ist in der Schwangerschaft eine Nahrungsergänzung mit Folsäure zusammen mit einer folsäurereichen Ernährung sowie eine genaue Kontrolle des Folsäuregehaltes dringend angeraten.

Die Bedeutung der Folsäure ist aber auch für Heranwachsende nicht zu unterschätzen, da der wachsende Organismus besonders viele Eiweißstoffe aufbaut und bei der Zellteilung genetische Informationen kopiert. Folsäure wirkt als Koenzym und damit als Katalysator bei vielen Reaktionen im Körper mit, das heißt, Folsäure muss zwar vorhanden sein, wird aber nicht «verbraucht». Auch beim Aufbau von Phospholipiden im Nervensystem und bei der Bildung von Melatonin spielt die Folsäure eine wichtige Rolle, auch hier wieder gemeinsam mit dem Vitamin B_{12}.

Folsäure ist auch am Abbau und an der Bildung verschiedener Aminosäuren beteiligt. Ein Beispiel dafür ist die Umwandlung der Aminosäure Homocystein in die essenzielle Aminosäure Methionin. Wird zu wenig Folsäure zugeführt, ist der Abbau von Homocystein gestört, und der Homocysteinspiegel im Plasma steigt an. Folsäuremangel ist auch für Veränderungen an bestimmten Genen – z. B. der Tetrahydrofolat-Dehydrogenase – verantwortlich. Dieses Gen sorgt für die Senkung des Homocysteinspiegels. Wenn dieses Enzym langsamer arbeitet, steigt das Homocystein im Blut an, und die Epigenetik ist gestört.

Der Gesamtbestand an Folsäure im menschlichen Körper wird aufgrund von Studien mit markierter Folsäure auf ca. 20–70 mg geschätzt. Etwa die Hälfte davon wird in der Leber gespeichert. Ein geringer Teil wird mit der Galle ausgeschieden und dann aber fast vollständig rückresorbiert. Bei entzündlichen Darmerkrankungen findet diese Rückresorption nicht statt, und es kommt zu Folsäureverlust. Die Reserven an Folsäure im Körper sind bei einer Halbwertszeit von 100 Tagen gering und reichen bei folsäurearmer Ernährung gerade mal drei bis vier Wochen bis zum deutlichen Abfall der Serumspiegel.

Folsäure kommt in pflanzlichen und tierischen Organismen vor. Damit hätten wir, so denkt man, durch die Nahrungsaufnahme keine Schwierigkeiten, unseren täglichen Bedarf an Folsäure zu decken. Besonders gute Lieferanten sind pflanzliche Produkte wie grünes Blattgemüse, Broccoli, Weizenkeime, Hülsenfrüchte, Vollkornprodukte, Nüsse und tierische Nahrungsmittel. Besonders reich an Folsäure sind die Leber, Fleisch im Allgemeinen (reich aber auch an Vitamin B_{12}), Milch und Milchprodukte sowie das Eidotter. Folsäure liegt allerdings in der Nahrung zum Großteil in gebundener Form vor, welche vom Körper nur schlecht resorbiert werden kann, sodass letztendlich nur mehr 40 Prozent der Folsäure zur Verfügung stehen. Weiterer Wermutstropfen ist die Empfindlichkeit auf Licht, Sauerstoff und Hitze. Gemüse, das drei Tage bei Zimmertemperatur lagert (ab dem Tag der Ernte!), enthält nur noch ein Drittel der ursprünglichen Folsäuremenge. Langes Wässern von Salat und Gemüse schadet diesem Vitamin zusätzlich, denn es ist wasserlöslich! Letztendlich können auch zu lange Kochvorgänge unter starker Hitze die Folsäure gänzlich zerstören.

Tatsächlich ist der Folsäuremangel der häufigste Vitaminmangel in Europa und Nordamerika. Das Folsäuredefizit begründet sich besonders in den langen Zeiten zwischen Ernte und Verzehr, in der modernen industriellen Verarbeitung, wobei bis zu 90 Prozent der verarbeiteten Öle, Vitamine, Mineralien und Faserstoffe verloren gehen. Zu geringe Aufnahme, Resorptionsstörungen im Darm und ein erhöhter Bedarf begünstigen eine Unterversorgung bei bestimmten Bevölkerungsgruppen wie alten Menschen, Kranken, Schwachen, Alkoholikern sowie Schwangeren und Kindern.

Ein Folsäuremangel äußert sich zunächst mit unspezifischen Symptomen wie Reizbarkeit, Konzentrationsschwäche, Vergesslichkeit, Schlaflosigkeit und depressiven Verstimmungen bzw. Stimmungsveränderungen. Da Folsäure für die Bildung von Schleimhäuten und Blutkörperchen verantwortlich ist, zeigen sich nach einigen Wochen mit Folsäuremangel Symptome wie entzündliche Veränderungen der Schleimhäute im Mund und Magen-Darm-Trakt, wobei Letzteres zu Durchfall und Resorptionsstörungen führt. Durch die verminderte Bildung von Antikörpern kommt es auch zur Beeinträchtigung der Immunabwehr. Einen erhöhten Bedarf haben Menschen mit Lebererkrankungen bzw. bei Alkoholmissbrauch, da die Leber das Speicherorgan für Folsäure ist. Schwere Verdauungsstörungen, entzündliche Darmerkrankungen wie Colitis ulcerosa, Morbus Crohn und Zöliakie sowie einseitige Ernährung führen unweigerlich zu Mangelerscheinungen.

Auch die Einnahme bestimmter Medikamente wie zum Beispiel Krebsmittel, Sulfasalazin, Acetylsalicylsäure (Aspirin), Antiepileptika, Zytostatika, aber ebenso die Antibabypille führen zu einem Defizit. Antibiotika zerstören die Darmflora und reduzieren damit die Aufnahmefähigkeit. Auch die erwähnten Folsäure bildenden Bakterien werden im Dünndarm vernichtet. Schwangere Frauen müssen mehr Folsäure an ihr Kind abgeben, als sie üblicherweise zuführen, was wiederum eine Substitution erforderlich macht. Eine Überdosierung ist nicht möglich, denn überschüssige Folsäure wird mit dem Urin ausgeschieden.

Ein bemerkenswerter Faktor bei der Gabe von Folsäure ist die Möglichkeit einer Fehldeutung. Durch hohe Gaben an Folsäure kann ein Vitamin-B_{12}-Mangel kaschiert werden. Dies ist besonders für Vegetarier oder Veganer wichtig, die manchmal durch ihre Essgewohnheiten zwar genügend Folsäure aufnehmen, aber durch die Enthaltsamkeit bei tierischem Eiweiß oft einen Vitamin-B_{12}-Mangel aufweisen. In diesem Zusammenhang sei hier noch einmal auf die Bedeutung der richtigen Kombination und der ausreichenden Dosierung der B-Vitamine im «Dreieck des Lebens» hingewiesen.

NEUE ASPEKTE DER VOLKSGESUNDHEIT

Unser Körper besteht aus mehr als 10 Trillionen Zellen. Einige leben nur Tage, andere mehrere Monate und wiederum andere mehrere Jahre, bevor sie absterben und ersetzt werden. Während Sie gerade dieses Buch lesen, werden mehrere Millionen Zellen Ihres Immunsystems und Ihres Dünndarms durch neue Zellen ersetzt. Diese Zellen werden durch einen Bauplan, der in der DNA jeder Zelle gespeichert ist, gebildet. Die Fähigkeit, eine gesunde Zelle zu gestalten, hängt also vom Zustand dieses DNA-Bauplans ab. Wenn dieser Plan einige Dutzend Male kopiert wurde, wird er an einigen Stellen etwas unscharf und damit «schlecht zu lesen». Als Folge davon treten Alterserscheinungen und Krankheiten auf.

Unsere DNA können wir uns als ein riesiges Gebäude vorstellen. Jeder Raum in diesem Gebäude repräsentiert ein spezielles Programm mit Instruktionen für die Bildung differenzierter Zellen. Ein Raum hat den Instruktionsplan für eine Gehirnzelle, ein anderer Raum erzeugt besondere Enzyme, ein dritter hat den Bauplan für Nierenzellen. So werden in jedem Raum nur ganz bestimmte Befehle der DNA aktiviert, während der überwiegende Anteil der DNA unzugänglich ist: Die Türen zu diesen Räumen bleiben geschlossen.

Es ist allerdings möglich, diese Türen bei Bedarf zu öffnen. Das Geheimnis zu diesem Zugang ist ein Protein-DNA-Komplex namens Chromatin. Diese Substanz umgibt die DNA wie eine Verpackung. Nun haben Forscher entdeckt, dass dieses Chromatin den Zugang zu den Informationen der DNA kontrolliert. Im Chromatin steckt der Schlüssel, um diese Räume zu öffnen oder zu schließen. Diese Schlüssel heißen Histone. Sie sind wie Arme, die aus der Verpackung der DNA mit Chromatin in die DNA selbst hineinragen.

Aber was hat Homocystein damit zu tun? Ob sich der Schlüssel für den Raum im Schloss dreht oder nicht, hängt von der Methylierung ab. Wenn eine Methylgruppe am Ende des Histons hängt, ist der «Schlüssel» sozusagen «verklebt». Die Tür bleibt geschlossen. Wird diese Methylgruppe durch Methylierung entfernt, öffnet sich die Tür. Es ist also nicht nur die DNA an sich mit ihrer genetischen Information für die Gesundheit wichtig, sondern auch, ob die richtige Information zur richtigen Zeit erreichbar ist. Ob das möglich ist, ist von der Fähigkeit abhängig, wie leicht die Methylgruppen umgewandelt werden können. Und genau das ist es, was der Homocysteinspiegel aussagt.

Je niedriger Ihr Hcy-Wert ist, umso besser funktioniert die Methylierung und umso junger und gesunder sind Ihre Zellen.

Selbstverständlich gleicht Ihre DNA nicht wirklich einem Gebäude. Sie ist in Chromosomen eng verpackt innerhalb jedem Ihrer Zellkerne. Wissenschaftler fanden einen Weg, die Funktionstüchtigkeit der DNA zu messen. Am Ende eines jeden Chromosoms ist ein Endstück, das man Telomer nennt. Es schützt das Chromosom vor Schäden wie das Plastikteil am Ende eines Schnürsenkels vor dem «Ausfransen». Je öfter sich Ihre Zellen teilen, umso kürzer und beschädigter wird das Telomer. Als Folge nimmt die Schutzfunktion ab, das Chromosom ist Angriffen – zum Beispiel von «freien Radikalen» – vermehrt ausgesetzt. Jetzt kann die DNA auch leichter falsch gelesen werden.

Auch hier stellt sich wieder die Frage: Was hat Homocystein damit zu tun? Was schädigt die Schutzfunktion eines Telomer und trägt zu Krankheiten und einem verfrühten Alterungsprozess bei? Die Antwort ist auch hier: Zu großen Teilen ist wiederum Homocystein dafür verantwortlich. Wenn die Zellverbände, welche die Arterienwände auskleiden, mit hohen Konzentrationen von Homocystein bombardiert werden, altern sie schneller. Sie sterben schneller, müssen schneller ersetzt werden, und dadurch werden die Telomere am Ende der Chromosomen kürzer und kürzer. Die DNA wird unvollständig oder schlecht gelesen, und es kann leichter zu «Entartungen» kommen. Der Grund für diese Schädigung ist Oxidation.

Ein erhöhter Homocysteinspiegel zeigt Ihnen präzise auf, wie groß der Mangel an Methylspendern ist. Damit verbunden ist der eingeschränkte Zugang zu akkuraten Informationen des Bauplans. Ein erhöhter Homocysteinwert bedeutet aber auch immer, dass Sie zu wenig Glutathion als wichtiges Antioxidans in Ihrem Organismus haben. Leidtragende sind vor allem und als Erstes Ihre Gefäße. So fand Professor Nilesh Samani von der Leicester Universität in Großbritannien, dass die Arterien von Patienten mit Herzerkrankungen im Durchschnitt neun Jahre älter waren als in einer gesunden Vergleichsgruppe. Diese Menschen waren neun Jahre älter als ihr biologisches Alter, was sich an der Kürzung ihrer Telomere zeigte. Diese Ergebnisse wurden von Dr. Ann Fenech bestätigt und in der «New York Academy of Sciences» veröffentlicht. Sie fand heraus, dass Schäden an den Chromosomen mit niedriger Folsäure und Vitamin B_{12} und dementsprechend hohen Hcy-Werten einhergingen. Ihre Schlussfolgerung war, den optimalen

Homocysteinwert auf 7,5 festzulegen, um Schädigungen der DNA zu vermeiden. Es ist daher anzustreben, diesen Wert zu erreichen oder zu halten.

Statistiken besagen Folgendes: Wenn Sie das Alter von 65 Jahren erreicht haben, bleiben Ihnen als Mann noch 16 Jahre und als Frau noch 18 Jahre zu leben. Diese Zeitspanne hat sich seit 1930 nur um 3 Jahre verlängert. Die Errungenschaften der modernen Medizin haben also in 75 Jahren unserer Lebenszeit nur 3 Jahre hinzugefügt. Dieses Durchschnittsalter liegt immer noch Jahrzehnte entfernt von unserer genetischen Vorbestimmung, die laut der amerikanischen «Anti-Aging-Akademie» bei einer maximalen Lebenszeit von ungefähr 120 Jahren liegt.

Hier sprechen wir aber nicht von Jahren, die man an ein Leben in altersschwacher, heruntergekommener Gesundheit anhängt. Diese zusätzlichen Jahre sollten angefüllt sein mit Energie, gutem Gedächtnis, hoher Konzentrationsfähigkeit und der physischen Kraft eines 50-jährigen Menschen, wenn er 70 Jahre alt ist, oder eines 60-jährigen Menschen, wenn er 90 Jahre alt ist.

Eine Studie der Universität im norwegischen Bergen veröffentlichte im Jahr 2001 im «American Journal of Clinical Nutrition» folgende Ergebnisse. Die Homocysteinwerte von 4766 Männern und Frauen im Alter von 65–67 wurden im Jahr 1992 gemessen. Über die nächsten 5 Jahre wurden alle Todesfälle registriert: 162 Männer und 62 Frauen starben. Dann sahen sich die Wissenschaftler den Zusammenhang zwischen dem Todesrisiko und den jeweiligen Homocysteinwerten an. Sie bestätigten nicht nur den Zusammenhang zwischen Schlaganfall, Herzinfarkt und hohen Homocysteinwerten, sondern zwischen allen Todesursachen. Das bedeutet, dass der Hcy-Wert je nach Höhe ein kurzes oder langes Leben voraussagt.

Hier sind weitere Zahlen und Fakten zu den häufigsten Erkrankungen unserer modernen Zivilisation, die mit erhöhten Homocysteinwerten in Zusammenhang stehen:

- **Schlaganfall** ist die drittgrößte Todesursache nach Herzinfarkt und Krebs. Auf die Überlebenden eines Schlaganfalls wartet oft ein Leben mit schweren Behinderungen. Erhöhte Homocysteinwerte geben noch genauere Hinweise auf ein Schlaganfallrisiko als bei Herzinfarkten. Der Hcy-Wert ist präziser als andere Parameter wie Bluthochdruck und Nikotinabusus – ganz zu schweigen von erhöhten Cholesterinwerten. Den Homocysteinwert in den optimalen Bereich zu senken kann das Risiko um 82 Prozent reduzieren.
- Das Risiko, an **Morbus Alzheimer** zu erkranken, wird durch einen Hcy-Wert im optimalen Bereich (6–8) signifikant reduziert. Bei einer Studie von Dr. Matsu Toshifumi mit seinen Kollegen an der Tohoku Universität wurde erkannt, dass erhöhtes Homocystein mit hohem Risiko behaftet ist, zu Gehirnschäden zu führen. Die Gefahr, an Morbus Alzheimer zu erkranken, war bei einem Wert von 14,0 doppelt so hoch wie bei der Kontrollgruppe mit einem Durchschnittswert von 9,4.
- Unter Insulinresistenz leiden – oftmals unerkannt – schon 25 Prozent der Menschen in industrialisierten Ländern und 90 Prozent der Übergewichtigen. Das führt oft über die Jahre zu Typ 2 **Diabetes**. Diabetiker haben ein großes Risiko, erhöhte Hcy-Werte zu entwickeln, da zu hohe Insulinwerte im Blut verhindern, dass der Körper einen gesunden Homocysteinspiegel aufrechterhält. Das «Dreieck des Lebens» senkt das Risiko, Diabetes zu entwickeln, und kann bei schon manifestem Diabetes Komplikationen verhindern, indem es den Hcy-Wert kontrolliert.

Wenn Sie also Ihren Homocysteinspiegel so niedrig wie möglich halten, verringern Sie das Risiko, an einer der fünf größten «Killer-Krankheiten» zu sterben, ganz erheblich. Aber nicht nur das. Sie fügen Ihrem Leben mit einer einfachen Maßnahme auch zehn oder mehr Jahre in erhöhter Lebensqualität hinzu.

Im Folgenden finden Sie eine Aufstellung medizinischer Indikationen, Krankheiten oder Befindensstörungen, die mit hohen Homocysteinwerten in Zusammenhang stehen oder die den Homocysteinspiegel erhöhen. Bei all diesen Indikationen, Krankheiten und Befindensstörungen rate ich zur dauerhaften zusätzlichen Einnahme der Kombination von täglich einer Kapsel mit 100 Milligramm (mg) Vitamin B_6, 1000 Mikrogramm (µg) Folsäure sowie 1000 Mikrogramm (µg) Vitamin B_{12}:

- Beschleunigter **Alterungsprozess**
- **Alkoholismus** (mit der erhöhten Gefahr von Entzugserscheinungen)
- Morbus **Alzheimer**
- **Anämie** (wenn sie mit Vitamin-B-Mangel in Zusammenhang steht)
- **Angina Pectoris** (Herzenge durch verstopfte Herzkranzgefäße)
- **Arthritis** (Osteoarthritis und rheumatoide Arthritis)
- **Arteriosklerose** (Arteriosklerose)
- **Autoimmunerkrankungen** (wie insulinabhängiger Diabetes, Spondylitis, Rheumatoide Arthritis, Schilddrüsenunterfunktion, Hashimoto)
- **Brustkrebs**
- **Chronisches Müdigkeitssyndrom** (CFS)
- Morbus **Crohn**
- **Colitis ulcerosa** (mit Hcy-Wert über 40)
- **Demenz** (Altersschwachsinn)
- **Depressionen** (besonders bei Frauen)

- **Diabetes** (insulinabhängig und -unabhängig)
- **Dickdarmkrebs**
- **Down Syndrom** (Mütter von Trisomie-23-Kindern weisen hohe Hcy-Werte auf, während die Kinder niedrige Hcy-Werte haben)
- **Epilepsie** (bei Kindern wie Erwachsenen)
- **Erektionsstörung**
- **Fehlgeburten**
- **Fibromyalgie** (besonders mit CFS)
- **Folsäuremangel** (kann zu Anämie, Angstzuständen, schlechtem Gedächtnis, Magenschmerzen, Depressionen und Schwangerschaftskomplikationen führen)
- **Geburtsdefekte** (Hasenscharte, Frühgeburten, Harnleiterdefekte, Herzfehler)
- **Gedächtnisverlust** im Alter
- **Gefäßspasmus**, sowohl cerebral (mit Folge eines Gehirnschlags) wie auch coronal (mit Folge eines Infarktes oder Arrhythmien)
- **Gehirnschrumpfung** (bei «normalen, gesunden» älteren Menschen)
- **Geistige Behinderung**
- **Generelle Krebserkrankungen** (Dickdarm, Schilddrüse, Haut)
- **Glutathionmangel** der Leber, des Gehirns oder generell (beschleunigt den Alterungsprozess und den Beginn von Morbus Alzheimer, schädigt die Leber, erhöht die Gefahr von stressbedingtem Magengeschwür. Außerdem steht Glutathionmangel im Zusammenhang mit Schlafstörungen, Katarakt, Allergien, Suchtverhalten, Aids und Krebserkrankungen von Lunge, Prostata, Haut, Blase und Leber)
- **Herzfehler**, die schon als Geburtsanomalie vorliegen
- **Herzinfarkt**
- **HIV-Infektion und AIDS.** Diese Erkrankungen werden durch erhöhte Homocysteinwerte beschleunigt bzw. verschlechtert

- **Leberzirrhose, Leberfibrose** (inklusive alkoholischen Ursprungs)
- **Leukämie**
- **Lungenembolie**
- **Migräne**
- **Nierenversagen**, chronische Nierenschwäche (Dialyse-Patienten)
- **Östrogenmangel**
- **Osteoporose**
- **Parkinson**
- **Polycystische Eierstöcke**
- **Postmenopausensyndrom**
- **Psoriasis**
- **Rheumatoide Arthritis**
- **Schilddrüsenkrebs**
- **Schilddrüsenstörungen** (Thyroiditis, Hypothyroidismus, Hashimoto)
- **Schilddrüsenunterfunktion**, speziell die Autoimmunerkrankung Hashimoto
- **Schizophrenie**
- **Schlaf-Apneu** im Zusammenhang mit Herz-Kreislauf-Erkrankungen
- **Schlaganfall**
- **Schwangerschaftsprobleme** (Fehlgeburt, Präeclampsie, Gestose, Frühgeburt usw.)
- **Thrombose**
- **Unfruchtbarkeit** durch reduzierte Spermabeweglichkeit (Motilität)
- **Vitamin-B_6-Mangel** wirkt sich aus mit Depressionen, Nervosität, Energiemangel, Ödeme, Nierensteine, Hyperaktivität
- **Vitamin-B_{12}-Mangel** wirkt sich aus mit Ekzemen, Ängsten, Energiemangel, Haarausfall, Anämie, Asthma
- **Zöliakie**

Einige dieser Erkrankungen werden in späteren Kapiteln noch ausführlich besprochen. Aus dieser Aufstellung können Sie erkennen, wie wichtig ein niedriger Homocysteinspiegel tatsächlich ist.

DIE NEUE CHANCE GEGEN ALZHEIMER

Morbus Alzheimer war vor 40 Jahren noch eine seltene Erkrankung. Heute ist sie nach Krebs, Herzinfarkt und Schlaganfall die bedrohlichste Krankheit in den Industrienationen. In Deutschland schätzt man 50 000 Neuerkrankungen mit Morbus Alzheimer, die jedes Jahr zu der Million bereits Erkrankter hinzukommen. Jeder dritte Mensch über 85 Jahre leidet heute an Morbus Alzheimer, und man schätzt, dass im Jahr 2030 ungefähr 20 Prozent der Menschen über 65 an Morbus Alzheimer erkrankt sein werden. Wer jemals mit dieser Krankheit konfrontiert wurde, weiß, wie viel Unglück das nicht nur für die Erkrankten, sondern für die oftmals völlig überforderten Angehörigen bedeutet.

Vonseiten der Schulmedizin und der Pharmaindustrie hört man bedauerlicherweise nur schlechte Nachrichten. Der Pharmakonzern Pfizer kommt auf einen Umsatz von jährlich weltweit 1,3 Milliarden Dollar mit der Arznei «Aricept» mit dem Wirkstoff Donezepil, einem Acetylcholinesterase-Hemmer, um der «Vergesslichkeit» Herr zu werden und um «Pflegebedürftigkeit und Siechtum um Jahre hinauszuzögern», wie die Werbestrategen vollmundig in ihren Werbebroschüren versprechen. Im April 2005 veröffentlichte das «New England Journal of Medicine» die Ergebnisse einer Studie von Alzheimer-Experten mit 770 Probanten, die entweder Donezepil, Vitamin E oder ein Placebo, also eine unwirksame, als Medikament getarnte Substanz, bekamen. Ein geringfügiger Vorsprung von Donezepil in den ersten 12 Monaten war nach 3 Jahren völlig verpufft, sodass die Beurteilung für Donezepil wie auch für Vitamin E miserabel ausfällt. Wohlgemerkt war diese Studie – wie die SZ vom 14. April 2005 extra betont – zur Hälfte vom Hersteller «Esai» sowie vom Vertreiber «Pfizer» bezahlt, und die Hälfte der Studienautoren erhielt Fördergelder oder Honorare von diesen Unternehmen. (Statistiken weisen nach, dass Studien, die von den entsprechenden Konzernen bezahlt werden, vier Mal (!) bessere Ergebnisse in die «richtige» Richtung der Geldgeber aufzeigen als die Studien, die unabhängig finanziert werden.)

Morbus Alzheimer zeigt sich im Krankheitsverlauf mit einer Reihe von typischen Symptomen, die alle mit dem Zerfall von Gehirnzellen einhergehen, im späten Stadium bis zu 80 Prozent:

- Verlust des Kurzzeitgedächtnisses, später auch des Langzeitgedächtnisses, Denk- und Sprachverlust durch Schädigung der Großhirnrinde
- Verlust an emotionaler Kompetenz durch Schädigung des limbischen Systems – eines Bereiches im Gehirn
- Verlust an motorischen Fähigkeiten

Obwohl die Ursachen noch nicht endgültig entschlüsselt sind, gibt es doch einige sehr interessante Faktoren, die mit dieser Krankheit in Zusammenhang stehen:

- Erhöhte Aluminiumaufnahme über das Trinkwasser mit Fluor. Dabei verbinden sich beide Stoffe (Aluminium und

Fluor) zu Al-Trifluorid, das die Blut-Hirn-Schranke passieren kann.

- Mangel an Silizium, dem Gegenspieler von Aluminium. Dies erhöht die Aluminiumaufnahme. Silizium ist in gut aufgeschlüsselter Form in fermentierter Braunhirse enthalten (siehe Präparate und Produktempfehlungen).
- Erhöhte Aluminiumaufnahme durch Aluminium in Deosprays und aluminiumhaltigen Salzen in Nahrungsmitteln (Backpulver, Rieselhilfen in Speisesalz, Kaugummi, Schmelzkäse, Wurstpellen usw.). Säuren von Tomaten- oder Sojasoße können größere Mengen aus Aluminiumgeschirr herauslösen.
- Man fand bei Alzheimer-Patienten erhebliche Belastungen mit Quecksilber, welche die Belastungen durch Aluminium noch übertrafen. Bereits kleinste Mengen Quecksilber können Zellschäden verursachen, die mit den auftretenden Zellschäden bei Alzheimer-Patienten identisch sind. Als Ursache der Quecksilberbelastung spielen der Zahnfüllstoff Amalgam und Impfstoffe herausragende Rollen.
- Die natürlicherweise vorkommende Zitronensäure wird als künstliches Chemieprodukt sehr häufig in industrieller Nahrung verwendet. Hinter dem unverfänglichen Namen verbirgt sich ein Konservierungsstoff (E 330), der den Darm löchrig macht und damit die Aufnahme von Blei und Aluminium fördert. Außerdem spielt Zitronensäure eine unheilvolle Rolle beim Transport dieser Metalle durch die Blut-Hirn-Schranke und der Vergiftung der Gehirnzellen mit der Folge von Demenzerkrankungen wie Alzheimer.
- Alzheimer-Patienten haben einen extrem niedrigen Vitamin-B_{12}-Gehalt in der Rückenmarksflüssigkeit. Das hat wiederum einen erhöhten Homocysteinwert (Hcy-Wert) zur Folge und begünstigt damit das Absterben von Gehirnzellen.
- Der Süßstoff Aspartam steht unter dem dringenden Ver-

dacht, durch seine Bestandteile Asparginsäure, Phenylalanin und Methanol dazu beizutragen, dass Gehirnzellen zugrunde gehen.

Durch die Vermeidung der oben genannten Schadstoffe (Quecksilber, Aluminium, Fluor, Aspartam) und durch die Versorgung mit Co-Enzym 1 (NADH, sie auch Kapitel Produkte und Bezugsquellen) und Mineralstoffen wie etwa Silizium kann man das Risiko, an Morbus Alzheimer zu erkranken, erheblich reduzieren. Es gibt einen weiteren wichtigen Mangel in der Ernährung, der bislang selten im Zusammenhang mit Morbus Alzheimer genannt wurde: der Mangel an langkettigen Omega-3-Fettsäuren.

▶ **Elisabeth M.**, 67 Jahre, litt seit 2 Jahren an Vergesslichkeit und beginnenden Persönlichkeitsveränderungen sowie anderen Anzeichen von M. Alzheimer. Ihr Mann war bald emotional überfordert und suchte nach einer – wie er sagte – alternativen Möglichkeit, seiner Frau und damit auch sich selbst zu helfen. Der Homocysteinspiegel von Frau M. lag bei 14,7. Triglyceridgehalt war 260, HDL-Gehalt war 47, also ein TG/HDL-Quotient von 5,6. Nach zwei Monaten regelmäßiger Einnahme der Kombination von täglich einer Kapsel mit 100 Milligramm (mg) Vitamin B_6, 1000 Mikrogramm (µg) Folsäure sowie 1000 Mikrogramm (µg) Vitamin B_{12} sowie 10 g RX Omega (siehe Kapitel Produkte und Bezugsquellen) war der Hcy-Wert auf 11,5, der Quotient von TG und HDL auf 3,1 gesunken. Nach weiteren 2 Monaten sank der Hcy-Wert auf 9,8 und der TG/HDL auf 2,1. Elisabeth M. war wieder mehr die «alte», konnte sich besser erinnern, war nicht mehr so misstrauisch und konnte wieder wie gewohnt beim Einkaufen mit ihrem Geld umgehen, wie ihr dankbarer Mann bemerkte.

Das Auftreten der typischen Eiweiß-Plaques im Gehirn von Alzheimer-Patienten ähnelt sehr den Ablagerungen an den Gefäßwänden von Arterien. Untersuchungen zeigen, dass Menschen mit genetischer Fehlkodierung – dem Polymorphismus am Apoliprotein-E – ein höheres Risiko nicht nur für Herzinfarkt, sondern auch für Morbus Alzheimer haben. Es zeigte sich auch, dass Menschen, die wegen ihres Herzinfarktrisikos Aspirin als Dauermedikation nehmen oder auch wegen rheumatoider Arthritis ständig Antiphlogistika (Entzündungshemmer) nehmen, seltener an Morbus Alzheimer erkranken. Hier bewahrheitet sich der alte Satz aus der Heilkunde: «Was gut ist für das Herz, ist auch gut für das Gehirn.»

Andere Untersuchungen zeigen, dass Alzheimer-Patienten 30 Prozent weniger DHA im Gehirn enthalten als gesunde Menschen einer Kontrollgruppe. Des Weiteren haben Menschen, die hohe Mengen an Omega-6-Ölen verzehren – und damit viel Arachidonsäure produzieren – eine um 250 Prozent höhere Erkrankungsrate an Alzheimer. Dies führte zu Untersuchungen, die diesen Zusammenhang noch einmal verdeutlichen: Alzheimer-Patienten haben einen doppelt so hohen Quotienten (12) an Arachidonsäure zu EPA wie gleichaltrige gesunde Menschen (6). Daraus kann man schließen, dass die Balance der Eicosanoide – bestimmter Gewebshormone – bei Alzheimer-Patienten gestört ist: Zu viel entzündungsfördernde und zu wenig entzündungshemmende Eicosanoide weisen auf eine Entzündung des Gehirns hin. Tatsächlich gilt Morbus Alzheimer heute als eine «Entzündungskrankheit». Um Entzündungen zu verringern, bedarf es der erhöhten Gabe von pharmazeutisch reinem Fischöl, wie ich es in meinem Buch «Die 7 Revolutionen der Medizin» ausführlich beschrieben habe.

Alle diese oben erwähnten Fakten spielen eine wichtige Rolle. Jedoch wurde noch einem anderen Phänomen bisher viel zu wenig Beachtung geschenkt. In allen Studien, die sich mit Morbus Alzheimer und dem Homocysteingehalt im Blut beschäftigen, herrscht überwältigende Übereinstimmung über den Zusammenhang von Mangel an den drei B-Vitaminen, erhöhtem Hcy-Wert und Morbus Alzheimer.

In einem Report von M. I. Botez wurde schon vor 25 Jahren darauf aufmerksam gemacht, dass bei Erwachsenen ein chronischer Folsäuremangel zu Gehirnatrophie führen kann. Erst kürzlich wurde dieser Befund durch eine weitere Untersuchung an Alzheimer-Patienten bestätigt, wobei der Schweregrad der Gehirnschrumpfung mit dem niedrigen Folsäuregehalt eng verbunden war. Alle Untersuchungen stellen eindeutig fest, dass Homocystein bei Patienten mit Morbus Alzheimer ein unabhängiger Risikofaktor ist. Im Vergleich von gesunden Kontrollgruppen und Patienten mit Morbus Alzheimer haben diese deutlich erhöhte Homocysteinwerte (Selley 2003). So ist das Risiko, an Alzheimer zu erkranken, bei einem Hcy-Wert von 14 mol / L 4,6-mal höher als bei 11 mol / L (R. Clarke, 1998). Diese starke Risikoerhöhung für Morbus Alzheimer bei erhöhtem Hcy-Wert drückt sich in anderen Zahlen so aus:

- 5 mol / L Homocystein mehr erhöhen das Risiko um 40 Prozent
- Hcy-Werte über 14 mol / L verdoppeln das Risiko (S. Seshardi, 2002)
- Erhöhte Hcy-Werte sorgen auch beim Krankheitsverlauf für eine raschere Progredienz (R. Clarke, 1998)

Überraschenderweise blieben die Hcy-Werte, wenn sie unbehandelt blieben, über Jahre stabil und waren unabhängig von der Krankheitsdauer. Dieses Phänomen spricht gegen eine Homocysteinerhöhung als Folgeerscheinung von Morbus Alzheimer, da sonst eher eine Homocysteinzunahme im Krankheitsverlauf zu erwarten wäre. (C. Dufoil, 2003)

Trotzdem bleibt die Frage, was zuerst kommt – ein hoher Homocysteinwert oder Morbus Alzheimer? Einige Ärzte der neurologischen Abteilung an der Universität von Boston untersuchten 1092 Menschen im Durchschnittsalter von 76 Jahren, die zu diesem Zeitpunkt keine Anzeichen von Demenz aufwiesen. Diese Menschen hatten schon acht Jahre früher an einer anderen Studie teilgenommen, in der bereits damals ihr Hcy-Wert gemessen wurde. Jetzt wurde von jedem die Messung des Hcy-Wertes wiederholt. Die Ärzte verfolgten den Verlauf der mentalen Gesundheit über die nächsten acht Jahre. 111 Personen entwickelten Demenz, wobei 83 davon als Morbus Alzheimer diagnostiziert wurden. Die Ergebnisse enthüllten sehr deutlich, dass die Höhe des Hcy-Wertes das Risiko, an Morbus Alzheimer zu erkranken, entscheidend erhöhte. Die Schlussfolgerung des untersuchenden Ärzteteams war eindeutig: «Ein erhöhter Homocysteinwert ist ein starker, unabhängiger Risikofaktor für die Entwicklung von Altersdemenz und Morbus Alzheimer.»

Patienten mit dieser Erkrankung weisen neben dem erhöhten Hcy-Wert im Blut auch einen niedrigen SAMe-Wert im Gehirn auf. SAMe ist der wichtigste Methyl-Spender im Gehirn. SAMe hilft bei der Produktion und Aktivierung zahlreicher Neurotransmitter (Botenstoffe im Gehirn) wie zum Beispiel des Gedächtnis-Stimulus Acetylcholin. Homocystein wird unter Zuhilfenahme des «Dreieck des Lebens» in Glutathion und ebendieses SAMe umgewandelt.

▸ **Herr Egon S.**, 73, hatte seit 4 Jahren M. Alzheimer und beginnenden Parkinson. Seine Tochter hatte ihn zu sich genommen, da er sein Leben alleine nicht mehr bewältigen konnte. Bald drohte die Erkrankung die Familie der Tochter schwer zu belasten. Sie suchte nach Möglichkeiten, den Verlauf der

Erkrankung mit natürlichen Mitteln zu stoppen. Der Hcy-Wert lag bei 16,2. Triglyceridgehalt war 135, der HDL-Wert bei 67. Er nahm die Kombination von täglich einer Kapsel mit 100 Milligramm (mg) Vitamin B_6, 1000 Mikrogramm (µg) Folsäure sowie 1000 Mikrogramm (µg) Vitamin B_{12}, 2,5 g RX Omega-3, 10 mg NADH (siehe bei empfohlenen Produkten auch die Kapitel Produkte und Bezugsquellen). Die Tochter achtete auf eine insulinkontrollierte Ernährung ohne Weizen und Zucker. Außerdem wurde das DECT-Telefon gegen einen Apparat mit Schnur eingetauscht, um die Elektrosmogbelastung zu reduzieren. Die Tochter berichtete von einer Normalisierung der Beziehung zu ihrem Vater und eine Entspannung in der ganzen Familie, wobei sich die Symptome auf den Stand von vor einem halben Jahr zurückentwickelten. Auch die Bewegungseinschränkung war rückläufig. Nach 6 Monaten war der Hcy-Wert auf 10,2 gesunken.

Es gibt inzwischen viele verschiedene Untersuchungen mit erdrückender Beweislast, die alle zu ähnlichen Ergebnissen kommen. Je höher Ihr Homocysteinwert, je niedriger Ihr Vitamin-B-Status, umso größer ist das Risiko, dass Sie an Gedächtnisstörungen, Konzentrationsschwäche, mangelndem Urteilsvermögen, depressiven Verstimmungen und Gehirnschrumpfung leiden. Wie erhöhte Homocysteinkonzentrationen – und das gleichzeitig auftretende Vitamin-B- sowie SAMe-Defizit zum Gehirnschaden eines Morbus Alzheimer beitragen, wird erst noch erforscht werden müssen. Aber wenn man das Risiko mit so einfachen Mitteln so massiv reduzieren kann, auf was warten wir noch?

Was Sie selbst tun können, um das Risiko, an Morbus Alzheimer zu erkranken, so gering wie möglich zu halten.

- Testen Sie Ihren Homocysteinspiegel. Bei einem Hcy-Wert höher als 8 versorgen Sie sich mit der Kombination von täglich einer Kapsel mit 100 Milligramm (mg) Vitamin B_6, 1000 Mikrogramm (µg) Folsäure sowie 1000 Mikrogramm (µg) B_{12}.
- Senken Sie das Risiko für Entzündungen im Körper und versorgen Sie sich mit ausreichenden Mengen an pharmazeutisch reinen, langkettigen Omega-3-Fettsäuren aus Fischöl, z. B. RXOmega (siehe bei allen empfohlenen Produkten auch die Kapitel Produkte und Bezugsquellen). Hier sei noch einmal betont, dass die kurzkettigen Omega-3-Fettsäuren aus Pflanzenölen (Leinöl usw.) die langkettigen Omega-3-Fettsäuren nicht ersetzen können.
- Vermeiden Sie entzündungsfördernde Omega-6-Öle wie Sonnenblumenöl, Distelöl, Maiskeimöl, Sojaöl und Margarine. Verwenden Sie Olivenöl, Rapsöl, mittelkettige Fettsäuren wie Kokosfett in VCO-Qualität. Verwenden Sie kein Palmfett oder minderwertiges Kokosfett!
- Nehmen Sie täglich 10 mg NADH (Dihydro-Nicotinamid-Adenin-Dinucloitide)!
- Nehmen Sie 100 g Nattokinase, z. B. in 2 Kapseln Best Nattokinase!
- Stärken Sie Ihre Darmflora, um Ihre Versorgung mit allen Nährstoffen sicherzustellen und eine gute Barriere gegen Giftstoffe aufzubauen! Nehmen Sie regelmäßig oder als Kur «Nature's Biotics»!
- Üben Sie Kontrolle über Ihren Insulinspiegel aus, indem Sie ausbalancierte Mahlzeiten zu sich nehmen mit genügend Eiweiß, niederglykämischen Kohlenhydraten

und den oben erwähnten guten Fetten. (Lesen Sie auch die erste Revolution in meinem Buch «Die 7 Revolutionen der Medizin»).

- Vermeiden Sie den Süßstoff «Aspartam», z. B. als «NutraSweet», und den Geschmacksverstärker «Glutamat»!
- Vermeiden Sie den Konservierungsstoff «Zitronensäure» (E 330)!
- Vermeiden Sie Zucker!
- Vermeiden Sie Soja-Produkte wie Tofu, Sojamilch, Soja-Joghurt, Soja-Burger, Soja-Würstchen und Soja-Aufstriche sowie Sojaöl und Sojamehl!
- Kochen Sie mit viel Curcuma oder nehmen Sie es als Nahrungsergänzung.
- Vermeiden Sie schwermetallbelastete Speisen (leider auch Hochseefisch oder billige, ungereinigte Fischöle oder Lebertran) und entfernen Sie Amalgamfüllungen. Machen Sie gegebenenfalls eine Schwermetallausleitung.
- Vermeiden Sie Aluminium in Kochgeschirr, Salz (als Rieselhilfe) oder in Deorollern usw.
- Umgehen Sie Impfungen (sie enthalten fast immer das Quecksilbergemisch Thiomersal)!
- Trainieren Sie Ihren Körper regelmäßig 3–5 Stunden wöchentlich!
- Trainieren Sie Ihr Gehirn regelmäßig!
- Lassen Sie Ihren Schlafplatz, Ihren Arbeitsplatz und Plätze, an denen Sie sich viel aufhalten, auf Elektrosmog untersuchen (siehe Adressliste für Elektrobiologen im Kapitel Bezugsquellen). Entfernen Sie Elektrogeräte aus Ihrem Schlafzimmer, schnurlose Telefone mit DECT oder GAP Standard aus der Wohnung und Mikrowellenherde aus der Küche. Elektromagnetische Belastungen weichen die Blut-Gehirn-Schranke auf, sodass vermehrt Giftstoffe und Schwermetalle ins Gehirn gelangen können.

DIE NEUE OPTION GEGEN DARMKREBS

Wenn eine Krankheit in den Medien Schlagzeilen gemacht und den zweifelhaften Ruf als «Killerkrankeit» erlangt hat, dann ist es Krebs. Kaum ein Tag vergeht, an dem nicht in der Boulevardpresse von Prominenten und deren Kampf gegen die tödliche Krankheit berichtet wird. Weltweit sterben jährlich 6 Millionen Menschen an malignen Tumoren. Krebs ist das vielleicht am meisten gefürchtete Wort in der westlichen Welt. Wissenschaftler kamen zu der erschreckenden Prognose, dass bis zum Jahr 2015 jeder zweite Mensch in der westlichen Welt an Krebs erkranken wird. Die gängigen Behandlungsmethoden der Schulmedizin sind operative Eingriffe, Strahlentherapie und Chemotherapie, im Volksmund «Stahl, Strahl und Chemo» genannt. Jede dieser Therapiemöglichkeiten hat dramatische und oft schwer wiegende Folgen für das Immunsystem und das Wohlbefinden der betroffenen Menschen. Chemo- und Strahlentherapie schwächen nicht nur das Abwehrsystem, sondern oft auch den Mut und Lebenswillen der Krebspatienten. Diese Therapien haben in den meisten Fällen Appetitlosigkeit, Übelkeit, Depressionen, Müdigkeit und Haarausfall zur Folge. Durch die Chemotherapie entstehen nicht selten Leberschäden, die ihrerseits zu weiteren Komplikationen führen können. Weiterhin muss man feststellen, dass diese Therapien nicht «heilen», sondern oft nur kurzfristig die Spitze des Eisberges abschneiden können.

Darüber hinaus treten häufig Knochenmarksschäden auf, die das Immunsystem an einer der empfindlichsten Stellen aus dem Gleichgewicht bringen, nämlich bei der Produktion roter und weißer Blutkörperchen. Die neueste Tendenz bei der Krebstherapie geht in Richtung nicht-toxischer Behandlungsmethoden, die das Immunsystem wieder bestmöglich auf Vordermann bringen. In der Immuntherapie, die auch in Schulmedizinerkreisen zusehends an Glaubwürdigkeit gewinnt, werden sog. «BRM» (engl. Biological Response Modifier = natürliche, immunstimulierende Heilmittel) verwendet. Als ein Beispiel möglicher Präparate habe ich in meinem Buch «Die 7 Revolutionen der Medizin» den japanischen Pilzextrakt «AHCC» als hochwirksames Präparat zur Tumorbekämpfung vorgestellt, in diesem Buch mehr über die segensreiche Formel AHCC im Kapitel Produkte und Bezugsquellen.

Der Darm – das unbekannte «Wesen»

Der Magen-Darm-Trakt ist ein Organ, das in ständigem direktem Kontakt mit der Außenwelt steht. Vom Mund führt diese meterlange Verdauungsanlage wie ein großer Schlauch nach innen und verläuft über Magen, Dünn- und Dickdarm bis zum Anus. Mit jedem Bissen und jedem Schluck verleiben wir uns sowohl Nahrung wie auch mögliche Giftstoffe ein: Bakterien, Viren, Pilze, Parasiten, chemische Mittel in Form von Medikamenten, Pestiziden, Schwermetallen und ähnlichen unnatürlichen Stoffen. Kein Wunder also, dass im Magen-Darm-Trakt leicht Entzündungen entstehen. Im Dickdarm können sie zu Krankheiten wie Colitis ulcerosa und Morbus Crohn führen.

Beim Krebsgeschehen stellt sich für die behandelnde Fachkraft immer auch die wichtige Frage: Ist der Krebs wirklich eine eigene Krankheit oder nur die mögliche Folge aus einem gestörten Stoffwechsel? Was aber bedeutet dieser viel benutzte Begriff «Stoffwechsel» überhaupt? In unseren Körper werden bestimmte Nährstoffe und Sauerstoff aufgenommen, in verschiedene lebenswichtige Baustoffe für Zellen, Hormone usw. umgewandelt und der Rest dann als «Stoffwechselendprodukte», also unbrauchbare oder giftige Stoffe wieder ausgeschieden. Im Laufe dieser Prozesse kann einiges falsch laufen. Hier eine Auswahl möglicher Fehlsteuerungen eines entgleisten Stoffwechsels:

- Ein Mangel an Nährstoffen kann zu einem reduzierten Stoffwechsel führen. So konnte Dr. Reams nachweisen, dass bei Krebspatienten der Energiepegel auf unter 30 Prozent der möglichen Kapazität abgesunken ist.
- Bestimmte Nährstoffe sind ganz aus unserem Lebensmittelangebot verschwunden, zum Beispiel langkettige Omega-3-Fettsäuren, mittelkettige Fettsäuren, Vitamin B_{12}.
- Ein Mangel an Sauerstoff kann die Zelle zwingen, von einem aeroben auf einen anaeroben Stoffwechsel (Gärung) umzustellen.
- Zu dicke Zellwände zum Beispiel durch falsche Fette (Transfette) können den Stoffwechsel so einschränken, dass sowohl Nährstoff- wie auch Sauerstoffmangel herrscht.
- Ungleichgewicht von Säuren und Basen im Körper. Übersäuerung tritt auf durch Ernährung, die nicht auf den individuellen Stoffwechseltyp abgestimmt ist, durch Lebensmittelzusätze, Konservierungsstoffe, künstliche Süßstoffe, Aromastoffe, Farbstoffe, durch Mikrowellenzubereitung, durch Fäulnis im Darm, durch freie Radikale, Umweltbelastungen biologischer und chemischer Herkunft, Elektrosmog, Schwermetalle, seelischen Stress, mangelnde Atmung und Bewegungsarmut, mangelnde Freude, Lachen und Ausgeglichenheit. Ein Ungleichgewicht der elektrischen Ladung im Körper verhindert einen guten Stoffwechsel.

- Durch einen reduzierten und degenerierten Stoffwechsel können sich bestimmte Mikroorganismen in eine aktive bzw. aktivierte Form entwickeln. Als Parasit wirken sie gegen den Wirt und seinen Organismus.

Welche Rolle aber können Homocystein und die Blutzirkulation bei Krebsgeschehen spielen? In anderen Worten: Kann ein erhöhter Homocysteinspiegel im Blut auf ein erhöhtes Krebsrisiko hinweisen? Wenn man dies bejahen kann, könnte eine Senkung des Hcy-Wertes den Erfolg einer Krebs-Therapie bestätigen?

Diesen Fragen ging ein Forscherteam unter der Leitung von Dr. L. L. Wu an der Universität des «Utah's Health Science Center» nach. Sie wollten wissen, ob Homocystein als Tumormarker dienen könnte. Sie beschlossen bei Menschen, die an Krebs erkrankt waren und in Kliniken behandelt wurden, die verschiedenen bekannten Tumormarker zusammen mit den Homocysteinwerten zu messen.

Die Ergebnisse bestätigten, dass Homocystcin besser als andere konventionelle Tumormarker den Verlauf einer Krebstherapie voraussagen konnte. Wuchs der Tumor und reagierte nicht auf die Therapie, so stieg auch der Hcy-Wert. Schrumpfte der Tumor, so sanken auch die Hcy-Werte.

Eine der Ursachen für Krebs ist – wie oben beschrieben – Nahrung, die reich an hoch erhitzten, veränderten Fetten ist, die aus konzentrierten Kohlenhydraten besteht und eine massive Insulinausschüttung nach sich zieht, die voll ist mit unnatürlichen Nahrungsmitteln wie Zucker und Weißmehlprodukten, verbrannten Proteinen und Kohlenhydraten sowie chemischen Zusätzen wie Konservierungsstoffen, künstlichen (naturidentischen!) Aromastoffen und künstlichen Süßstoffen. Die Aufnahme dieser für den Menschen giftigen Stoffe wird durch einen so genannten «löchrigen» Darm («leaky-gut-syndrom», wie die Amerikaner sagen) noch wesentlich beschleunigt. Ausschlaggebend für diese mangelnde Filtertätigkeit der Darmwände ist neben den gerade erwähnten Giftstoffen besonders auch die Zitronensäure. Hinter dem natürlich klingenden Namen versteckt sich ein künstlich produzierter Konservierungsstoff (E 330), der schon bei den bekannten Herstellern für Babynahrung gern und großzügig eingesetzt wird. Nicht nur stört die Zitronensäure die natürliche Filterfunktion des Darms, sie erleichtert auch die Bindung und Aufnahme des Schwermetalls Blei sowie des Aluminiums ins Gehirn und umgeht damit die Blut-Gehirn-Schranke. Im Gegensatz zu dieser gerade beschriebenen Ernährungsweise gilt eine Nahrung als guter Schutz vor Krebs, die reich an Vitaminen, Mineralstoffen, Spurenelementen und sekundären Pflanzenfarbstoffen ist.

Zu den wichtigen Bestandteilen der schützenden Vitamine gehört die Folsäure.

In der Forschung stellte man sich folgende Frage: Könnte ein Mangel an Folsäure, der in erhöhtem Homocystein und mangelndem Glutathion resultiert, eine so starke Oxidation auslösen, dass sogar die DNA geschädigt wird? Ein Mangel an biologisch aktiver Folsäure führt zu einer Reduktion der Remethylierung von Homocystein zu Methionin. Als Folge davon steht für die Methylierungsreaktionen weniger SAMe zur Verfügung. Parallel dazu ist die Konzentration von SAH (S-Adenosyl-Homocystein) erhöht, welches die Transmethylisierungsreaktionen hemmt. Bevor ich hier alle Nichtmediziner als Leser verliere, fasse ich kurz zusammen. Sowohl das Kopieren unseres Genmaterials wie auch die Reparatur von fehlerhaften Genen wird mit erhöhtem Homocystein behindert. Als Folge können Zellen entarten und sich zu Krebszellen entwickeln. Globale und auch lokale Hypermethylierungen werden bei praktisch allen malignen Tumoren gefunden, so auch bei Kolon- und Rektumkarzinom, Gebärmutterkrebs, Lungen- und Speiseröhrenkrebs, Hirntumor, Pankreas- und Brustkrebs. Einige Forscher der Universität in West-Australien gingen dieser Frage nach und untersuchten über 500 Menschen, die einen Dickdarmkrebs entwickelt hatten. Das Interesse der Forscher galt vor allem dem möglichen Zusammenhang zwischen der Erkrankung, erhöhten Homocysteinwerten und dem Fehlen des Enzyms MTHFR, das zur Umwandlung des Homocysteins in SAMe gebraucht wird.

Die Ergebnisse der Wissenschaftler bestätigten die Vermutung. Gerade bei älteren Menschen zeigte sich eine hohe Rate an diesem genetischen Defekt (Mangel an MTHFR), hohen Homocysteinwerten und Dickdarmkarzinom. Folsäuremangel ist gerade bei älteren Menschen weit verbreitet.

Was Sie selbst tun können, wenn Sie Darmkrebs haben oder das Risiko, an Darmkrebs zu erkranken, so gering wie möglich halten wollen.

- Testen Sie Ihren Homocysteinspiegel. Bei einem Hcy-Wert höher als 8 versorgen Sie sich mit dem «Dreieck des Lebens» und der Kombination von täglich einer Kapsel mit 100 Milligramm (mg) Vitamin B_6, 1000 Mikrogramm (µg) Folsäure sowie 1000 Mikrogramm (µg) Vitamin B_{12}.
- Ernähren Sie sich entsprechend Ihrem Stoffwechseltyp. Achten Sie auf beste Qualität Ihrer Nahrungsmittel! Essen Sie enzymreich, trinken Sie jeden Tag frisch gepresste Gemüsesäfte!
- Trinken Sie frisch gepresste Grassäfte (Weizen-, Gerste- oder Dinkelgras) als Blutreinigung!

- Stärken Sie Ihre Darmflora, um Ihre Versorgung mit allen Nährstoffen sicherzustellen, Ihr Immunsystem und eine gute Barriere gegen Giftstoffe aufzubauen! Nehmen Sie regelmäßig oder als Kur «Nature's Biotics» (siehe bei allen empfohlenen Produkten auch die Kapitel Produkte und Bezugsquellen)!
- Vermeiden Sie Soja-Produkte wie Tofu, Sojamilch, Soja-Joghurt, Soja-Burger, Soja-Würstchen und Soja-Aufstriche sowie Sojaöl und Sojamehl.
- Ernähren Sie sich in einer Weise, die Sie nicht übersäuern lässt. Zu den säuernden Nahrungsmitteln gehören alle Genussgifte wie Zucker, Alkohol, Kaffee, Weißmehlprodukte. Lesen Sie genauere Anweisungen in meinem Buch «Die 7 Revolutionen der Medizin».
- Besorgen Sie sich einen Kefirpilz und bereiten Sie Ihren Kefir mit Rohmilch (Vorzugsmilch) zu.
- Nehmen Sie ein gutes Vitamin K wie SuperK!
- Als Stoffwechseltyp des Schnellverbrenners brauchen Sie ein Kalziumcitrat, als Langsamverbrenner ein Kalziumchlorid, um nicht zu übersäuern.
- Da uns in unserer Ernährung fast keine Quellen für langkettige Omega-3-Fettsäuren zur Verfügung stehen wie unbelasteter Hochseefisch oder Gehirn von Tieren aus biologischer Zucht, empfehle ich pharmazeutisch reines Fischöl wie in RX Omega. Außerdem empfehle ich ein gutes, kaltgepresstes Olivenöl, Kokosöl in VCO-Qualität, während ich von den Pflanzenölen mit hohem Omega-6-Anteil wie Sonnenblumen-, Distel-, Sojaöl, sowie allen Margarinen oder pflanzlichen Koch- und Bratfetten dringend abrate.
- Machen Sie eine Leber-Galle-Reinigung! Siehe am Ende des Buches unter Methoden zur Reinigung und Energiesteigerung!

- Benutzen Sie den «PowerQuickZap» (siehe unter «Praxis-Tipps zur Entgiftung und Energiesteigerung»).
- Vermeiden Sie vorgefertigte Speisen und Getränke, die mit Konservierungsstoffen (Zitronensäure), Farbstoffen, Süßstoffen, Zucker, Aromen, Geschmacksverstärkern angereichert sind.
- Gehen Sie viel an die frische Luft und atmen Sie!
- Lassen Sie Sonnenlicht an Ihre Haut!
- Lachen Sie! Kaufen Sie sich eine Lach-CD, sehen Sie lustige Filme und lachen Sie auch ohne Grund. Lachen ist die beste Medizin, gerade wenn Sie denken, dass Sie nichts zu lachen haben. Ihr Immunsystem wird es Ihnen danken.

EIN NEUER AUSWEG AUS DER DEPRESSION

Depression ist ein vielschichtiges Krankheitsbild, das unsere westliche Welt fast wie eine Epidemie heimsucht. Die Weltgesundheitsorganisation WHO rechnet damit, dass Erkrankungen des Geistes oder der Seele wie Depressionen und Schizophrenie zur größten Gesundheitsstörung dieses Jahrhunderts werden. Jeder zehnte Mensch auf dieser Erde leidet zurzeit an einer solchen Erkrankung, und 25 Prozent der Menschen werden mindestens einmal im Laufe ihres Lebens an der eigenen Seele erfahren, was diese Krankheit bedeutet. Depressionen werden heute zehnmal so häufig diagnostiziert wie noch in den fünfziger Jahren. Das Ausmaß reicht von leichteren depressiven Verstimmungen bis hin zu massiven Depressionen, die nicht selten im Suizid enden. Bei den 15- bis 24-Jährigen sind Suizide aufgrund von Depressionen die zweithäufigste (!) Todesursache.

▶ **Doris Z.** (26) brach eines Tages beim Studium völlig ein. Es war ihr alles zu viel. Sie wollte sich nur noch zurückziehen, niemanden mehr sehen und tauchte in der Universität nicht mehr auf. Ihr Freund machte sich nach einigen Wochen große Sorgen und überredete sie zu einer Konsultation. Doris erschien erschöpft, ihr Humor war auf ein Minimum gesunken, und ihre Zukunft sah sie düster. Sie hatte sich im letzten halben Jahr fast nur von Fastfood ernährt und wollte, um abzunehmen, nur Salate und kein Fleisch essen, wegen dem Fettgehalt. Ihr Homocysteinspiegel zeigte 17,7. Eine Beratung über richtige Nahrungszusammenstellung, die nicht dick macht, konnte sie annehmen. Sie ergänzte ihre Nahrung mit der Kombination von täglich einer Kapsel mit 100 Milligramm (mg) Vitamin B_6, 1000 Mikrogramm (µg) Folsäure sowie 1000 Mikrogramm (µg) Vitamin B_{12} sowie RXOmega-Fischöl und NADH (siehe bei allen empfohlenen Produkten auch die Kapitel Produkte und Bezugsquellen). Schon nach wenigen Tagen kamen ihre Lebensgeister zurück, und sie war wieder ein fröhlicher, ausgeglichener und zufriedener Mensch. Ein Test nach 2 Monaten zeigte einen Hcy-Wert von 10,2.

Eines ist allen gemeinsam. Depressionen nehmen Lebenslust, Lebenskraft und Lebensqualität. Die Ursachen von Gemütserkrankungen sind breit gefächert. Viele Depressionen werden von genetischen Dispositionen, sozialem Umfeld, persönlicher Lebensgeschichte und momentaner Lebenssituation geprägt oder ausgelöst.

Bedauerlicherweise wird bei der Diagnose und Behandlung dieser Erkrankungen selten der biochemische Status erhoben. Die möglichen Auslöser, die verstärkenden Faktoren und die zusätzlichen Belastungen über die Ernährung werden dabei übersehen: Blutzuckerschwankungen, Nahrungsmittelallergien, Unverträglichkeiten mit Weizen-Gluten, Mängel an essenziellen Fettsäuren, Vitaminen, Mineralien und Spurenelementen. Mehr als jedes andere Organ in unserem Körper ist unser Gehirn auf eine ständige Versorgung mit Nährstoffen aus Lebensmitteln, Luft und Wasser angewiesen. Wird dieser Fluss auch nur kurz unterbrochen, leiden die Gehirnfunktionen.

Auch der Elektrosmog durch hochfrequente Strahlenbelastungen spielt eine zunehmende Rolle bei Depressionen. Gerade die allgegenwärtige Anwendung von Mobiltelefonen sowie die schnurlosen Telefone zu Hause und in der Arbeit wirken wie ständige Störsender auf das sensible Zusammenspiel von Nervenzellen. Die Übertragungsrate unserer Zellen untereinander wird von elektromagnetischen Wellen «bombardiert», die teilweise mehrere Millionen Mal stärker sind. Hier von «ungefährlichen» Frequenzen zu sprechen, wie uns die Elektroindustrie weismachen will, ist grotesk.

Sucht man bei Depressionen oder Schizophrenie nach verdächtigen Zeichen, stößt man oft auf einen Mangel an den uns bekannten B-Vitaminen: B_6, B_{12} und Folsäure. Wie ich in meinem Buch «Die 7 Revolutionen der Medizin» beschrieben habe, sind bei Gemütserkrankungen häufig zwei weitere Nährstoffe im Mangel: langkettige Omega-3-Fettsäuren als Bausteine für Serotonin, sowie NADH, das die Produktion von verschiedenen Neurotransmittern wie zum Beispiel Dopamin, Noradrenalin und Serotonin anregt.

Depression ist eine behindernde Störung, die sowohl die physische als auch die psychische Aktivität stark beeinflusst und oft das normale Leben einer Person total verändert. Die Symptome sind mannigfaltig, wie zum Beispiel:

- Freudlosigkeit
- Interesselosigkeit (auch bei vormals geliebten Tätigkeiten)
- Verschlechterte Konzentrationsfähigkeit
- Schlechtes Erinnerungsvermögen
- Schlaflosigkeit oder gestörter Schlaf
- Irritierbarkeit und / oder Unruhe
- Verlangsamte Handlungen und / oder Denkfähigkeit
- Veränderter Appetit
- Suchtverhalten (Nahrung und / oder Benehmen)

- Zwanghaftes Grübeln
- Genereller Pessimismus
- Schuld- und / oder Angstgefühle
- Libidoverlust
- Suizidgedanken

Seit in den sechziger Jahren zunehmend klinisch zuverlässige Aufzeichnungen bei der Folsäurebestimmung gemacht wurden, kann die schon früher gemachte Beobachtung eines Zusammenhangs zwischen Formen der Depression und megaloblastischer Anämie erklärt werden. Tatsächlich sind Depression und Folsäure eng miteinander verknüpft. Zahlreiche Untersuchungen haben gezeigt, dass eine schlechte Folsäureversorgung mit Depression assoziiert ist, und das unabhängig vom Alter. Mindestens ein Drittel der Depressiven hat einen Folsäuremangel. Die Depression und deren Schweregrad sowie die Dauer der Erkrankung sind eng und invers mit der intrazellulären Verfügbarkeit von Folsäure verbunden.

In einer Studie mit 213 depressiven Patienten am «Boston Massachusetts General Hospital» sprachen diejenigen Patienten mit niedrigem Folsäurespiegel auf Antidepressiva weniger gut an. Dieselben Patienten hatten auch verstärkt tiefe Depressionen. Andere Patienten, die mit schwerer Depression, Schizophrenie oder Borderline-Syndrom diagnostiziert wurden, wiesen auch definitiv Folsäuremangel auf. Ihnen wurde zusammen mit ihrer Standard-Medikation auch Folsäure verordnet. Die Wirkung der Medikamente war wesentlich besser als ohne die zusätzliche Gabe von Folsäure. Patienten mit von vorneherein höherem Folsäurespiegel sprachen auf die Therapie mit einem Antidepressivum deutlich besser an.

▶ **Sybille L.** war in ihrem Leben immer gefordert und liebte genau diese Herausforderung. Doch seit sie nach einem Unfall drei Monate in ihrer Arbeit aussetzen musste, kam sie nicht mehr «richtig in die Gänge», wie sie es beschrieb. Sie schleppte sich morgens nur mühsam aus dem Bett, hinterfragte häufig den Sinn des Lebens und hatte an ihrem Leben nicht mehr den Spaß wie früher. Trotzdem hatte sie aus ihrem Bauch heraus eine Ahnung, dass es nicht nur die Psyche war, der es hier an etwas mangelte. Der Bluttest ihrer Fette ergab ein Verhältnis von Triglyceriden zu HDL von 3,8 und einen Homocysteinspiegel von 19,8. Sie nahm für 4 Monate die Kombination von täglich einer Kapsel mit 100 Milligramm (mg) Vitamin B_6, 1000 Mikrogramm (µg) Folsäure sowie 1000 Mikrogramm (µg) Vitamin B_{12} und die ersten 5 Wochen 10 g RX Omega, später 5 g RX Omega. Außerdem nahm sie für zwei Monate das Coenzym NADH (bei allen empfohlenen Produkten siehe auch Kapitel Produkte und Bezugsquellen) in einer Dosierung von 10 mg. Der Kontroll-Test zeigte einen TG/HDL-Quotienten von 1,6 und einen Hcy-Wert von 9,6. Die beste Erfolgskontrolle aber war ihre Grundstimmung. Sie fühlte sich wieder «wie früher».

In einer Studie wiesen mehr als die Hälfte (52 Prozent) der teilnehmenden Frauen einen erhöhten Homocysteinwert und niedrige Folsäurespiegel auf. In einer anderen Studie fand man bei einer signifikanten Zahl von Patienten mit Schizophrenie zwar erhöhte Hcy-Werte, aber keine Mängel an Folsäure oder Vitamin B_{12}. Hier zeigt sich, dass der Homocysteinspiegel oft ein besserer Indikator für Vitamin-B-Mangel ist als konventionelle Bluttests. Bei 193 Patienten mit diagnostizierter Schizophrenie zeigte sich im Schnitt ein Hcy-Wert von 16,3 im Vergleich zur Kontrollgruppe von 762 Teilnehmern mit einem Durchschnittswert von 10,6.

Die B-Vitamine des «Dreiecks des Lebens» unterstützen die Umwandlung von Homocystein. Dadurch entsteht mehr SAMe, was wiederum dazu beiträgt, dass das Gehirn besser funktioniert. Forschungen zeigen, dass SAMe (siehe auch Kapitel Produkte und Bezugsquellen) allein schon ein sehr wirksames Antidepressivum ist. Bei zweiwöchiger Gabe von SAMe (400 mg oral täglich) steigt die Konzentration im Liquor (Rückenmarksflüssigkeit) deutlich an. In mehreren Studien und einer Metaanalyse wurde gezeigt, dass SAMe dem Placebo signifikant überlegen und in der Wirksamkeit sogar mit den klassischen trizyklischen Antidepressiva vergleichbar ist. Die B-Vitamine helfen aber auch durch den Vorgang der Methylierung, dass die chemische Balance im Gehirn aufrechterhalten wird, indem Methylgruppen so bewegt werden, dass neue Substanzen je nach Bedarf gebildet werden können.

Das «Dreieck des Lebens» bzw. die richtige Kombination der drei B-Vitamine trägt also durch zwei Wirkmechanismen zur Behandlung von Depressionen und Schizophrenie bei:

- Methylierung von Homocystein und damit Erhöhung von SAMe als gehirnaktive Substanz
- Erhöhung des Folsäurespiegels im Blut

Was Sie tun können, um das Risiko, an Depressionen oder Schizophrenie zu erkranken, so gering wie möglich zu halten.

- Testen Sie Ihren Homocysteinspiegel. Bei einem Hcy-Wert höher als 8 versorgen Sie sich mit dem «Dreieck des Lebens» und nehmen Sie die Kombination von täglich einer Kapsel mit 100 Milligramm (mg) Vitamin B_6, 1000 Mikrogramm (µg) Folsäure sowie 1000 Mikrogramm (µg) Vitamin B_{12}.
- Versorgen Sie sich mit ausreichenden Mengen an pharmazeutisch reinen langkettigen Omega-3-Fettsäuren aus

Fischöl (bei allen empfohlenen Produkten siehe auch die Kapitel Produkte und Bezugsquellen). Hier sei noch einmal betont, dass die kurz kettigen Omega-3-Fettsäuren aus Pflanzenölen (Leinöl usw.) die langkettigen Omega-3-Fettsäuren nicht ersetzen können.

- Nehmen Sie täglich 10 mg NADH (Dihydro-Nicotinamid-Adenin-Dinucloitide).
- Üben Sie Kontrolle über Ihren Insulinspiegel aus und bewahren Sie sich einen konstanten Blutzuckerspiegel, indem Sie ausbalancierte Mahlzeiten zu sich nehmen mit genügend Eiweiß, niederglykämischen Kohlenhydraten und den oben erwähnten guten Fetten. (Lesen Sie auch die 1. Revolution in meinem Buch «Die 7 Revolutionen der Medizin»)!
- Stärken Sie Ihre Darmflora, um Ihre Versorgung mit allen Nährstoffen sicherzustellen und eine gute Barriere gegen Giftstoffe aufzubauen! Nehmen Sie regelmäßig oder als Kur «Nature's Biotics»!
- Bringen Sie Ihren Kreislauf in Schwung: Cayenne-Tinktur, Bewegung, Bürsten, Heiß-kalt-Duschen und ähnliche Aktivitäten!
- Gehen Sie ans Licht (Tageslicht oder therapeutische Lichtquellen), bewegen Sie sich an der frischen Luft! Nehmen Sie das Präparat SAMe!
- Lassen Sie Ihren Schlafplatz, Ihren Arbeitsplatz und Plätze, an denen Sie sich viel aufhalten, auf Elektrosmog untersuchen (siehe auch Adressliste Elektrobiologen)! Entfernen Sie Elektrogeräte aus Ihrem Schlafzimmer, schnurlose Telefone mit DECT oder GAP Standard aus der Wohnung und Mikrowellenherde aus der Küche! Elektromagnetische Belastungen weichen die Blut-Gehirn-Schranke auf, sodass neben anderen Funktionsstörungen auch vermehrt Giftstoffe und Schwermetalle ins Gehirn gelangen können, die Ihre Gehirnfunktionen stark stören können.

DER NEUE SCHUTZFAKTOR BEI DIABETES

Obwohl wir alle altern, gibt es doch manche Menschen, die schneller altern als andere. Diese Gruppe von Menschen sind die Typ-2-Diabetiker. Die Anzahl der «Zuckerkranken» steigt Jahr für Jahr. Die typischen Anzeichen des Alterns treten bei Diabetikern früher und häufiger auf, und sie leiden stärker unter chronischen Erkrankungen als Gleichaltrige. Diabetiker haben im Vergleich mit der übrigen Bevölkerung ein erhöhtes Risiko für ihre Gesundheit:

- Verlust der Sehstärke bis zur Blindheit (4fach erhöhtes Risiko)
- Katarakt oder Glaukom (8fach erhöhtes Vorkommen)
- Durchblutungsstörungen bis hin zur Amputation unterer Extremitäten
- Nierenversagen (3–4fach erhöhtes Vorkommen)
- 3–4fach erhöhtes Risiko, einen Herzinfarkt oder Schlaganfall zu erleiden, 3–4fach erhöhtes Risiko, daran auch zu sterben
- 5fach erhöhtes Risiko für Erektionsstörungen und Impotenz
- Lebenserwartung ist um 5–10 Jahre reduziert
- Infektionsanfälligkeit, Muskelkrämpfe, chronische Vaginitis, Neuritis und andere Nervenerkrankungen

Diabetes ist eine der Krankheiten des 20. und 21. Jahrhunderts, die den größten Zuwachs zu verzeichnen hat. Die Anzahl der Typ-2-Diabetiker hat sich in den dreißig Jahren seit 1965 verdreifacht. Die medizinische Wissenschaft geht davon aus, dass ein Drittel der heutigen Kleinkinder (2 bis 3 Jahre) einmal Diabetes entwickeln werden. Die Weltgesundheitsorganisation WHO schätzt, dass sich die Zahl der Diabetiker weltweit von heutigen 140 Millionen bis zum Jahr 2025 auf 300 Millionen erhöhen wird. Das renommierte «New England Journal of Medicine» veröffentlichte 2004 eine Studie über übergewichtige Kinder unter 10 Jahren, von denen 25 Prozent ein vorklinisches Stadium von Diabetes Typ 2 aufwiesen. Diese Kinder zeigten also Zeichen einer degenerativen Erkrankung, die man bisher nur bei Erwachsenen im Alter von 50 bis 60 Jahren kannte.

«Alterszucker» oder «Altersdiabetes», volkstümliche Bezeichnungen für diese Erkrankungen, sind bei einem epidemischen Auftreten von Diabetes bei Kindern, Jugendlichen und jungen Erwachsenen völlig irreführend.

Das Auftreten der verschiedenen Symptome von Diabetes und seine folgenschweren Auswirkungen auf andere Organsysteme werden durch erhöhten Blutzucker (Hyperglykämie), erhöhtes Insulin (Hyperinsulinämie) bei Diabetes 2 (Altersdiabetes) oder fehlendes Insulin bei Diabetes 1 (juveniler Diabetes) ausgelöst. Beide Formen von Diabetes sind stark davon beeinflusst, wie hoch der Spiegel der Aminosäure Homocystein im Blut ist.

Bei insulinabhängigem Diabetes ist der Mangel an Insulin durch einen Schaden an den Insulin produzierenden B-Zellen der Langerhans'schen Inseln ausgelöst. Im Vorfeld greift das Immunsystem fälschlicherweise diese Zellen an. Neben genetischen Faktoren für so eine Autoimmunreaktion spielt nach Aussagen von Wissenschaftlern die Ernährung in den ersten Lebensmonaten eine große Rolle. Allergieauslösende Lebensmittel können den jungen Organismus so überfordern, dass es zu einer Autoimmunreaktion kommt. Zu diesen Lebensmitteln gehören – wie in dem Kapitel «Gesundheit und Selbstverantwortung» erwähnt – vor allem Weizen (Gluten), Soja- und Milchprodukte und bestimmte Konservierungsstoffe, die den Darm «löchrig» machen und damit die Filterfunktion des Darms unterlaufen.

► **Erich K.** dachte niemals an Diabetes, als er im Alter von 41 wegen depressiver Verstimmungen und Potenzstörungen in die Praxis kam. Er lebte nach seiner Meinung ein relativ gesundes Leben, achtete als Vegetarier auf seine Ernährung, trank keinen Alkohol und rauchte nicht. Einzig auf Sport und viel Bewegung hatte er keine Lust. Die entsprechenden Tests zeigten deutlich Typ-2-Diabetes. Seine Ernährung war sehr kohlenhydratlastig. Da er Milchprodukte nicht vertrug, bestand das wenige aufgenommene Eiweiß fast nur aus Sojaprodukten: Tofu, Sojamilch und Sojajoghurt. Seine Ernährung sorgte für einen sehr unstabilen Blutzuckerspiegel. Dadurch stellten sich häufig plötzliche Heißhungerattacken auf Süßigkeiten ein. Sein großer Mangel als Vegetarier an B-Vitaminen zeigte sich auch an seinem Hcy-Wert, der bei 23,8 lag.

Eine Ernährungsumstellung mit genügend tierischem Eiweiß und den richtigen Fetten brachten bald seine Kraft und seinen Unternehmungsgeist zurück. Zusammen mit der Substitution durch die Kombination von täglich einer Kapsel mit 100 Milligramm (mg) Vitamin B_6, 1000 Mikrogramm (µg) Folsäure sowie 1000 Mikrogramm (µg) Vitamin B_{12} senkte dies seinen Hcy-Wert innerhalb von 3 Monaten auf 11,2. Er fing an zu joggen und hatte wieder Spaß an seinem Körper. Seine sexuelle Kraft stellte sich bald wieder ein.

In einer belgischen Studie hatten 17 Prozent der Typ-1-Diabetiker sehr hohe Homocysteinwerte (über 15). Der durchschnittliche Wert lag deutlich über den empfohlenen Richtwerten. Diejenigen unter den Diabetikern, die schon länger diese Krankheit hatten, wiesen auch die höchsten Hcy-Werte auf.

Die weitaus häufigere Form des Diabetes ist der Typ-2. Diese Erkrankung ist die direkte Konsequenz aus einem zu häufig erhöhten Blutzuckerspiegel. Diese Hyperglykämie, wie es in der Fachsprache heißt, entsteht aus fünf verschiedenen Ursachen:

1. Zu hoher Konsum von hyperglykämischen Kohlenhydraten wie Zucker, Weißmehlprodukten, schlechten Fetten und Ölen
2. Mangel an essenziellen Nährstoffen
3. Bewegungsmangel
4. Genussgifte wie koffeinhaltige Getränke, Zigaretten
5. Stress

Alle diese Faktoren destabilisieren den Blutzuckerspiegel und führen zu unnatürlichen Schwankungen. Die Stimulation von Insulin durch Nahrungsmittel wird hauptsächlich durch Kohlenhydrate ausgelöst, gefolgt von einer mäßigen Reaktion auf Proteinaufnahme, während Fett keine Insulinantwort auslöst. Dabei sollte man nicht aus den Augen verlieren, dass der Alterungsprozess sowohl durch einen zu hohen Insulinpegel (Hyperinsulinismus) als auch durch einen zu niedrigen Insulinpegel (Hypoinsulinismus), der die Zellen unterernährt, beschleunigt wird.

Hyperinsulinämie erhöht die Insulinresistenz der Zellen, sodass der Blutzuckerspiegel steigt. Die Folge ist eine weitere Erhöhung der Insulinproduktion durch die Bauchspeicheldrüse, um den Blutzucker doch noch in die Zelle zu befördern. Damit schaukeln sich Blutzucker und der Insulinspiegel gegenseitig hoch. Am Ende dieser Kettenreaktionen steht Diabetes.

Hyperinsulinämie und Diabetes bewirken auf lange Sicht Insulinresistenz und starke Gefäßschäden. Wie kommt es dazu? Die Folge der Insulinresistenz ist, dass eine hohe Konzentration an Blutzucker länger als vorgesehen im Blutkreislauf zirkuliert, da die Zellen nicht mehr auf Insulin reagieren. Dieser Zucker ist von «klebriger» molekularer Konsistenz. Er heftet sich daher an Stellen, wo er nicht hingehört. Man könnte das auch als molekularen «Karamellisierungsprozess» bezeichnen oder mit dem Bild erklären, dass der überschüssige Zucker an den Arterienwänden Vernetzungen mit anderen Stoffen bildet. Zucker «karamellisiert» bevorzugt körpereigenes Kollagen, den wichtigsten Bestandteil der Gefäßwände. In Folge verhärten und verengen sich die Arterien und beeinträchtigen den Blutfluss zum Herzen. Die wissenschaftliche Bezeichnung für diesen Prozess ist Glykosylation, das Ergebnis wird als AGE (advanced glycosylation endproduct) bezeichnet.

Insulinresistenz ist weiter verbreitet als gemeinhin angenommen. Jeder vierte Mensch ohne diagnostizierte Blutzuckerprobleme weist eine Insulinresistenz auf. Bei fast allen übergewichtigen Menschen, vor allem denjenigen mit den so genannten Bierbäuchen, kann eine manifeste Insulinresistenz nachgewiesen werden. Übergewicht steigert das Risiko, Diabetes zu entwickeln, um das 77fache!

Forscher der Abteilung für Endokrinologie und Diabetes im australischen Perth Hospital untersuchten den Zusammenhang zwischen Homocystein und beiden Formen von Diabetes bei 700 Menschen. Die Homocysteinwerte waren in dieser Studie am höchsten bei den Männern, bei älteren Diabetikern und denjenigen mit mangelnder Aufnahme von Vitamin B_{12} und Folsäure. Die stärkste Verbindung entdeckte man bei Diabetikern mit einer Krankheitsgeschichte an den Herzkranzgefäßen, Schlaganfall und Homocystein.

► **Emma D.** kam im Alter von 59 in die Praxis. Sie klagte über Erschöpfung und ein sich rasch verschlechterndes Sehvermögen. Ihre beiden Eltern hatten Diabetes und der Vater zudem einen Schlaganfall erlitten. Sie befürchtete für sich den gleichen Krankheitsverlauf. Die Messung ihres Homocysteinspiegels ergab einen Wert von 16,9. Eine Ernährungsumstellung mit genügend Eiweiß und niederglykämischen Kohlenhydraten, guten Fetten und einer unerlässlichen Therapie mit der Kombination von täglich 100 Milligramm (mg) Vitamin B_6, 1000 Mikrogramm (µg) Folsäure sowie 1000 Mikrogramm (µg) Vitamin B_{12} senkten ihren Hcy-Wert in 5 Monaten auf 7,9. Das Sehvermögen stabilisierte sich, und ihre Lebenskraft kam zurück. Sie brachte ihre Eltern dazu, auch ihren Hcy-Wert messen zu lassen. Beide Werte waren mit 21,2 und 15,3 viel zu hoch. Auch die Eltern konnten mit der Dreieck-des-Lebens-Kombination die Werte und damit das Risiko eines weiteren Herz-Kreislauf-Versagens drastisch reduzieren.

Mit übergewichtigen Kindern wächst eine Generation heran, die ein hohes Risiko trägt, später einmal an Diabetes zu erkranken. Nach neuesten Erhebungen sind in Deutschland schon fast zwei Drittel unserer Kinder und Jugendlichen übergewichtig. Wir steuern damit auf eine gesundheitliche Katastrophe zu. Einer Studie der Universität in Graz unter der Leitung von Dr. Siegfried Gallistl zufolge stehen Übergewicht bei Kindern hohe Insulin- und Homocysteinwerte mit niedrigem Folsäurewert gegenüber. Damit gehen diese Kinder nicht nur ein erhöhtes Risiko ein, an Diabetes zu erkranken, sondern auch Herz-Kreislauf-Schäden zu erleiden, gekoppelt mit verminderter Konzentrationsfähigkeit und Lernschwierigkeiten. Hier geht es also nicht nur um ein paar Pfund Körpergewicht mehr oder weniger, sondern um massive Gesundheitsprobleme und damit die Lebensqualität unserer zukünftigen Generation. Abgesehen von den persönlichen Konsequenzen für die einzelnen Menschen steht hier die ganze Volksgesundheit auf dem Spiel. Unsere schon klammen Krankenversicherungen und damit auch unsere Volkswirtschaft wird durch diese Entwicklung enorm belastet werden.

Was Sie tun können, wenn Sie an Diabetes erkrankt sind, und was Sie selbst tun sollten, um das Risiko für Diabetes so gering wie möglich zu halten.

- Testen Sie Ihren Homocysteinspiegel. Bei einem Hcy-Wert höher als 8 versorgen Sie sich mit dem «Dreieck des Lebens» und der Kombination von täglich 100 Milligramm (mg) Vitamin B_6, 1000 Mikrogramm (µg) Folsäure sowie 1000 Mikrogramm (µg) Vitamin B_{12}.
- Eliminieren Sie die 5 Risikofaktoren für Diabetes!
  1. Bewegen Sie sich! Trampolinspringen, Yoga, Gymnastik oder jegliche Form von Bewegung wie Herz-Kreislauf-Training, Schwimmen, Joggen, Nordic Walking oder Muskelaufbautraining mit oder ohne Geräte.
  2. Vermeiden Sie die hyperglykämischen Kohlenhydrate, vor allem Zucker und Weißmehlprodukte und vermeiden Sie ungesunde Fette. Lesen Sie dazu die 1. und 2. Revolution in meinem Buch «Die 7 Revolutionen der Medizin»!
  3. Versorgen Sie sich mit essenziellen Nährstoffen wie Fischöl, Kokosfett in VCO-Qualität (siehe bei allen empfohlenen Produkten auch die Kapitel Produkte und Bezugsquellen)!
  4. Vermeiden Sie Genussgifte (Zigaretten, koffeinhaltige Getränke, Süßstoffe, Aromastoffe, Alkohol)!
  5. Vermeiden Sie Situationen, die Sie unter Stress setzen! Kümmern Sie sich um täglichen Stressausgleich: Sport,

Tiefenentspannung, Musik, kreative Tätigkeiten und Ähnliches. Lachen Sie und lassen Sie sich vom Lachen anderer anstecken!

- Stärken Sie Ihre Darmflora, um Ihre Versorgung mit allen Nährstoffen sicherzustellen und eine gute Barriere gegen Giftstoffe aufzubauen! Nehmen Sie regelmäßig oder als Kur «Nature's Biotics»!
- Reduzieren Sie Übergewicht und ernähren Sie sich in ausgewogenem Verhältnis von Eiweiß – Kohlenhydrate – Fett von 30–40–30, wie in meinem Buch «Die 7 Revolutionen der Medizin» beschrieben!
- Verwenden Sie den PowerQuickZap (siehe unter Methoden zur Reinigung und Energieanhebung)! Es gibt viele Hinweise, dass Diabetes auch durch Erreger ausgelöst bzw. verstärkt wird.
- Vermeiden Sie Soja-Produkte wie Tofu, Sojamilch, Soja-Joghurt, Soja-Burger, Soja-Würstchen und Soja-Aufstriche sowie Sojaöl und Sojamehl.
- Gehen Sie viel an die frische Luft und atmen Sie!
- Lassen Sie Sonnenlicht an Ihre Haut! (siehe unter Methoden zur Reinigung und Energieanhebung)
- Verwenden Sie viel Zimt in Ihrer Küche!

DIE NEUE VITALKUR FÜR DIE GEFÄSSE

«Gesunde Gefäße – gesunder Mensch» und «Der Mensch ist so alt wie seine Gefäße». So lauten bekannte Schlagworte aus der Medizin und treffen dabei voll ins Schwarze. Kilometer von Arterien und Kapillaren sorgen dafür, dass jede Zelle mit Nährstoffen und Sauerstoff versorgt werden kann. Nicht umsonst sagt man, dass man am Zustand des Gefäßsystems das biologische Alter eines Menschen erkennen kann. Je elastischer die Gefäßwände sind, umso leichter lässt sich der Blutdruck über die Verengung oder die Weitstellung der Gefäße regulieren. Wenn Ablagerungen die Gefäßwände verdicken, mindert das die Fähigkeit des Körpers, sich flexibel den Erfordernissen der Situation anzupassen. Verengte Gefäße beeinträchtigen aber auch den Blutdurchfluss und führen zu Durchblutungsstörungen. Anfangs fallen die arteriosklerotischen Veränderungen kaum auf, da sie sich nur langsam über Jahre oder Jahrzehnte entwickeln.

Wenn die durch Gefäßverengung aufgetretenen Nährstoff- und Sauerstoffdefizite massiver werden, werden Muskeln und Gewebe weniger belastbar. Oft sind Muskelschmerzen in den Waden, die bei Ruhe oder Belastungspausen wieder verschwinden, erste Anzeichen. Im weiteren Verlauf treten Schmerzen sogar im Ruhezustand auf, da die Versorgungslage immer schlechter wird. Im letzten Stadium von Mangeldurchblutung und Unterversorgung von Gewebe kommt es zu Nekrosen, dem Absterben von Zellen und Geweben. Funktionieren unsere Blutgefäße und unser gesamtes Kreislaufsystem, so werden die Organe und Gewebe optimal versorgt, vorausgesetzt man wird mit den richtigen Nährstoffen in ausreichendem Maß versorgt. Ist aber das Verbindungsnetz der Blutgefäße beschädigt oder eingeschränkt, so kommt es fast zwangsläufig zu ernsthaften und oftmals lebensbedrohlichen Gesundheitsstörungen.

▶ Seine «Herzenge» kannte **Michael B.** schon seit 3 Jahren, als ihn endlich eine Herzoperation davon befreien sollte. Sein Zustand war zwar verbessert, jedoch auch nach der Bypassoperation spürte Herr B. noch eine gewisse Einschränkung. Außerdem wurde eine leichte Entzündung des Herzmuskels festgestellt. Dies brachte ihn zu einem anderen Mediziner, der den Homocysteinwert als Ursache der Beschwerden vermutete. Dieser Wert war für Michael B. zu diesem Zeitpunkt unbekannt, da er vorher noch nie gemessen wurde. Der Hcy-Wert von 18,2 ordnete ihn der höchsten Risikogruppe zu. Eine Ernährungsumstellung auf basenreiche Kost und die Substitution mit der Kombination von täglich einer Kapsel mit 100 Milligramm (mg) Vitamin B_6, 1000 Mikrogramm (µg) Folsäure sowie 1000 Mikrogramm (µg) Vitamin B_{12} brachten ihn innerhalb eines halben Jahres auf einen Hcy-Wert von 9,6. Dieser Wert senkte sein Risiko für ein weiteres Fortschreiten der Arteriosklerose beträchtlich, seine Angina und die Entzündung verschwanden vollkommen.

Die mangelnde Versorgung mit Nährstoffen und Sauerstoff sowie die Entsorgung von Giftstoffen durch unser Gefäßsystem zählen zu den am meisten vernachlässigten Faktoren in der Medizin. Man kann keine dauerhafte Heilung erreichen, ohne eine eingeschränkte Blutzufuhr wieder rückgängig zu machen. Unter der Voraussetzung ausreichender Versorgung mit allen lebenswichtigen Nährstoffen gilt es zwei übergeordnete Ziele zu erreichen:

- Entzündung vermindern
- Blutfluss steigern

Wenn es gelingt, beide Ziele zu verwirklichen, verschiebt sich praktisch jede chronische Erkrankung in Richtung Heilung. Jetzt können Sie auch verstehen, warum dem Herz-Kreislauf so eine zentrale Stellung in der Behandlung jeglicher Erkrankung beigemessen wird.

Herzinfarkt ist schon seit einigen Jahrzehnten die Todesursache Nr. 1 in den industrialisierten Ländern. Die Statistiken zu Herz-Kreislauf-Erkrankungen lesen sich wie die Schreckensnachrichten einer Boulevardzeitung:

- Noch vor hundert Jahren waren Herzerkrankungen die Ausnahme. Heute leiden mehr als 20 Millionen Menschen in Deutschland an irgendeiner Form von Herzinsuffizienz.
- Jährlich erleiden 300 000 Menschen in Deutschland einen Herzinfarkt, der bei ungefähr 200 000 Menschen zum Tod führt.
- Dazu kommen etwa 200 000 Menschen mit einem Schlaganfall, einem Infarkt oder einer Blutung im Gehirn.
- Fast jeder zweite Mensch stirbt an einem Herzinfarkt oder Schlaganfall.
- Jeder vierte Mann hat einen Herzinfarkt noch vor seiner Pensionierung.
- Ein Viertel aller Todesfälle durch Herzinfarkt ereignet sich vor dem Erreichen des 65. Lebensjahres.
- Bei Frauen im Alter von 35 bis 54 wird Herzinfarkt und Schlaganfall als Todesursache nur durch Krebserkrankungen übertroffen.

- Obwohl Herzerkrankungen normalerweise erst nach dem 45. Lebensjahr auftreten, sind die ersten Verletzungen der Arterienwände und die Ablagerungen von Plaques schon im Kindesalter vorhanden. Bei einer Untersuchung an gefallenen Vietnamsoldaten im Durchschnittsalter von 22 Jahren hatte schon jeder zweite junge Mann beträchtliche Arteriosklerose.
- Die Schulmedizin ist bei der Behandlung von Herzkrankheiten an ihre Grenzen gestoßen. Medikamente gegen Bluthochdruck, Bypass-Operationen und Angioplastie sind Methoden, die im besten Fall in der Lage sind, vorübergehend Symptome zu lindern, nicht aber die Ursache zu beheben. Was im Notfall hilft, ist nicht unbedingt geeignet, ursächlich zu wirken.

Auch wenn die Statistiken das Gegenteil zu belegen scheinen: **Es ist nicht naturgegeben, an Herzinfarkt zu sterben.** Viele Kulturen in dieser Welt sind nicht – oder nur sehr selten – von Herzinfarkt oder Schlaganfall betroffen. Selbst bei uns waren noch 1920 Herzinfarkte so selten, dass man einen Spezialisten brauchte, der die Symptome in einen richtigen Zusammenhang stellen konnte und die Diagnose «Herzinfarkt» traf. Heutzutage treten Arteriosklerose und Herzerkrankungen immer früher auf. Offensichtlich hat sich unsere Lebensweise in den letzten 70 Jahren dermaßen verändert, dass die Herz-Kreislauf-Erkrankungen von «ferner liefen» auf den ersten Platz hochgeschnellt sind. Im Durchschnitt kostet uns diese Erkrankung 20 Jahre Lebenszeit. Aber sie kostet uns noch mehr: Lebensqualität. Unter den Voraussetzungen ist es verständlich, dass man sich fragt, ob man wirklich so alt werden will.

Herz-Kreislauf-Erkrankung ist ein Oberbegriff für eine Reihe von Erkrankungen, die aufgrund von Schäden an den Blutgefäßen entstehen. Darunter zählt man Arteriosklerose (Atherosklerose), Herzinfarkt, Herzversagen, Angina Pectoris, Schlaganfall, TIAs (Transient Ischämische Attacken, wie die kleinen Schlaganfälle genannt werden) oder periphere Durchblutungsstörungen.

Bisher galten neben den vermeintlich gefährlichen Cholesterinwerten die folgenden Risikofaktoren als eigentliche Ursachen für Herzinfarkt, Schlaganfall und Arteriosklerose:

- Genetische Veranlagung
- Übergewicht durch Fehlernährung. Die zu große glykämische Belastung durch zu viele konzentrierte Kohlenhydrate. Dadurch entsteht wiederum ein zu hoher Insulinspiegel im Blut, die so genannte «Hyperinsulinämie». Lesen Sie auch dazu in meinem Buch «Die 7 Revolutionen der Medizin».
- Zu wenig körperliche Bewegung
- Nikotinmissbrauch
- Gicht, die zu Ablagerung von Harnsäurekristallen in den Gefäßwänden führt
- Diabetes, der zu Stoffwechselstörungen führt
- Bluthochdruck, der zu Dehnungsrissen in den Gefäßen führt
- Chronischer Stress (Dystress) mit erhöhter Cortisolproduktion

Die 73-jährige **Emma T.** litt seit über 30 Jahren an hohem Blutdruck, leichter Arthritis und seit neustem an Osteoporose. Sie lebte seit Jahren mit einem blutdrucksenkenden Medikament und Aspirin als Blutverdünner. Trotzdem blieb ihr Blutdruck immer etwas zu hoch.

Schließlich kam sie in die Praxis, da sie vermutete, dass hier eine noch andere Behandlung notwendig wäre. Ihre Vermutung war richtig. Ihr Homocysteinwert lag bei 37,8. Die Kombination von täglich einer Kapsel mit 100 Milligramm (mg) Vitamin B_6, 1000 Mikrogramm (µg) Folsäure sowie 1000 Mikrogramm (µg) Vitamin B_{12} fungierte hier als Lebensretter. Zusammen mit einer Ernährungsumstellung, Cayenne-Tinktur und Best Nattokinase halbierte sich der Hcy-Wert innerhalb von 5 Monaten und sank dann noch einmal beträchtlich in den weiteren 6 Monaten. Frau Emma T. lebt jetzt mit einem Hcy-Wert von 9,6 und einem für ihr Alter guten Blutdruck von 135/85.

Hyperhomocysteinämie – ein erhöhter Homocysteinwert im Blut dagegen wurde bisher teils aus Unkenntnis der Sachlage, teils aus politischen Gründen oder aus Einflussnahme von Lobbyisten der Pharmaindustrie nicht beachtet oder verschwiegen. Hohe Homocysteinwerte wirken sich auf die Gefäße folgendermaßen aus:

- Sie verändern die Gefäßmorphologie
- Sie stimulieren Entzündungen
- Sie aktivieren die Gerinnungskaskade, die Thrombinwirkung wird erhöht
- Sie hemmen die Fibrinolyse, die fibrinolytische Aktivität sinkt insgesamt ab
- Es kommt zum Verlust der antithrombotischen Endothelfunktion und zur Induktion eines prokoagulatorischen Milieus
- Endothelschäden werden induziert
- Die Kollagensynthese, Mediafibrose wird gefördert
- Es entstehen proliferativ-fibröse Plaques
- Die NO-Wirkung sinkt (NO ist Stickstoffmonoxid und bewirkt eine Gefäßerweiterung)
- Die Lipid-Synthese steigt
- Der oxidative Stress wird gesteigert
- Das Protein C wird inaktiviert

In Kürze bedeuten diese Aussagen: Schon ein geringfügig erhöhter Homocysteinspiegel steigert unabhängig von anderen Risikofaktoren sehr deutlich das Risiko für Gefäßkrankheiten. Kommen bei einem Patienten zwei oder noch mehr Risikofaktoren zum Tragen, ist die Wahrscheinlichkeit, beispielsweise an einem Herzleiden zu erkranken oder zu sterben, sehr stark erhöht. Immerhin werden 50 Prozent der jetzigen Bevölkerung an atherothrombotischen Erkrankungen und deren Folgen versterben. In einer Studie heißt es, dass für jede Erhöhung des Homocysteins um 5 mmol/l das Arterioskleroserisiko für Männer um 60 Prozent und für Frauen um 80 Prozent steigt.

Was Sie tun können, wenn Sie am Herz erkrankt sind und/oder Arteriosklerose haben und was Sie selbst tun sollten, um das Risiko für Herz und Kreislauf so gering wie möglich zu halten.

- Testen Sie Ihren Homocysteinspiegel. Bei einem Hcy-Wert höher als 8 versorgen Sie sich mit dem «Dreieck des Lebens» und der Synervit-Kombination von täglich einer Kapsel mit 100 Milligramm (mg) Vitamin B_6, 1000 Mikrogramm (µg) Folsäure sowie 1000 Mikrogramm (µg) Vitamin B_{12}.
- Bewegen Sie sich! Die alte Weisheit «Wer rastet, der rostet» stimmt zu 100 Prozent für Ihre Gefäße und für den Herzmuskel. Trampolinspringen, Yoga, Gymnastik oder jegliche Form von Bewegung wie Herz-Kreislauf-Training, Schwimmen, Joggen, Nordic Walking oder Muskelaufbautraining mit oder ohne Geräte ist absolut notwendig.
- Fast jede traditionelle Naturheilweise bewegt Ihren Kreislauf: Kneipp'sche Wasseranwendungen, Massagen, Bürstenmassagen, Sauna, heißkalte Wechselduschen und -bäder, Heubäder, Fangopackungen, Einreibungen,

Schröpfen. Was immer Sie davon auswählen, es wird Ihnen gut tun.

- Ernähren Sie sich in ausgewogenem Verhältnis der Makronährstoffe Eiweiß – Kohlenhydrate – Fett von 30–40–30, wie in meinem Buch «Die 7 Revolutionen der Medizin» beschrieben.
- Stärken Sie Ihre Darmflora, um Ihre Versorgung mit allen Nährstoffen sicherzustellen und eine gute Barriere gegen Giftstoffe aufzubauen! Nehmen Sie regelmäßig oder als Kur «Nature's Biotics» (siehe bei allen empfohlenen Produkten auch die Kapitel Produkte und Bezugsquellen).
- Vermeiden Sie Soja-Produkte wie Tofu, Sojamilch, Soja-Joghurt, Soja-Burger, Soja-Würstchen und Soja-Aufstriche sowie Sojaöl und Sojamehl!
- Ernähren Sie sich in einer Weise, die Sie nicht übersäuern lässt. Zu den säuernden Nahrungsmitteln gehören alle Genussgifte wie Zucker, Alkohol, Kaffee, Weißmehlprodukte. Lesen Sie genauere Richtlinien in meinem Buch «Die 7 Revolutionen der Medizin».
- Besorgen Sie sich einen Kefirpilz und bereiten Sie Ihren Kefir mit Rohmilch (Vorzugsmilch) zu!
- Als Stoffwechseltyp des Schnellverbrenners brauchen Sie ein Kalziumcitrat, als Langsamverbrenner ein Kalziumchlorid, um nicht zu übersäuern.
- Nehmen Sie ein hochwertiges Vitamin C-Präparat!
- Nehmen Sie Best Nattokinase!
- Da uns in unserer Ernährung fast keine Quellen für langkettige Omega-3-Fettsäuren zur Verfügung stehen wie unbelasteter Hochseefisch oder Gehirn von Tieren aus biologischer Zucht, empfehle ich pharmazeutisch reines Fischöl wie in RX Omega. Außerdem empfehle ich ein gutes, kaltgepresstes Olivenöl, Kokosöl in VCO-Qualität, während ich von den Pflanzenölen mit hohem Omega-6-

Anteil wie Sonnenblumen-, Distel-, Sojaöl sowie allen Margarinen oder pflanzlichen Koch- und Bratfetten dringend abrate.

- Nehmen Sie regelmäßig 1–2 Tropfen Cayenne-Tinktur auf die Zunge (oder 4–5 Tropfen in ⅓ Glas warmem Wasser) 8- bis 10-mal täglich! Cayenne-Pfeffer bewegt das Blut wie kein zweites Präparat. Lesen Sie dazu ausführlich in meinem Buch «Die 7 Revolutionen der Medizin».

DIE NEUE QUALITÄT BEIM SEX

Fast fünf Millionen Männer haben in Deutschland Potenzprobleme. Das sind statistisch gesehen 20 Prozent aller Männer zwischen 30 und 80 Jahren. Nach ihrer Ursache werden Sexualstörungen in psychisch und organisch bedingte Störungen unterschieden. Die psychisch bedingten Sexualstörungen können ihre Ursache beim Mann selbst oder in der Partnerschaft haben. In diesem Kapitel sollen die organisch bedingten Erektionsprobleme beschrieben werden, die naturgemäß im Alter zunehmen. Mediziner gehen davon aus, dass ein Drittel bis die Hälfte aller Männer über 40 Jahre Potenzprobleme aus eigener Erfahrung kennen.

Anhaltende «erektile Dysfunktionen» – die aktuelle wissenschaftliche Formulierung für Potenzprobleme – sind häufig organisch bedingt und werden von der Nervenversorgung, der Hormonproduktion oder der Durchblutung beeinflusst. Dazu kommen Nebenwirkungen bestimmter Medikamente, die wegen anderer Krankheiten eingenommen werden. Zu den Krankheiten, die Potenzprobleme nach sich ziehen können, gehören:

- Diabetes. Eine längere Krankheit führt zu Nervenschäden und/oder Blutgefäßschäden, die sich wiederum auf die Erektionsfähigkeit auswirken können.

- Herz-Kreislauf-Erkrankungen wie hoher Blutdruck oder Durchblutungsstörungen, die auch durch Arteriosklerose bedingt sein können. Sowohl die veränderten Blutgefäße und die Durchblutungsleistung wie auch die medikamentöse Behandlung mit den dafür oft verschriebenen Betablockern kann zu Impotenz führen.
- Störungen im Hormonhaushalt durch verschiedenartige Ursachen (Hormone in der Nahrung, Elektrosmog, Stress, Nährstoffmangel, Sojaprodukte)
- Nervenkrankheiten und die Psychopharmaka, mit denen diese Nervenkrankheiten behandelt werden
- Operationen und Verletzungen im Beckenraum, zum Beispiel an der Prostata
- Der Wirkstoff «Finasterid», der als «Proscar» zur Behandlung einer vergrößerten Prostata oder als «Propecia» bei Haarausfall eingesetzt wird

Die inzwischen durch die Pharmakonzerne sehr geschickte Bekanntmachung einer medikamentösen Behandlung mit «Viagra» – unter anderem mit dem ehemaligen Weltfußballer Pelè – und ähnlichen Präparaten wird auch von konservativen Medizinern als «nicht geeignet» bewertet. Es schrecken die doch relativ hohen Nebenwirkungen, gerade bei Patienten mit Herz-Kreislauf-Erkrankungen, bei denen es sogar zu Todesfällen kommen kann. Die Herz-Kreislauf-Erkrankungen spielen aber gerade bei Männern mit organischen Potenzproblemen als Ursache eine große Rolle.

Ein Faktor, der bei der Ursachenfindung für Impotenz bisher selten erwähnt und getestet wird, ist ein chronisch hoher Homocysteinspiegel. Dabei lässt sich in der obigen Auflistung der Ursachen für organische Potenzstörungen leicht herauslesen, dass hier Homocystein jeweils ein möglicher, entscheidender Faktor ist. Alle diese Krankheitsbilder weisen zu einem hohen Prozentsatz teils massiv erhöhte Homocysteinspiegel auf:

Herz-Kreislauf-Erkrankungen, hoher Blutdruck, Arteriosklerose, Diabetes oder Nervenerkrankungen. Deshalb liefen an verschiedenen Instituten Studien an, um die Zusammenhänge zwischen erhöhten Hcy-Werten und Impotenz zu untersuchen.

Professor Dr. med. C.-P. Siegers vom Universitätsklinikum Schleswig-Holstein, Arzt für Toxikologie und Pharmakologie, stellte durch Recherchen bei Urologen und Andrologen fest, dass 87,5 Prozent aller Männer mit erektiler Dysfunktion zugleich einen zu hohen Homocysteinwert (Wert über 10) haben. Dazu sagt Professor Siegers: «Wie bei so vielen gefäßbedingten Erkrankungen zeigt sich auch bei der erektilen Dysfunktion sehr deutlich ein enger Zusammenhang mit den Homocysteinwerten. Bemerkt ein Mann, dass die Kraft zur Erektion nachlässt – und dies beginnt oft schon mit 40 Jahren –, sollte er sich unbedingt gründlich medizinisch untersuchen lassen, denn oft gehen mit zu hohen Homocysteinwerten nicht nur erste Potenzprobleme, sondern auch eine Schwächung oder Erkrankung des Herzens einher.»

Erste klinische Versuche, die an einer angesehenen deutschen Universität gemacht und etwa im Jahre 2007 abgeschlossen sein werden, zeigen eines sehr deutlich: Wird bei erektiler Dysfunktion der Homocysteinwert konsequent gesenkt, verbessert sich die Durchblutung im Beckenbereich deutlich. Bei beginnender Impotenz reicht oft allein die Gabe von täglich 100 Milligramm (mg) Vitamin B_6, 1000 Mikrogramm (µg) Folsäure sowie 1000 Mikrogramm (µg) Vitamin B_{12}, um das Problem ganz zu beheben. Ist die Impotenz fortgeschritten und dauert auch schon viele Jahre an, kann die Einnahme dieser Kombination zur Senkung der Medikamentenmenge von Potenz-Arzneien wie etwa «Viagra» führen. Das klingt lapidar, ist aber extrem wichtig wegen der erheblichen Nebenwirkungen von «Viagra». Doch der Rat der Wissenschaftler, die gerade den Zusammenhang zwischen der Synervit-Kombination und der Wirkmenge von Potenz-Arzneien erkunden, lautet klar: Bitte keine eigenen Experimente mit den Dosierungen machen, sondern jeden Schritt mit dem Arzt absprechen.

Eine Senkung des Homocysteinspiegels hat einen zusätzlichen positiven Einfluss im Bereich des Sexuallebens. Sie erhöht die Spermium-Motilität. Die Motilität ist die «Schwimmkraft» der Spermien. Sie kann der entscheidende Faktor sein, ob es das Spermium schafft, bis zur Eizelle zu «schwimmen» und in sie einzudringen. Etwa ein Drittel der Männer mit schlechter Spermaqualität hat auch erhöhte Homocysteinwerte. Dr. Ralf Hartig von der Uniklinik Innsbruck berichtet, dass bei diesen Männern die Durchblutung des Hodens vermindert ist. Dies senkt die Spermienanzahl im Ejakulat und ihre Motilität. Bei einer Studie mit 40 Männern mit verminderter Spermaqualität, Spermaanzahl und erhöhtem Homocysteinspiegel war eine Therapie mit dem «Dreieck des Lebens» schon nach drei Monaten erfolgreich. So stieg die Spermienanzahl von 44 Millionen pro Milliliter auf 55 Millionen, der durchschnittliche Homocysteinspiegel sank von 13,5 auf 9,7. Auch die Motilität nahm signifikant zu. Bei manchen Männern mit sehr niedrigen Werten von 9 Millionen Spermien pro Milliliter verdreifachte sich die Zahl innerhalb der drei Monate dieser Studie.

Was sie bei erektiler Dysfunktion tun können. Und was Sie tun sollten, um das Risiko für Potenzstörungen möglichst gering zu halten.

- Testen Sie Ihren Homocysteinspiegel. Bei einem Hcy-Wert höher als 8 versorgen Sie sich mit der Kombination von täglich einer Kapsel mit 100 Milligramm (mg) Vitamin B_6, 1000 Mikrogramm (µg) Folsäure sowie 1000 Mikrogramm (µg) B_{12}.

- Bewegen Sie sich! Die alte Weisheit «Wer rastet, der rostet» stimmt zu 100 Prozent für Ihre Gefäße und für den Herzmuskel. Trampolinspringen, Yoga, Gymnastik oder jegliche Form von Bewegung wie Herz-Kreislauf-Training, Schwimmen, Joggen, Nordic Walking oder Muskelaufbautraining mit oder ohne Geräte ist ein absolutes Muss.
- Ernähren Sie sich in ausgewogenem Verhältnis der Makronährstoffe Eiweiß – Kohlenhydrate – Fett von 30–40–30, wie in meinem Buch «Die 7 Revolutionen der Medizin» beschrieben!
- Stärken Sie Ihre Darmflora, um Ihre Versorgung mit allen Nährstoffen sicherzustellen und eine gute Barriere gegen Giftstoffe aufzubauen! Nehmen Sie regelmäßig oder als Kur «Nature's Biotics» (siehe bei allen empfohlenen Produkten auch die Kapitel Produkte und Bezugsquellen).
- Fast jede traditionelle Naturheilweise bewegt Ihren Kreislauf: Kneipp'sche Wasseranwendungen, Massagen, Bürstenmassagen, Sauna, heißkalte Wechselduschen und -bäder, Heubäder, Fangopackungen, Einreibungen, Schröpfen. Was immer Sie davon auswählen, stärkt Ihre Durchblutung auch im Bereich Ihres Beckens.
- Nehmen Sie Cayenne als Durchblutungsmittel 1–2 Tropfen auf die Zunge 6- bis 10-mal täglich!
- Nehmen Sie ein gutes Vitamin K wie SuperK zusammen mit Best Nattokinase.
- Nehmen Sie «NADH»!
- Wenn Sie Cholesterinsenker einnehmen, lesen Sie das Kapitel «Blut kann nicht lügen – oder doch?» Und sprechen Sie mit Ihrem Arzt über ein Absetzen der Medikation.

- Vermeiden Sie Soja-Produkte wie Tofu, Sojamilch, Soja-Joghurt, Soja-Burger, Soja-Würstchen und Soja-Aufstriche sowie Sojaöl und Sojamehl.
- Ernähren Sie sich in einer Weise, die Sie nicht übersäuern lässt. Zu den säuernden Nahrungsmitteln gehören alle Genussgifte wie Zucker, Alkohol, Kaffee, Weißmehlprodukte. Lesen Sie dazu in meinem Buch «Die 7 Revolutionen der Medizin»!
- Langkettige Omega-3-Fettsäuren sind Bausteine für Hormone. Da uns in unserer Ernährung fast keine Quellen für langkettige Omega-3-Fettsäuren zur Verfügung stehen wie unbelasteter Hochseefisch, empfehle ich pharmazeutisch reines Fischöl wie in RX Omega.

DIE NEUE SICHT VON UND BEI AUGENLEIDEN

Seit längerem ist auch in der Augenheilkunde bekannt, dass ein erhöhter Homocysteinspiegel das Risiko für verschiedene Augenerkrankungen entscheidend steigern kann. Drei Augenerkrankungen zählen zu den häufigsten Krankheitsbildern in der Augenarztpraxis, wobei gerade die älteren Patienten davon oft betroffen sind: Makuladegeneration, Optikusatrophie und Glaukom (grüner Star). Diese drei Krankheitsbilder wurden in einer Studie genauer untersucht.

Der Augenarzt Dr. Jost Elborg aus Wiesbaden berichtete am 26. Oktober 2002 auf der 75. Versammlung Rhein-Mainischer Augenärzte in Wiesbaden über seine Erfahrungen mit Homocystein als eine der Ursachen für die erwähnten Augenerkrankungen und deren Behandlung mit dem «Dreieck des Lebens».

► **Samuel H.** (46) kam in die Praxis mit der Diagnose Glaukom mit erhöhtem Augeninnendruck von 21. Er suchte nach einer begleitenden Behandlung zur Therapie seines Augenarztes. Die Messung seines Homocysteinspiegels zeigte einen erhöhten Wert von 16,9. Nach Einnahme der Kombination von täglich einer Kapsel mit 100 Milligramm (mg) Vitamin B_6,

1000 Mikrogramm (µg) Folsäure sowie 1000 Mikrogramm (µg) Vitamin B_{12} und einem Programm zur Stressreduzierung regulierte sich sein Augeninnendruck innerhalb von 5 Monaten auf Normalniveau, sodass Samuel H. es wagte, die Augentropfen zu reduzieren und dann ganz abzusetzen. Auch nach 12 Monaten ist sein Augeninnendruck sowie sein Hcy-Wert bei konstanter Einnahme der Vitamin-Kombination im optimalen Bereich.

Der dosisabhängige Effekt eines erhöhten Homocysteinspiegels im Serum auf vaskuläre Erkrankungen ist schon seit den neunziger Jahren bekannt. Hier ist nach Dr. Elborg auch die senile Makuladegeneration einzuordnen. Ein erhöhter Homocysteinspiegel erniedrigt die NO-Bildung. NO ist Stickstoffmonoxid und bewirkt eine Gefäßerweiterung. Zu viel Homocystein im Blut zerstört die Endothelschicht und löst dadurch Gerinnungsprozesse aus. Insbesondere werden auch sehr aggressive Sauerstoffradikale produziert, wodurch es zu vermehrter Oxidation kommt (z. B. H_2O_2). Was in anderen Gefäßabschnitten als Herzinfarkt oder Schlaganfall stattfindet, kann am Sehnerv als Gefäßverschluss auftreten.

Weiter berichtet Dr. Elborg von seiner Studie an 196 Patienten mit Makuladegeneration bzw. Optikusatrophie über einen Zeitraum von zwei Jahren. Bei allen Patienten wurde der Hcy-Wert im Serum bestimmt, ausgewertet, mit den Patienten besprochen und – wenn nötig – eine Behandlung eingeleitet. Dabei wurden bestimmte Parameter erfasst:

- Lebensalter des Patienten
- Geschlecht
- Hcy-Wert in Mikromol pro Liter
- Ausprägung der Makuladegeneration (Einteilung von 1–6)
- Vorliegen eines Glaukoms
- Vorliegen einer Optikusatrophie

Die Auswertungen der Studie ergaben folgende Ergebnisse:

- Das Durchschnittsalter der Patienten lag bei 72,7 Jahren.
- Von diesen Patienten hatten 184 (94 Prozent) pathologische Homocysteinwerte.
- Im Mittel betrug der Homocysteinwert 26,09 Microgr./L, im Einzelfall bis 96,6 Microgr./L.
- Alle Altersstufen waren vom Anstieg des Homocysteinwertes betroffen.
- Bei der Makuladegeneration waren 92,3 Prozent auch von einem erhöhten Hcy-Wert betroffen.
- Bei der Optikusatrophie hatten 95 Prozent einen erhöhten Hcy-Wert.
- Bei den Glaukom-Patienten wiesen 94,3 Prozent einen erhöhten Hcy-Wert auf.
- Bemerkenswert war weiterhin, dass 46,4 Prozent der Patienten mit Makuladegeneration schon Jahre zuvor ein Glaukom entwickelt hatten.

Dr. Elborg kam zu dem Ergebnis, dass Homocystein – neben den bekannten Faktoren wie helle Haut, helle Regenbogenhaut, AMD-Erkrankungen in der Familie, Rauchen und Hypertonie – ein wichtiger und unabhängiger Risikofaktor für die Entwicklung einer altersbedingten Makuladegeneration ist. Die Beobachtungen der Wiesbadener Studie über Makuladegeneration, Optikusatrophie und Glaukom im Zusammenhang mit erhöhten Hcy-Werten lassen sich nahtlos in die bekannten Zusammenhänge von Homocystein und degenerativen Gefäßerkrankungen einfügen.

▶ **Erika Z.** (54) kam in die Praxis, um eine Möglichkeit zu finden, durch eine Ernährungsumstellung ihren Ehemann Björn (56) bei seiner Herzproblematik zu unterstützen. Er hatte zwei Jahre zuvor einen Herzinfarkt erlitten, und nun waren beide besorgt, dass er einen zweiten Infarkt nicht überleben würde. Seine Homocysteinmessung ergab einen Wert von 17,2 bei einem erhöhten Triglycerid-Wert von 234. Sein Gesamtcholesterin stand bei 165. Nach drei Monaten sank sein Hcy-Wert mit der Einnahme der Kombination von täglich einer Kapsel mit 100 Milligramm (mg) Vitamin B_6, 1000 Mikrogramm (µg) Folsäure sowie 1000 Mikrogramm (µg) Vitamin B_{12} auf 12,6, sein Triglycerid-Wert mit der Einnahme von 7,5 g RX Omega auf 141. Da Erikas Mutter mit weit fortgeschrittener Makuladegeneration schon fast erblindet war, ließ auch Erika ihren Hcy-Wert messen. Er zeigte mit 23,1 ein hohes Risiko auf, dass sie das gleiche Schicksal wie ihre Mutter erleiden könnte. Auch bei ihr reduzierte die Einnahme der Vitamin-Kombination innerhalb von 4 Monaten den Wert auf 11,3 und damit das Risiko für Augen- oder Herz-Kreislauf-Erkrankungen beträchtlich.

Dr. Elborg empfiehlt deshalb seinen Kollegen als Präventivmaßnahme, aber auch bei schon erkennbaren Veränderungen am Augenhintergrund im Bereich der Makula oder des Sehnervs den Homocysteinwert zu bestimmen. Bei erhöhten Hcy-Werten sollte dann aus meiner Sicht und Erfahrung sofort mit der Einnahme von 100 Milligramm (mg) Vitamin B_6, 1000 Mikrogramm (µg) Folsäure sowie 1000 Mikrogramm (µg) Vitamin B_{12} begonnen werden. Eine Empfehlung übrigens, die von Dr. Andreas Bayer, einem der profundesten deutschen Augenärzte, geteilt wird. Bayer sagt: «Ich habe mit der Synervit-Kombination bei Augenerkrankungen nur beste Erfahrungen gemacht. Die Behandlung wird effektiver, wenn der Homocysteinwert sinkt, vor allem gilt dies bei der Behandlung des Glaukoms.»

Homocystein ist normalerweise nicht oder nur in geringster Konzentration im Urin nachweisbar. Bei bestimmten angeborenen Enzymdefekten – wie zum Beispiel dem CBS (Cystathionin-b-Synthase)-Mangel – ist Homocystein wegen der mangelnden Umwandlung durch CBS auch im Urin nachweisbar. Daher der Name für dieses Stoffwechseldefizit: Homocysteinurie.

Diese Homocysteinurie stand ganz am Beginn der Erforschung des Homocysteins. Man könnte heute fast von einer experimentellen Konstellation sprechen, da unter den unbehandelten Bedingungen die extrem hohen Konzentrationen des Homocysteins an Gefäßen und am Gerinnungssystem besonders stark wirken. Sie geben Auskunft über die Auswirkungen dieser giftigen Aminosäure auf den Körper, auch wenn sie weniger hoch konzentriert vorkommt. Bei der Homocysteinurie sind vor allem vier Organsysteme betroffen: Augen, Skelett, Gefäße und Zentralnervensystem.

Bei den Augenerkrankungen zeigen sich folgende Auswirkungen:

Bleibt der CBS-Defekt unbehandelt, so entwickelt sich bei fast 90 Prozent der Patienten noch vor dem 20. Lebensjahr eine hochgradige Myopie (Kurzsichtigkeit) beziehungsweise eine Linsenluxation. Die Sehschwäche lag bei den Patienten im Alter von durchschnittlich 24 Jahren bei 71 Prozent über dem Wert von 5 Dioptrien, bei 50 Prozent sogar über 10 Dioptrien. Die Aufhängfasern für die Linsen werden durch Homocystein geschädigt. Daraus ergibt sich unweigerlich eine starke Kurzsichtigkeit. Aber auch andere Augenerkrankungen stehen in Zusammenhang mit Homocysteinurie: Katarakt, sekundäres Glaukom, Zentralvenenthrombose, Optikusatrophie und Retinadegeneration.

Was Sie bei Augenerkrankungen tun können. Uns was Sie tun sollten, um das Risiko für eine Erkrankung der Augen möglichst gering zu halten.

- Testen Sie Ihren Homocysteinspiegel. Bei einem Hcy-Wert höher als 8 versorgen Sie sich mit dem «Dreieck des Lebens» und der Kombination von täglich einer Kapsel mit 100 Milligramm (mg) Vitamin B_6, 1000 Mikrogramm (µg) Folsäure sowie 1000 Mikrogramm (µg) Vitamin B_{12}.
- Bewegen Sie sich! Die alte Weisheit «Wer rastet, der rostet» stimmt zu 100 Prozent für Ihre Gefäße und für den Herzmuskel. Trampolinspringen, Yoga, Gymnastik oder jegliche Form von Bewegung wie Herz-Kreislauf-Training, Schwimmen, Joggen, Nordic Walking oder Muskelaufbautraining mit oder ohne Geräte ist eine notwendige Maßnahme.
- Ernähren Sie sich in ausgewogenem Verhältnis von Eiweiß Kohlenhydrate – Fett von 30–40–30, wie in meinem Buch «Die 7 Revolutionen der Medizin» beschrieben.
- Stärken Sie Ihre Darmflora, um Ihre Versorgung mit allen Nährstoffen sicherzustellen und eine gute Barriere gegen Giftstoffe aufzubauen! Nehmen Sie regelmäßig oder als Kur «Nature's Biotics» (siehe bei allen empfohlenen Produkten auch die Kapitel Produkte und Bezugsquellen).
- Vermeiden Sie Soja-Produkte wie Tofu, Sojamilch, Soja-Joghurt, Soja-Burger, Soja-Würstchen und Soja-Aufstriche, sowie Sojaöl und Sojamehl.
- Ernähren Sie sich in einer Weise, die Sie nicht übersäuern lässt. Zu den säuernden Nahrungsmitteln gehören alle Genussgifte wie Zucker, Alkohol, Kaffee, Weißmehlprodukte. Lesen Sie genauere Richtlinien in meinem Buch «Die 7 Revolutionen der Medizin»!
- Langkettige Omega-3-Fettsäuren sind für die Sehzellen

sehr wichtig. Da uns in unserer Ernährung fast keine Quellen für langkettige Omega-3-Fettsäuren zur Verfügung stehen wie unbelasteter Hochseefisch oder Gehirn von Tieren aus biologischer Zucht, empfehle ich pharmazeutisch reines Fischöl wie in RX Omega.

- Machen Sie einen Bluttest und lassen Sie den Quotienten aus Triglyceriden und HDL-Wert bestimmen (in vielen Apotheken in wenigen Minuten erhältlich). Ist der Quotient kleiner als 2, nimmt man 2,5 g langkettige Omega-3-Fettsäuren ein. Ist der Quotient zwischen 2 und 3, nimmt man 5 g Omega-3-Fettsäuren. Liegt der Quotient höher als 3, nimmt man 7,5 g Omega-3-Fettsäuren. Die Einnahmedauer in dieser Dosierung beträgt mindestens 30 Tage. Durch einen nochmaligen Bluttest kann man am Ende eines Monats sehr gut die Fortschritte erkennen. Die Dosierung des Fischöls wird erst bei einem Quotienten zwischen 1 und 1,5 reduziert und sollte sich mit der Zeit auf eine Erhaltungsdosis von zirka 2,5 g Fischöl (1 Teelöffel RX Omega oder 4 Kapseln «Omega RX») einpendeln.
- Außerdem empfehle ich ein hochwertiges kaltgepresstes Olivenöl, Kokosöl in VCO-Qualität, während ich von den Pflanzenölen mit hohem Omega-6-Anteil wie Sonnenblumen-, Distel-, Sojaöl sowie allen Margarinen oder pflanzlichen Koch- und Bratfetten dringend abrate.
- Nehmen Sie regelmäßig 1–2 Tropfen Cayenne-Tinktur auf die Zunge (oder 4–5 Tropfen in 1/3 Glas warmem Wasser) 8- bis 10-mal täglich. Cayenne-Pfeffer bewegt das Blut wie kein zweites Präparat. Lesen Sie dazu ausführlich in meinem Buch «Die 7 Revolutionen der Medizin».

NEUE THERAPIEANSÄTZE BEI OSTEOPOROSE

Es gibt eine Reihe von Erkrankungen, die vorwiegend im Alter auftreten. Nach den lebensbedrohlichen Herz-Kreislauf-Erkrankungen, Schlaganfall und Krebs sprechen wir hier von Krankheiten, die vor allem die Lebensqualität im Alter sehr mindern können. Die bedeutendste und am weitesten verbreitete Erkrankung ist die Osteoporose. In Deutschland sind zwischen 6 und 8 Millionen Menschen von Knochenschwund betroffen, bei dem über die Jahre die Knochenmasse schwindet und sich der Knochenaufbau so verändert, dass schon bei geringsten Belastungen die Knochen brechen oder splittern. In zwanzig Jahren werden nach Experteneinschätzung doppelt so viele Menschen daran erkranken. Abgesehen vom Leiden und der Lebensgefahr für den Patienten kostet ein Oberschenkelhalsbruch die Solidargemeinschaft jeweils 35 000 Euro. Bei durchschnittlich 130 000 Brüchen sind das im Jahr 400 Millionen Euro.

Frauen sind von der Osteoporose stärker betroffen als Männer, da ihr Stoffwechsel in den Wechseljahren eine starke hormonelle Veränderung durchmacht. Dies ist die so genannte Typ-1-Osteoporose und hängt mit der verringerten Hormonproduktion nach den Wechseljahren zusammen. Beim Typ 1 verliert der schwammartige Teil der Knochen – die Spongiosa – einen Teil seiner Masse und wird dadurch brüchig. Die häufigsten Beschwerden treten dabei an der Wirbelsäule auf, wo die Wirbelkörper zusammensacken oder brechen.

Die Typ-2-Osteoporose tritt fast immer erst nach dem siebzigsten Lebensjahr auf. Durch die Unterversorgung mit Kalzium und Vitamin D_3 dünnt der kompakte Teil des Knochens aus (Kompakta). Als Folge davon entstehen bei geringer Belastung oder einem an sich harmlosen Sturz Knochenbrüche, vor allem am Oberschenkelhals, am Unterarm und an den Handgelenken. Diese Form der Osteoporose betrifft zunehmend auch die Männer.

Unser Organismus regelt die Gesundheit und die Dichte unserer Knochen durch das dynamische Gleichgewicht von Osteoblasten und Osteoklasten. Das sind Zellen, die entweder Knochenmasse aufbauen oder abbauen. Dazu brauchen die knochenbildenden Osteoblasten elektrische und mechanische Impulse durch Bewegung und Belastung sowie die entsprechenden Bausteine aus der Ernährung, um das von den Osteoklasten abgebaute Knochengewebe wieder zu ersetzen. Dabei spielt Kalzium eine wichtige Rolle. Um dieses Kalzium aber wirklich optimal in das Knochengerüst einbauen zu können, braucht es unbedingt einige weitere Maßnahmen:

- Eine ausreichende Magnesiumversorgung. Magnesium ist notwendig, um das Vitamin D zu aktivieren. Magnesium hilft auch dabei, der Übersäuerung der Knochen entgegenzuwirken.
- Vitamin D fördert die Kalziumaufnahme im Darm und bewirkt den Kalziumeinbau in die Knochen.
- Eine tägliche «Ration» Sonnenlicht ist absolut notwendig, um Vitamin D zu aktivieren.

- Kalziumreiche Kost ist ein «Muss» für gesunde Knochen: Broccoli, Fenchel, Grünkohl, Lauch, Nüsse und Sesamsamen, Hülsenfrüchte, Haferflocken und Vollkornprodukte, Bierhefe sowie lange oder speziell fermentierte Sojabohnenprodukte wie Tempeh, Natto oder Miso.

Es gibt eine Reihe von Risikofaktoren, die bekanntermaßen bei Osteoporose genannt werden:

- genetische Disposition (Osteoporose in der Familie)
- Kalziumarme Ernährung
- Phosphatreiche Ernährung (Colagetränke, Räucherwaren, «Wiener» oder «Frankfurter» Würstchen, sonstige phosphatreiche Wurst)
- Pasteurisierte bzw. homogenisierte Kuhmilch und Kuhmilchprodukte. Entgegen weit verbreiteter Meinung sind diese Nahrungsmittel nicht zur Vorbeugung oder Therapie von Osteoporose geeignet. Kuhmilch enthält neben dem Kaseineiweiß große Mengen an Phosphaten, die in Reaktion mit der menschlichen Magensäure 50–70 Prozent des Kalziums unresorbierbar machen. Außerdem entstehen Säuren, die der Körper mit dem Kalzium aus den Knochen puffern muss. Pasteurisierte und homogenisierte Kuhmilch zählt also zu den Kalziumräubern!
- Seit einiger Zeit werden von bestimmten milliardenschweren Zweigen der Lebensmittelindustrie Soja-Produkte wie Tofu, Sojamilch, Soja-Joghurt, Soja-Würstchen, Soja-Hamburger und viele andere Zubereitungen als gesundheitsfördernd propagiert. Ich rate von diesen Produkten definitiv ab. Lesen Sie weiter hinten in diesem Buch (Ernährung 2. Teil) über Sojaprodukte! Sie verhindern neben anderen schädlichen Wirkungen über Oxalate und Phytate die Aufnahme von Mineralstoffen wie Kalzium, Zink und Eisen. Es ist leicht zu begreifen, dass ein Mangel an den genannten Mineralien dann zum Knochenschwund beitragen kann.

Außerdem traten bei häufigem Sojaverzehr über eine längere Zeit zahlreiche Fälle auf, wo sich der Spiegel des Parathormons auf Schwindel erregende Höhen (250,0 bis 270,0) gesteigert hatte. Normale Werte bewegen sich zwischen 12,0 bis 72,0. Eine Funktion des Parathormons – eines Hormons der Nebenschilddrüse – ist es, bei Bedarf Kalzium aus den Knochen in das Blut abzugeben, wenn dort der Kalziumspiegel zu gering ist.

- Genussgifte wie Alkohol oder Nikotin
- Konzentrierte Kohlenhydrate wie Zucker oder Weißmehlprodukte in jeglicher Form
- Weizen- bzw. Glutenunverträglichkeit
- Seltene Sonnenlichtbestrahlung (UVB-Mangel)
- Bewegungsmangel
- Übersäuerung (Azidose), die mit dem Kalzium aus den Knochen gepuffert, d. h. ausbalanciert werden muss
- Medikamentöse Behandlung mit Glukokortikoiden über einen längeren Zeitraum
- Medikamentöse Behandlung mit Arzneimitteln bei Epilepsie
- Medikamentöse Behandlung mit Schilddrüsenhormonen nach den Wechseljahren
- Cholesterinsenker. Cholesterin ist ein Grundbaustein für Sexualhormone, die wiederum auch für Knochenwachstum verantwortlich sind. Cholesterinsenkende Arzneien tragen also zu osteoporotischen Veränderungen bei.
- Unbehandelte Schilddrüsenüberfunktion
- Rheumatoide Arthritis
- Diabetes Mellitus
- Bluthochdruck
- «Stille» Entzündung (silent inflammation) ist ein wichtiger Anlass für den Organismus, Cortisol zu produzieren. Auch ein unstabiler Blutzucker- und in der Folge unstabiler Insulinspiegel stimuliert erhöhte Cortisolausschüttung. Medizi-

ner wissen, dass chronisch erhöhte Cortisolwerte zu teils massivem Knochenmasseverlust führen können.

- Eine Überproduktion von so genannten «schlechten» Eicosanoiden, (besonders PGE 2) durch hochglykämische Nahrungsmittel, Mangel an langkettigen Omega-3-Fettsäuren und Omega-6-Überschuss tragen zum Verlust an Knochendichte bei.
- Morbus Crohn
- Wechseljahre und Postmenopause
- Untergewicht
- Unterfunktion der Geschlechtsdrüsen

In dieser Liste fehlt ein wichtiger Faktor, der mehr und mehr in den Blickpunkt aufgeschlossener Ärzte und Heilpraktiker rutscht: erhöhte Homocysteinwerte.

Auch hier wieder führte die Symptomliste des Krankheitsbildes «Homocysteinurie» die Wissenschaftler auf die Fährte. So zeigten Untersuchungen bei japanischen Frauen nach den Wechseljahren Folgendes: Frauen mit besonders hohen Verlusten an Knochenmasse hatten eine entsprechend hohe Wahrscheinlichkeit, auch einen genetischen Enzym-Defekt (MTHFR) aufzuweisen. Dieses Enzym ist notwendig, um Homocystein zu verstoffwechseln. Die Frauen in dieser Studie hatten ein stark erhöhtes Risiko, Osteoporose zu entwickeln, es sei denn, sie folgten einem Plan, durch Ernährung und Supplementierung mit den entsprechenden B-Vitaminen, den Homocysteinspiegel zu senken.

Aufschlussreich ist an der oben aufgeführten Liste der Risikofaktoren auch der enge Zusammenhang von Gefäßerkrankungen und Osteoporose. Gefäße und Knochen werden beide durch einen erhöhten Homocysteingehalt im Blut geschädigt und führen dann zu den beschriebenen Krankheitsbildern.

Dass hohe Homocysteinwerte das Risiko für Osteoporose und Knochenbrüche steigern, zeigen drei große Studien aus den Niederlanden und den USA. In experimentellen Untersuchungen wurde nachgewiesen, dass Homocystein die Bildung von Kollagen-Quervernetzungen beeinträchtigen kann, wodurch sich die Stabilität des Knochens verringert. Das konnten niederländische Mediziner mit Ergebnissen aus der noch laufenden «Rotterdam-Studie» und der «Longitudinal Aging Study Amsterdam» bestätigen. Bei rund 2400 Studien-Teilnehmern über 55 Jahren wurden die Homocysteinwerte in Blutproben ermittelt. In der Beobachtungszeit von drei bis acht Jahren erlitten 191 Teilnehmer aus dieser Studiengruppe Knochenbrüche. Rund die Hälfte der Fälle ereigneten sich bei Teilnehmern mit den höchsten Homocysteinwerten, Unterschiede zwischen Männern und Frauen gab es dabei nicht. Ähnliche Ergebnisse zeigt die nordamerikanische «Framingham-Studie». Bei rund 2000 Teilnehmern über 59 Jahren bestimmte man die Homocysteinwerte und sammelte bis zu 15 Jahre lang alle Daten über Hüftknochenbrüche. Männer erlitten in dieser Zeit 41, Frauen 146 Frakturen. Auch hier traten Knochenbrüche bei hohen Homocysteinwerten deutlich häufiger auf. Männer hatten dann ein fast viermal höheres Risiko für einen Hüftgelenksbruch. Senkt man also die Homocysteinwerte, so kann man Osteoporose bzw. dadurch bedingten Knochenbrüchen vorbeugen.

Eine Studie kalifornischer Mediziner zeigt, dass bei Frauen mit geringen Werten an Vitamin B_{12} sich die Rate des Knochenverlustes im Vergleich zu Frauen mit einer guten Versorgung erhöht. Dabei wurde die Knochen-Mineraldichte von 83 Frauen im Alter ab 65 Jahren im Rahmen einer Osteoporose-Studie untersucht. Zu Beginn der Studie wurden bei allen Frauen Blutproben genommen und die Werte von Vitamin B_{12} bestimmt. Bei den Teilnehmerinnen wurde außerdem die Knochen-Mineraldichte an den Hüftknochen jeweils nach zwei, nach dreieinhalb und nach knapp sechs Jahren gemessen. Frauen mit den niedrigsten Werten an Vitamin B_{12} hatten einen jährlichen Knochenverlust von 1,6 Prozent im gesamten Hüftknochenbereich. Bei Frauen, die gut mit Vitamin B_{12} versorgt waren, sank die Knochen-Mineraldichte in den Hüftknochen dagegen nur um 0,2 Prozent. Ähnliche Ergebnisse zeigten sich, wenn einzelne Hüftregionen untersucht wurden. Eine gute Versorgung mit Vitamin B_{12} kann demnach Frakturen im Hüftbereich vorbeugen.

Eine groß angelegte Studie am Landeskrankenhaus Bad Radkersburg ergab, dass in Österreich rund 30 Prozent der Erwachsenen eine Hyperhomocysteinämie (mehr als 11,7 Mikromol / Liter) haben dürften. Da dieser Grenzwert meines Erachtens zu hoch angesetzt ist, besteht das Risiko für Erkrankungen durch Homocystein bei einem weitaus größeren Bevölkerungsanteil als den angegebenen 30 Prozent.

Eine niederländische und eine amerikanische Forschergruppe haben jetzt im «New England Journal of Medicine» eine Verbindung von Homocystein zur Osteoporose bzw. zur Häufigkeit von Frakturen hergestellt. Joyce B. J. van Meurs und die Co-Autoren von der Abteilung für Interne Medizin am «Erasmus Medical Center in Rotterdam» haben insgesamt 2406 Probanden im Alter über 55 Jahren jahrelang auf knochenabbaubedingte Brüche beobachtet. Gleichzeitig wurden die Homocysteinkonzentrationen bestimmt. Insgesamt konnte sich das Autorenteam auf 11 253 Patienten-Jahre als Datenmaterial stützen. In dem Journal (13. Mai 2004; Vol 350, No 20) berichteten sie über eine enge Korrelation: Pro Erhöhung der «Hcy»-Plasmakonzentration um eine Standardabweichung stieg das Frakturrisiko um den Faktor 1,4. In der Kohorte mit den höchsten Werten betrug dieser Faktor gar 1,9.

In der zweiten Studie ergaben sich für Dr. Robert R. McLean und die Co-Autoren von der «Harvard Medical School» (Boston) ähnliche Ergebnisse bei der Untersuchung von 825 Männern und 1174 Frauen im Alter zwischen 59 und 91 Jahren. Die Blutproben stammten aus den Jahren 1979 bis 1982. Die Männer wurden median 12,3 Jahre lang, die Frauen 15 Jahre lang beobachtet.

Insgesamt kam es bei den Männern zu 41 Hüftgelenksfrakturen, unter den Frauen zu 146. Wiederum unterschied sich die Häufigkeit solcher Brüche deutlich zwischen den einzelnen Gruppen: Bei den Männern hatten jene mit den höchsten Homocysteinwerten 8,14-mal öfter derartige Frakturen (im Vergleich zu der Personengruppe mit den niedrigsten Homocysteinwerten; durchschnittliche Konzentration: 13,4 Mikromol/Liter). Bei den Frauen war dieser Unterschied mit dem Faktor 16,57 noch auffallender (durchschnittliche Konzentration: 12,1 Mikromol pro Liter).

Die US-Wissenschaftler stellten fest: «**Unsere Ergebnisse deuten darauf hin, dass die Homocysteinkonzentration, die sich ja ziemlich einfach durch eine Diät-Intervention beeinflussen ließe, ein wichtiger Faktor für Hüftfrakturen bei älteren Menschen ist.**»

Was Sie tun sollten, wenn Sie an Osteoporose erkrankt sind. Oder was Sie tun sollten, um das Risiko einer Osteoporose-Erkrankung so gering wie möglich zu halten.

- Testen Sie Ihren Homocysteinspiegel. Bei einem Hcy-Wert höher als 8 versorgen Sie sich mit dem «Dreieck des Lebens» und der Vitamin-Kombination von täglich einer Kapsel mit 100 Milligramm (mg) Vitamin B_6, 1000 Mikrogramm (µg) Folsäure sowie 1000 Mikrogramm (µg) Vitamin B_{12}.

- Bewegen Sie sich! Die alte Weisheit «Wer rastet, der rostet» stimmt zu 100 Prozent für Ihre Gefäße und für den Herzmuskel. Trampolinspringen, Yoga, Gymnastik oder jegliche Form von Bewegung wie Herz-Kreislauf-Training, Schwimmen, Joggen, Nordic Walking oder Muskelaufbautraining mit oder ohne Geräte ist eine notwendige Maßnahme.
- Ernähren Sie sich in ausgewogenem Verhältnis von Eiweiß – Kohlenhydrate – Fett von 30 – 40 – 30, wie in meinem Buch «Die 7 Revolutionen der Medizin» beschrieben. Damit reduzieren Sie die Bildung von «schlechten» Eicosanoiden wie PEG 2, die wiederum zum Verlust der Knochenmasse beitragen.
- Stärken Sie Ihre Darmflora, um Ihre Versorgung mit allen Nährstoffen sicherzustellen und eine gute Barriere gegen Giftstoffe aufzubauen! Nehmen Sie regelmäßig oder als Kur «Nature's Biotics» (siehe bei allen empfohlenen Produkten auch die Kapitel Produkte und Bezugsquellen).
- Vermeiden Sie Soja-Produkte wie Tofu, Sojamilch, Soja-Joghurt, Soja-Burger, Soja-Würstchen und Soja-Aufstriche sowie Sojaöl und Sojamehl.
- Zu den säuernden Nahrungsmitteln gehören alle Genussgifte wie Zucker, Alkohol, Kaffee, Weißmehlprodukte. Lesen Sie genauere Erklärungen und Hinweise in meinem Buch «Die 7 Revolutionen der Medizin».
- Besorgen Sie sich einen Kefirpilz und bereiten Sie Ihren Kefir mit Rohmilch (Vorzugsmilch) zu.
- Nehmen Sie ein gutes Vitamin K wie SuperK (siehe unter Präparaten und Produktempfehlungen).
- Als Stoffwechseltyp des Schnellverbrenners (Glucotyp) brauchen Sie ein Kalziumcitrat, als Langsamverbrenner (Betatyp) ein Kalziumchlorid, um nicht zu übersäuern.
- Da uns in unserer Ernährung fast keine Quellen für

langkettige Omega-3-Fettsäuren zur Verfügung stehen wie unbelasteter Hochseefisch oder Gehirn von Tieren aus biologischer Zucht, empfehle ich pharmazeutisch reines Fischöl wie in RX Omega zur Reduzierung von «stiller Entzündung» und den «schlechten» Eicosanoiden wie PGE 2. Außerdem empfehle ich ein hochwertiges kaltgepresstes Olivenöl, Kokosöl in VCO-Qualität, während ich von den Pflanzenölen mit hohem Omega-6-Anteil wie Sonnenblumen-, Distel-, Sojaöl sowie allen Margarinen oder pflanzlichen Koch- und Bratfetten dringend abrate.

- ► Wenn Sie Cholesterinsenker einnehmen, lesen Sie das Kapitel «Blut kann nicht lügen – oder doch?» Und sprechen Sie mit Ihrem Arzt über ein Absetzen der Medikation.

EXTRATEIL – **HORST JANSON**

Mein idealer Patient

Man kann als Heiler nur so gut oder schlecht sein, wie der Patient es zulässt. Daher freue ich mich jedes Mal, wenn Horst Janson in meine Praxis kommt. Ich mag den Schauspieler. Uns verbindet seit Jahren eine gute und enge Beziehung. Und ich mag den Menschen. Uns verbinden viele spannende und tiefsinnige Gespräche. Am allerliebsten mag ich aber den Patienten Horst Janson, der zwei- oder dreimal im Jahr aus reinen Vorsorgegründen zu mir kommt. Horst Janson ist mein idealer Patient. Er nimmt meine Ratschläge zur Vorsorge ernst. Er ernährt sich sinnvoll. Er bewegt sich regelmäßig. Er baut mit ganz natürlichen Mitteln Stress ab und Lebensfreude auf. Und er vertraut auf die sanften Mittel, zu denen ich rate. Selbstverständlich weiß Horst Janson um seinen Homocysteinwert, selbstverständlich nimmt er täglich seine Vitamin-Kombination und selbstverständlich schenkt er seinem Körper auch regelmäßig wertvolles RX Omega-Fischöl und baut zudem Tag für Tag Immun- und Anti-Krebskraft durch den Pilzextrakt AHCC auf. Von Horst Janson kann man lernen, auf natürliche Art und mit natürlichen Mitteln gesund zu leben. Horst Janson ist quicklebendiger Beweis für meine These, dass die richtige und intensive Erhaltung der Gesundheit der beste Schutz vor Krankheit ist. Aber lesen Sie selbst. Auf den nächsten Seiten erzählt Ihnen Horst Janson mit seinen eigenen Worten, wie er es schafft, sich auch im 70. Lebensjahr jung, vital und lebensfroh zu fühlen.

Dass ich «Der Bastian» geworden bin, die Kultfigur aus der gleichnamigen ZDF-Erfolgsserie, war eine Fügung des Schicksals oder ein Geschenk des Himmels. Ich war für die Rolle gar nicht vorgesehen, der Sender hatte mich nicht auf dem Plan. Der ewige Student Bastian, der schlaksig und mit wehendem Blondhaar die Leichtigkeit des Seins genießt – dafür war der Janson als Enddreißiger locker zehn Jährchen zu alt. Das war Anfang der 70er Jahre. Der Sender suchte den optimalen Hauptdarsteller, quer durchs Land waren Probeaufnahmen angesetzt. Mich kannte beim ZDF keiner richtig, obwohl ich bereits viel gemacht hatte. Die Serie «Salto Mortale» war 1968 mein Durchbruch in Deutschland. Na, jedenfalls fanden sie ihren Wunschkandidaten nicht. Schließlich wurde ich als Notnagel hinbestellt («vielleicht sieht der nicht so alt aus») – und praktisch sofort besetzt. Die 13-teilige Serie startete 1973 und wurde ein Riesenerfolg. Ich bin für viele der Bastian geblieben, bis heute. Selbst in entfernten Winkeln der Erde, wie unlängst auf dem Flughafen in Bangkok, stürzen Fans auf mich zu und sagen: «Sie sind doch der …» Wobei mich immer wieder erstaunt, wie viele junge Leute das oft sind. Kann eigentlich nur am Zeitgeist liegen, für den der Bastian stand.

Die jugendliche Ausstrahlung funktionierte auch in einem anderen Fall reibungslos, wenngleich jemand nachgeholfen hatte. 1984 spielte ich in London den General Schellenberg, den letzten deutschen Abwehrchef nach Canaris. Der US-Produzent, Jahrgang 1935 wie ich, joggte jeden Morgen. Als er wie üblich halb tot ins Hotel kroch, flapste ich ihn einmal an: «Na, bist ja ziemlich geschafft ...» – «Komm du Jungspund erst mal in mein Alter», keuchte er. So entdeckte ich, dass mein Londoner Agent mich für diese Produktion glatt zehn Jahre jünger verkauft hatte. Und keiner hatte es gemerkt.

Meine beiden Töchter verkünden gern, ich hätte meine Fitness ihnen zu verdanken. Laura-Maria ist Gymnasiastin und mit 18 Jahren die jüngere. Sie trompetet fröhlich heraus: «Wir sind das Geheimnis von Papas ewiger Jugend. Wir halten ihn auf Trab. Ohne uns müsste er nicht so herumhüpfen, hätte nicht die Herausforderungen durch die Schule oder Sarahs Studium, durch unsere Liebschaften und durch kleinere Aufträge wie das Besorgen von Kürbiskernsemmeln.» Sarah-Jane, mit 21 Jahren Studentin und gnadenlos vernünftig, rückt es ein bisschen zurecht: «Mein Papa ernährt und bewegt sich vernünftig, er genießt alles in Maßen und übertreibt nix.»

Nach meinem Geheimrezept für die ewige Jugend werde ich tatsächlich immer wieder gefragt. Ich würde es verraten, wenn ich eines in der Schublade liegen hätte. In unserem Garten steht kein Jungbrunnen, ich kann nicht mit speziellen Tricks aufwarten. Ich bin auch kein Gesundheitsapostel. Meine Vitalitäts-Formel ist ganz einfach: Liebe + Ernährung + Bewegung.

Dahinter steckt meine (und zu großen Teilen auch die meines Heilpraktikers Uwe Karstädt) Philosophie: Sei nett zu deinem Körper, behandle ihn pfleglich, tue ihm Gutes. Und zwar rechtzeitig. Dazu gehören regelmäßiger Sport, eine ausgewogene Ernährung, der entsprechende Lebensstil. Unschlagbar ist dabei unser harmonisches Familienleben. Menschen wollen nun mal lieben und geliebt werden. Sicher habe ich das Glück, dass meine Eltern mir ordentliche Gene mitgegeben haben. Doch das ist kein Persilschein für ein langes Leben voller Vitalität und geistiger Fitness. Man muss auch selbst aktiv sein. Denn irgendwo im Organismus kann sich immer eine Zeitbombe verstecken. Wird sie früh genug aufgespürt, lässt sie sich gefahrlos entschärfen.

Deshalb wundere ich mich auch über die Menschen, die so wenig über sich selbst und ihren Körper wissen. Am Zustand ihres Autos sind alle unglaublich interessiert. Mit dem wird bei jedem ungewohnten Geräusch in die Werkstatt gefahren, das bekommt seine Inspektion, seinen Ölwechsel, neue Bremsen, neue Reifen und was noch alles. Risiko-Minimierung eben, um größere Schäden zu verhindern. Aber bei der eigenen Gesundheit sind erstaunlich viele Menschen nachlässig. Damit meine ich nicht, dass man jeden Tag zum Arzt rennen oder ständig in sich hinein horchen soll. Aber man muss informiert sein über den Zustand seines Körpers. Inspektion oder TÜV, das lässt sich auch für die Gesundheit durchziehen. Selbst wenn man manchen Test und manches Mittel aus eigener Tasche bezahlen muss. Das kostet nicht die Welt und ist sinnvoll investiertes Geld.

Die Gesundheitspolitik hierzulande halte ich für ziemlich verfehlt, mit Prophylaxe und Prävention passiert doch über die Krankenkassen oder die Gesetzgebung kaum etwas. In anderen Ländern sind längst Präventiv-Mediziner am Werk, das ist eine vernünftige Sache. Aber in Deutschland muss man erst mit dem Kopf unterm Arm daherkommen, damit die Krankenkassen bezahlen. Typisch ist das Beispiel mit der Volkskrankheit Osteoporose, also dem Knochenschwund. Die Kasse übernimmt die Kosten der Untersuchung erst, wenn sich eine Frau schon einen Knochen gebrochen hat. So eine Haltung verstehe ich nicht. Auch volkswirtschaftlich gesehen, denn die Behandlung verschlingt dann Abertausende.

Ohne Eigenverantwortung geht ohnehin nichts. Meine Frau und ich haben kürzlich eine Darmspiegelung machen lassen. Das ist wirklich nicht schlimm, kein Grund zur Panik. Und natürlich lasse ich mich regelmäßig durchchecken Aber nicht in einer teuren Diagnostik-Klinik, sondern beim Heilpraktiker, bei Uwe Karstädt. Wenn man lange zum selben geht, bringt das enorme Vorteile. Weil der Heilpraktiker den ganzen Menschen kennt und nicht nur einzelne Werte. Mit diesem Wissen und mit bestimmten diagnostischen Methoden kann er gewissermaßen um die Ecke schauen – also Entwicklungen abschätzen und beurteilen. Und wir können gezielt und frühzeitig gegensteuern, die Werte optimieren, damit sie gar nicht in gefährliche Grenzbereiche abrutschen. Ein guter Heilpraktiker verfügt über ein fundiertes Wissen der komplexen gesundheitlichen Zusammenhänge. Das schätze ich sehr. In der Apparate-Medizin der Spezialisten wird der Mensch nicht ganzheitlich gesehen. Oft wird nur an den Symptomen herumgedoktert statt nachzuforschen, woher sie kommen. Als ich auf meiner letzten Tournee Schmerzen in der Schulter hatte und unterwegs zu einem Arzt bin, hat der nur gesagt, nehmen Sie mal XYZ, dann geht das weg. Das geht dann auch weg, aber es kommt garantiert wieder. Das kann es nicht sein, finde ich.

Damit kein falscher Eindruck entsteht: Ich habe überhaupt nichts gegen die Schulmedizin. Wenn der Meniskus gerissen ist, muss er operiert werden. Klarer Fall. Doch generell wird für mein Empfinden zu oft mit Kanonen auf Spatzen geschossen. Tut die Schulter weh, bekommt man eine Cortisonspritze. Doch ich weiß, dass sich diese Dinge auch anders heilen lassen. Deshalb fühle ich mich in der Naturheilkunde und in der Homöopathie einfach besser aufgehoben. Natürlich kann es jedem passieren, dass er in einer bestimmten Situation oder bei einer Krankheit starke Medikamente braucht – auch mir. Dann, so denke ich, ist die Chance größer, dass sie tatsächlich wirken, weil der Organismus nicht daran gewöhnt ist.

Liebe: «Sex mit siebzig hält fit»

Sex mit siebzig ist eine wunderbare Sache. Entgegen einer weit verbreiteten Meinung versandet das Sexualleben nicht einfach, wenn man in die Jahre kommt. Soll es auch nicht, mit Sex soll man nie aufhören. Die körperliche Liebe ist ein elementares Bedürfnis wie Hunger und Durst. Spaß im Bett und auch noch mit der eigenen Frau: Dem steht nichts im Wege, vorausgesetzt, man hat seinen Körper nicht durch Medikamente, Drogen oder Alkohol ruiniert oder ist durch eine Krankheit bzw. eine Operation impotent geworden. Im Bett sollte man immer aktiv bleiben, sonst ist es vielleicht tatsächlich irgendwann vorbei. Und das wäre jammerschade. Ich bin verheiratet und auch sonst nicht der Typ, der öffentlich sein Sexualleben ausbreitet. Und fühle mich nicht befugt, auf diesem Gebiet irgendwelche Tipps zu geben – ob etwa ein Kopfstand neue Dynamik ins Schlafzimmer bringt. Das muss jeder Mann und jede Frau für sich selbst herausfinden, der Phantasie sind erfreulicherweise keine Grenzen gesetzt.

Natürlich rücken im Laufe einer langen Ehe oder Partnerschaft andere Wertigkeiten in den Vordergrund. Man fällt nicht mehr bei jeder Gelegenheit übereinander her, wie im ersten Rausch der Sinne, in der Anfangszeit der Liebe. Doch die jungen Leute treiben es auch nicht jede Nacht, wenn man den zahlreichen Umfragen zu diesem Thema glauben darf.

Der Spaß und der Lustgewinn bleiben. Sie werden im Laufe der Jahre sogar noch besser, weil man sehr viel vertrauter miteinander umgeht, den eigenen Körper und den des anderen immer intensiver kennt. In einer funktionierenden Beziehung sollte man über alles sprechen können, ohne dass sich der Partner abgelehnt fühlt. Dass man einfach zu kaputt ist, dass die Wechseljahre bei Frauen gewisse Probleme mit sich bringen können. Über so manches kann man gemeinsam lachen, das nimmt unnötige Negativspannung heraus.

Viel mehr als Männer machen sich ja Frauen Gedanken über ihre körperliche Attraktivität. Ob nicht vielleicht doch das Speckröllchen stört oder die Tatsache, dass der Busen nicht mehr knackig straff wippt. Da ist es tröstlich, dass auch der Körper des Mannes den Schmelz verliert. Man altert gemeinsam.

Wichtig ist in jedem Fall konsequente Pflege, keiner darf sich gehen lassen, der ästhetische Anspruch bleibt erhalten. Das gilt für den Mann genauso wie für die Frau. Männer fühlen sich in diesem Punkt nicht immer angesprochen. Ebenso wichtig ist, die erotische Anziehungskraft lebendig zu halten, dass man nicht alles im Alltag untergehen lässt.

Guter Sex ist ein echtes Highlight mit zahlreichen positiven Effekten für die Gesundheit. Das ist eine Seite. Die andere: Sex gehört zwingend zu einer Partnerschaft. Er rundet die Beziehung ab. Wie oft hört man von einer vorübergehenden Trennung als Atempause, weil man sich auseinander gelebt hat. Die Leute lügen sich in die eigene Tasche. Nach kurzer Zeit stellt sich heraus, dass eine neue Frau oder ein neuer Mann der wahre Grund ist. Skeptisch bin ich auch immer, wenn Paare erzählen, sie hätten seit zehn Jahren keinen Sex mehr, aber eine wunderbare menschliche Beziehung. Da fehlt etwas Elementares. Und man fragt sich, wie machen sie es bloß?

Schönheits-OP: «Kommt nicht infrage.»

Wie die Leute an ihren Gesichtern rumschnippeln lassen oder zum Fettabsaugen gehen wie zum Friseur – das macht mich manchmal fassungslos. Normalerweise finde ich solche Operationen völlig unnötig. Jedes Gesicht hat seinen eigenen Charakter. Falten kriegen wir alle, es ist eine Frage der Persönlichkeit, wie man sie trägt.

Für bestimmte Eingriffe habe ich volles Verständnis. Wenn jemand Tränensäcke entfernen lässt, die fast bis zum Kinn hängen, oder Schlupflider gehoben kriegt, unter denen die Augen kaum mehr zu sehen waren. Aber ein Face-Lifting und nochmal eines, nur um optisch ein paar Jahre herauszuschinden – das ist nicht mein Ding. Jung wirkt man durch seine Ausstrahlung. Es gibt 30-Jährige, die wie Greise durchs Leben schlurfen. Und

70-Jährige, die so voller Elan und Lebensfreude unterwegs sind, dass man einfach gern in ihrer Nähe ist.

Wenn ich mir anschaue, wie die Chirurgen den US-Schauspieler Robert Redford umgearbeitet haben – fürchterlich, nur noch eine Maske. Jünger als vorher wirkt er bestimmt nicht. Bei einem Face-Lifting verschwinden nicht nur Falten, sondern oft auch die Mimik eines Menschen, sein typisches Lachen. Alles verändert sich, was diese Person geprägt und ausgemacht hat. Was ist eine schöne Frau? Eine sehr problematische Frage. Die Antwort sind gewiss nicht die Barbies aus dem Operationssaal, wie sie in den USA zu Dutzenden herumlaufen. Diese Frauen mit den gleichen Nasen, Mündern und Wangenknochen. Was für eine Erscheinung ist hingegen die US-Schauspielerin Meryl Streep. Auf den ersten Blick ist sie nach landläufiger Vorstellung gewiss nicht besonders hübsch. Doch je länger man sie sieht, umso eindrucksvoller wird sie. Sie hat eine unglaubliche Präsenz, strahlt Wärme ebenso aus wie Coolness. Sie wirkt durch ihre Persönlichkeit, leuchtet von innen. Das ist für mich echte Schönheit.

Beruf: «Selbstbestätigung braucht jeder»

Ich mag meinen Beruf sehr. Hole viel Selbstbestätigung und Anerkennung heraus. Wer sich ständig in seinem Job quälen muss, leidet darunter. Obwohl meine Mutter mich früh ins Theater geschleppt hat, wollte ich nicht von Kindesbeinen an Schauspieler werden. Es hätte auch etwas in Richtung Sport werden können. Die Operette «Madame Dubarry» war meine erste Live-Erfahrung, bestimmt kein typisches Kinderstück. Mutter war eigentlich Operngängerin, verirrte sich aber gelegentlich auch in andere Inszenierungen. In der Schule spielte ich dann Theater. Und doubelte später sogar Hans von Borsody in einem Wassertank im bayerischen Wildwasser Loisach. Das hatte nicht ernsthaft mit dem Beruf zu tun, doch ich nahm die Witterung auf, liebäugelte mit diesem Milieu.

Dann schlug das Schicksal zu. Ich schmiss die Schule, kurz vor dem Abitur. Obwohl ich allgemein als sanftmütig gelte, kann ich es krachen lassen, wenn ich mich ungerecht behandelt fühle. Genau das war in der Schule passiert. Mein stockkonservativer Vater schlug die Hände über dem Kopf zusammen. Der wollte, dass aus dem Buben etwas Ordentliches wird. Doch der Bub setzte noch eins drauf und verkündete, er würde Schauspieler. Was für meinen Vater nun gar nicht in die Kategorie «ordentlich» passte und zur Streichung sämtlicher finanziellen Zuwendungen führte.

Um den Schrecken für meine Eltern komplett zu machen, nahm mich die Herta-Genzmer-Schauspielschule in Wiesbaden an. Und verdiente das Geld dafür mit Taxifahren. Das Hessische Staatstheater holte gelegentlich Nachwuchsleute auf die Bühne, auch mich. Dabei fiel ich einem hohen Tier von der legendären Ufa in Berlin auf. Er war Gast bei einer Premierenfeier und auf der Suche nach Talenten. Ein Talent-Scout, würde man auf Neudeutsch sagen. Er fragte herum, bis er meinen Namen hatte, wollte Fotos von mir für die Kartei. Die Ufa war eine richtig große Sache für einen Eleven wie mich. Sie unterhielt ihre eigene Nachwuchsschule in Berlin mit der berühmten Lehrerin Else Bongers. Irgendwann erreichte mich tatsächlich eine Einladung nach Berlin. Total aus dem Häuschen fuhr ich hin, zum Vorsprechen und für Probeaufnahmen.

Danach war das Schweigen im Walde, ich hörte nichts mehr aus Berlin. Bis zu dem Tag, als meine Eltern mit mir und meinem Bruder Axel zum Urlaub nach Italien aufbrechen wollten. Da fischte ich einen Brief aus dem Postkasten, der mich fast umwarf. Die Ufa bot mir einen Ausbildungs- und Optionsvertrag an. Plus einem Stipendium von 450 Mark, Wohnen würde extra bezahlt. Unerfahren wie ich war, fragte ich bei den Kollegen herum, was sie mir raten würden. Alle rieten mir ab – weil der

Weg zum Erfolg ausschließlich übers Theater führen würde. Der Schauspieldirektor sah das ganz anders: «Du bist ein Arschloch, wenn du nicht gehst», sagte er unverblümt. So zogen Volker Boneth und ich als einzige Auserwählte unseres Schuljahrgangs nach Berlin. Während der einjährigen Ausbildung saß ich mit Götz George, Grit Böttcher, Klaus Löwitsch und Roger Fritz in der Klasse. Direkt nach dem Abschluss bot sich mir die Chance: Ich drehte «Die Buddenbrooks», meinen ersten Kinofilm, 1959. Schon in den 60-ern wurde ich für Fernseh-Serien engagiert und bekam schnell Hauptrollen. Später kehrte ich zwischendurch ans Theater zurück. In meinem ersten Stück, «Das Kuckucksei», stand ich mit der großen Grete Weiser auf der Bühne. Dann wurde die Mauer gebaut – und in Berlin ging es mit den Filmproduktionen rapide abwärts. Ich machte mich davon und siedelte 1965 nach München um. Ich wurde Bayer.

Bewegter Mann: «Ohne Sport kein Leben»

Sport hat in meinem Leben stets eine große Rolle gespielt. In jungen Jahren bin ich aktiv als Leistungssportler geschwommen, 100 m und 200 m Brust, in Kombination mit Butterfly. Das war damals eine Disziplin. Ich schaffte es bis zum Hessischen Landesmeister. Das hieß für mich tägliches Training, zwei Jahre lang. Was mir zwangsläufig ein Sportlerherz bescherte, also ein vergrößertes Herz. Diese Pumpe muss gefordert werden, ebenso wie die Lungen, die durch das konsequente Training ihr Volumen vergrößern. Mein Herz will bedient werden. Es muss eine bestimmte Literzahl pumpen, sonst ist es unterfordert und schwächelt irgendwann leistungsmäßig.

Was bedeutet, dass ich immer am Ball bleiben muss. Auch heute noch. Und zwar ordentlich. Also nicht nur rumhampeln und bei der Gymnastik ein bisschen die Beine werfen, sondern für richtige Ausdauerbelastung sorgen. Joggen ist überhaupt nicht mein Fall, das finde ich schlicht langweilig. Meine Liebe sind Skilanglauf, Tennis und Schwimmen geblieben. Skilanglauf ist etwas Wunderbares. An einem klaren Wintertag unter blauem Himmel und strahlender Sonne durch den knirschenden Schnee gleiten – ein Traum. Muskel- und Konditionstraining im Einklang mit der Natur, das ist eine perfekte Kombination.

Das Beruhigende ist, dass man diese Bewegungsabläufe nicht verlernt. Gehirn und Körper speichern sie offensichtlich für ewig. Das habe ich gemerkt, als ich mich für eine TV-Sendung von der Redaktion zum Skifahren überreden ließ. Die Ausrüstung wurde gestellt, doch mich plagte die Unsicherheit, ob ich auf den Brettern noch eine akzeptable Figur abgeben würde. Ich sollte ja formvollendet den Berg hinunterdüsen. Meine Kinder, von klein auf Skifahrer, haben mich beraten und mir Mut gemacht. Und wirklich: Nach einer halben Stunde auf den Skiern lief alles wie von selbst. Mein Körper ließ mich nicht im Stich, er erinnerte sich. War ich doch schon in jungen Jahren auf Skiern in den hessischen Mittelgebirgen unterwegs und manchmal in den bayerischen Alpen.

Allerdings sind in Verträgen unfallträchtige Sportarten häufig verboten, logisch. Skifahren gehört dazu. Als Freiberufler kann man eben kein Risiko eingehen. Man trägt die Verantwortung den Kollegen gegenüber, den Unternehmern und dem Publikum. Und man hat auch einen Ruf zu verlieren. Wobei ich generell zugeben muss, dass es mit dem Sporteln nicht immer so klappt, wie ich möchte und sollte. Die beruflichen Termine haben Priorität, aber ich versuche mein Bestes. Auch deshalb, weil ich mich mein Leben lang gern an der frischen Luft bewegt habe. Das putzt den Kopf durch und macht ihn klar, kurbelt die Durchblutung an und damit die Sauerstoffversorgung.

Für Tennis finde ich fast überall ein Plätzchen, einen Partner und Zeit. Auf Theater-Tourneen fahre ich nicht im Tournee-Bus wie viele Kollegen, sondern selbst mit dem Auto. Im

Kofferraum liegen meine Tennisschläger und die Sportklamotten. Die Planung ist so, dass wir nach Möglichkeit zwei, drei Abende in dicht beieinander liegenden Orten auftreten. Ich suche mir ein Hotel irgendwo in der Mitte und eine Tennisanlage, die stehen fast überall. Dann kann ich mit einem Tennistrainer arbeiten. Eine Stunde mit einem Profi bringt wesentlich mehr als drei Stunden Herumklopfen mit Kollegen. Und es ist ein hervorragender Ausgleich zum langen Sitzen im Auto.

Die Meinungen über den zutreffenden Platz sind unterschiedlich. Ich habe festgestellt, dass mir Spielen in der Halle oder auf einem Hartplatz zu stark auf die Gelenke geht. Auf Sand jedoch ist es meiner Erfahrung nach eine sehr gute Möglichkeit, sich fit zu halten. Mir macht es unglaublichen Spaß. Ich bewege den ganzen Körper, fordere ihn beim schnellen Antritt.

Wenn man ein bisschen älter ist, halte ich es für besonders wichtig, sich vorher warm zu machen. Nicht gleich in die Vollen gehen, da zerrt man sich schnell etwas. Ich genieße hinterher das erhebende Gefühl, dass ich mir etwas Gutes getan habe. Eine Stunde auf dem Platz reicht mir, dann bin ich ziemlich fertig. Wobei ich generell beim Sport nicht auf Gewinnen aus bin. Wer verbissen um den Sieg kämpft, läuft Gefahr, sich zu überfordern. Ich bin auf den Trainingseffekt aus und auf die Freude an der Bewegung.

Ins Fitness-Studio gehe ich nach Möglichkeit auch. Nicht um chic an der Bar abzuhängen, sondern um meine Muskulatur straff zu halten. Ich will mir beileibe keine Muskelpakete anzüchten, sondern die Muskeln in akzeptablem Zustand erhalten. Denn wenn die erschlaffen, erschlafft der ganze Körper. Perfekt ist es, wenn ich für eine Theaterrolle vor Ort engagiert bin, zu Hause in München oder in Berlin, Köln oder Hamburg. Dann habe ich abends Vorstellung und tagsüber Zeit. Das nutze ich und besuche dreimal die Woche ein Fitness-Studio. Ich lasse mir vom Trainer ein Programm maßschneidern. Ich brauche

Übungen, die den Rücken stärken, aber nicht überlasten. Will zielgenau die Muskeln aufpeppen, die es nötig haben. Blindwütig drauflloszurackern, bringt gar nichts, das schadet nur. Das muss man sich schon von Fachleuten zeigen und erklären lassen. Und die Vorgaben tatsächlich einhalten.

So ein Programm ziehe ich straff über zwei Monate durch, das ist die übliche Länge eines Engagements – dann lasse ich es leider wieder schleifen, ich gebe es zu. Ich bin halt auch nur ein Mensch. War eigentlich ganz praktisch in früheren Zeiten, als man die Muskeln zwangsläufig und kostenlos trainierte. Beim Holzhacken oder beim Teppichklopfen oder wenn man die Kohleneimer aus dem Keller hochschleppen musste. Mit dem Einzug der Moderne und den Segnungen der Zivilisation hat sich das fast überall erledigt.

Frühe Fitness: «Zu Fuß in die Rhön gelaufen»

Früher war alles anders: Ein gefährlicher Spruch, weil du schnell in die altmodische Ecke abgeschoben wirst. Doch man kann sich davon immer noch etliches abschauen. Als 15-jährige Jungs sind wir mit dem Fahrrad von meiner Heimatstadt Wiesbaden nach Cuxhaven an die Nordsee gestrampelt und wieder zurück. Einfach so, aus Spaß an der Freud. Die Pfadfinder waren die Vorläufer der heutigen Clubs und für uns eine phantastische Gelegenheit, herauszukommen. Wir sind zu Fuß durch die hessischen Mittelgebirge, durch Taunus, Rothaar und Vogelsberg bis in die Rhön gelaufen. Das waren jeden Tag 30 Kilometer. Abends wurden am Waldrand die Zelte aufgeschlagen, schlichteste Ausführung. Das war 1950, niemand hatte Geld. Zelten am Waldrand war problemlos möglich und normal. Ebenso normal war übrigens mein Schulweg. Morgens 25 Minuten zu Fuß zum Bahnhof marschiert, mit dem Zug nach Frankfurt-Höchst gezuckelt und dort nochmals zehn Minuten Fußweg ins

Gymnasium. Bei jedem Wetter, natürlich ohne Regenschirm, das wäre uns Buben zu albern erschienen.

Warum ich das alles erzähle? Weil ich denke, dass es eine nützliche Abhärtung für den Organismus war. Dass ich deshalb heute noch vom «alten Fett zehre», also von dem, was ich früher alles gemacht habe. Meine Erfahrung ist, dass sich meine Muskelkraft relativ schnell wieder aktivieren lässt, wenn ich mal eine Zeit lang nachlässig war. Wer in dieser Hinsicht nie etwas aufgebaut hat, tut sich sicher schwerer. Aber ich bin überzeugt, dass man mit Bewegung immer anfangen kann. Meine Töchter hörten immer mit großen Ohren zu, wenn ich erzählte, wie das bei mir mit der körperlichen Ertüchtigung schon im Kindesalter losging. 1939 war ich vier Jahre alt, bei Kriegsende zehn. Wir Kinder waren immer draußen und auf Achse. Selbstverständlich barfuß und in strapazierfähigen Lederhosen, die langen Hosen mussten geschont werden. Am Rhein in meiner Geburtsstadt Mainz hatten wir genügend Auslauf. Ich war die meiste Zeit mit meiner Mutter allein, und sie spannte mich früh in die häuslichen Aufgaben mit ein. Ich musste im Gärtchen Unkraut jäten, die Erdbeeren oder anderes Obst ernten. Irgendwo hatte meine Mutter einen alten Tretroller aufgetan. Rollern war dann meine Belohnung, wenn ich all meine Arbeiten erledigt hatte. Das gab starke Beinmuskeln und übte die Koordination. Nachdem wir 1944 ausgebombt worden waren, evakuierte man uns in den Taunus, nach Bad Soden. Unsere neue Adresse war eine Ziegelei, voll in Betrieb. Zum Austoben ging es in den dazu gehörigen Lehmbruch. Hochgefährlich – und wir sahen aus wie die Ferkel. Die Kinder von heute haben diese natürlichen Abenteuerspielplätze gar nicht mehr. Können nur selten in freier Wildbahn ausgelassen tollen, rangeln und bolzen. Ein Jammer ist das mit diesen Bewegungsdefiziten. Mir hat es immer unglaublich viel gegeben, einen Sport zu beherrschen. Da reihen sich viele kleine Erfolgsmomente aneinander. Bei unseren Töchtern haben meine Frau und ich von

Anfang an darauf geachtet, dass sie in Bewegung blieben. Sie spielen Tennis und fahren Ski, tummeln sich gern im Wasser. So ist auf jeden Fall ein entscheidender Grundstock gelegt. Wer in jungen Jahren gar nichts gelernt hat, hat als Erwachsener Schwierigkeiten damit. Bei meinen Kindern habe ich inzwischen nicht mehr so großen Einfluss darauf. Ich bin schon froh, wenn sie in die Disco zum Tanzen abzwitschern. Doch die generelle Freude an Bewegung ist ihnen geblieben. Und wenn sie irgendwann noch richtig mit Sport loslegen wollen, sind sie schnell wieder drin.

Wildwest-Manier: «Cowboy, können Sie reiten?»

Auf den Rücken der Pferde bin ich in echter Wildwest-Manier geraten. Das war 1962 für einen geplanten Filmdreh in Kanada, für «Ruf der Wildgänse». «Cowboy, können Sie reiten?», fragte mich der Regisseur als Erstes beim Vorgespräch in Berlin. «Natürlich», erwiderte ich, obwohl ich Pferde nur von unten kannte. Ich also am nächsten Tag in die Reitschule im Grunewald und mit einem Reitlehrer gesprochen. «In ein paar Monaten muss ich perfekt sein auf dem Pferd», schilderte ich ihm meine Not. «Na, dann sollten wir gleich anfangen», sagte der lakonisch, «erst in der Halle und dann raus ins Gelände.» Nach kürzester Zeit war mein Hintern wund geritten, bis ich allmählich begriff, dass ich mich den Bewegungen des Tieres anpassen musste.

Bei den Dreharbeiten in Kanada habe ich mit unendlicher Erleichterung festgestellt, dass die Westernreiterei sehr viel einfacher ist als Üben in der Reitschule. Das Umsatteln war ein echtes Vergnügen. Als ich aus Kanada zurückkam, konnte ich echt reiten. Und hatte eine wunderschöne Sportart entdeckt, die Rücken und Muskulatur kräftigt. Pferde sind interessante und eindrucksvolle Tiere. Ich hatte nie Angst vor ihnen.

Diese Fertigkeit kam mir sehr zupass, als ich für einen Spaghetti-Western mit Franco Nero und Eli Wallach engagiert wurde. Später drehte ich «Seltsame Patrioten» mit Tony Curtis in Zentralanatolien, Istanbul und anderen Orten in der Türkei. Ich gab einen Söldner, Anführer war Charles Bronson. Weder Mann noch Tier wurde etwas geschenkt. Jeden Tag saßen wir auf den Pferden und haben viel Staub geschluckt. Mein Glück war, dass ich ziemlich weit vorne im Pulk ritt. Später kamen die «Immenhof»-Filme und noch später «Captain Kronos» in England. Fest im Sattel saß ich auch bei den Karl-May-Spielen in Bad Segeberg. 1998 ritt ich als Old Shatterhand ins Gelände, 2001 als Old Firehand: Da war nicht nur das Publikum begeistert. Die hatten dort wirklich nervöse Zossen, die oft kaum zu zügeln waren.

Zum Fechten bin ich ebenfalls durch meinen Beruf gekommen. 1960 drehte ich meinen zweiten Kinofilm, «Das Glas Wasser», der heute noch in Filmkunsttheatern gezeigt wird. Regie hatte Helmut Käutner, meine Kollegen waren der legendäre Gustav Gründgens und Lilo Pulver. Da hieß es für mich: Fechten lernen. In Hamburg wurde ich in der Fechtschule Geresheim fit am Gerät gemacht; ein ehemaliger Olympiateilnehmer leitete sie. Für «Captain Kronos» musste ich in London noch einmal ran, bestes Bühnenfechten war gefragt. Mein Lehrmeister war William Hops, der am Nationaltheater in London tätig war und auch am Residenztheater in München für Shakespeare-Stücke engagiert wurde: Später bewies ich meine Kunstfertigkeit am Degen noch in der englischen Serie «Die Schmuggler», die im Mittelalter spielte.

Gesund essen: «Frischer Fisch von Frickel»

Viel Wahrheit steckt meiner Meinung nach im Spruch: «Der Mensch ist, was er isst.» Ich bin mit Fisch groß geworden. Bei meinen Eltern im Rheingauer Viertel in Wiesbaden war gleich um die Ecke der «Fisch Frickel» am Loreley-Ring. Die ganze Familie hat gern Fisch gegessen, mindestens zweimal die Woche kam frische Ware von Frickel auf den Teller. Seefisch wie Rotbarsch und Kabeljau. Der war nicht teuer und auf jeden Fall preiswerter als Fleisch. Meine Mutter legte großen Wert darauf, dass der Fisch nur geeist war. Gefrorenen Fisch hat sie kategorisch abgelehnt, weil «beim Auftauen die Zellen platzen und die Nährstoffe auf der Strecke bleiben». Das hatte ihr jemand erzählt, und sie war überzeugt davon. Nun bin ich Jahrgang 1935, und damals war das Wissen über Ernährung generell eher dürftig. Doch dass Nährstoffe enthalten sind, war schon meiner Mutter wichtig.

Gedünsteter Fisch steht bei meinen Lieblingsgerichten ganz oben. Zum Beispiel Angelschellfisch, im Dampf gegart. Dazu eine pikante Senfsauce, frische Kartoffeln und Petersilie, Zitrone und ein knackiger grüner Salat – ein Hochgenuss, etwas Besseres gibt es doch gar nicht.

Wenn ich die Wahl habe zwischen Salat und Gemüse, entscheide ich mich meist für Salat. Beim Gemüse bin ich sehr heikel, das ist eine Zubereitungsfrage. Sobald es tot gekocht in irgendeiner Pampe herumschwimmt, sieht mir das zu unappetitlich aus. Und die Nährstoffe haben sich bestimmt davongemacht. Die reagieren ja sehr empfindlich auf zu viel Wasser, zu lange Garzeiten. Dann kann ich gleich die Finger davon lassen.

Spannender und gesünder ist Gemüse in einer fernöstlichen Variante. Nur kurz und knackig erhitzt, mit Gewürzen raffiniert zubereitet – das ist eine feine Sache. Deshalb liebäugeln wir jetzt mit einem Wok als Anschaffung fürs Küchengerät.

Wir probieren zu Hause in der Küche herum, wie wir es mögen. Das mache ich mit Leidenschaft. Schon als Kind habe ich meinem Vater, dem Hobbykoch, assistiert. Meine Tochter Laura hat sich zu einer begeisterten Küchenmeisterin gemausert, experimentiert täglich am Herd und überrascht uns mit wirklich leckeren Gerichten.

Wir bedienen uns gern bei der italienischen Küche. Sind inspiriert von unserem Freund Thomas Schühly, dem Produzenten. Er hat zehn Jahre in Rom gelebt und uns einige herrliche Rezepte beigebracht. Dafür braucht es keinen großen Aufwand, ruck zuck steht alles auf dem Tisch. Seit wir wissen, dass die mediterrane Küche als besonders gesund gilt, schmeckt es uns doppelt so gut. Zudem haben wir das Glück, dass uns ein Freund aus Italien mit hervorragendem Olivenöl aus eigener Ernte versorgt. Will ist Schauspieler und hat in seinem Häuschen in der Toskana sein Glück gefunden. Wenn er zum Dreh nach München anreist, packt er den Kofferraum voll mit Flaschen mit dem köstlichen Öl. Seine Ausbeute ist sehr überschaubar, weil er nur einen kleinen Olivenhain bewirtschaftet. Doch für ihn und enge Freunde reicht es. Auf Theater-Tournee war es lange Zeit oft fast unmöglich, nach der Vorstellung in einer fremden Stadt etwas Vernünftiges zu essen zu bekommen. Inzwischen ist das besser geworden, wir können etwas vorbestellen und werden nicht mit irgendwelchen obskuren Resten abgefertigt. Essen soll man dann, wenn man Hunger hat, finde ich. Und das ist halt nach getaner Arbeit, eben nach der Vorstellung. Vorher bringe ich keine Mahlzeit runter. Wäre auch schlecht, sich voll zu schlagen, weil dann das Blut für die Verdauungsarbeit in den Magen-Darm-Trakt umverteilt wird und dem Gehirn logischerweise fehlt. Was sich wiederum negativ auf die Bühnenpräsenz und die Textsicherheit auswirkt.

Wenn ich unterwegs bin, ist es schwierig, sich ausgeglichen zu ernähren. Da habe ich eine kleine Strategie entwickelt: Ich halte mich am Set beim Catering – eine Art ambulante Kantine

– an Salat, falls er okay ist. Und an Suppe und Obst, die bekomme ich eigentlich überall in ordentlicher Qualität. Ich habe gelernt, nicht einfach irgendetwas reinzuessen. Das verdirbt den Geschmack und ist schlecht für die Gesundheit. Um sicherzustellen, dass mein Körper auch unter erschwerten Bedingungen mit allen nötigen Stoffen versorgt ist, helfe ich nach. Ich nehme regelmäßig Kapseln mit hochwertigem RX-Omega-Fischöl, das speziell Herz und Gefäße sowie das Gehirn schützt. Sie erinnern mich so nett an die Portion Lebertran, die mir als Kind täglich eingelöffelt wurde. Und ich nehme Vitamin-Kapseln mit der einmaligen und besonders wirksamen Dreier-Kombination aus Folsäure, Vitamin B_6 und B_{12}. Sie halten meinen Homocysteinspiegel in Schach, was generell wichtig für alles ist. Angenehm dabei ist auch der Psycho-Effekt: Wenn ich mir für den Hunger mal eine dicke Wurstsemmel reinziehe, ist mein schlechtes Gewissen nicht ganz so stark.

Beim Catering höre ich gelegentlich von Kollegen den Spruch: «Ich bin doch kein Kaninchen». Um das Grünzeug machen sie einen großen Bogen und tun sich stattdessen ein ordentliches Stück Fleisch auf. Ich bin da geprägt von meiner Mutter, die die Familie beim Essen auf den richtigen Weg geführt hat. Sie war Hausfrau und kümmerte sich um meinen jüngeren Bruder und mich. Mein Vater war Beamter und als Hobbykoch zuständig fürs Sonntagsessen. So richtig fettes Fleisch war bei uns verpönt, das mochte einfach keiner. Wir Kinder reichten die Fleischplatte dann immer weiter. Was wir mochten, waren Rouladen und Gulasch mit einer dunkelbraunen Soße. Einer Natursoße, da hat meine Mutter Wert darauf gelegt.

Kochkünste: «Als Mitgift Rührei raffiniert»

Gesunde Ernährung spielt in meiner eigenen Familie eine zentrale Rolle. Meine Frau Hella hat sich intensiv mit Ernährungsfragen beschäftigt, nachdem 1984 und 1986 unsere beiden Töchter geboren wurden. Sie waren lang ersehnte Wunschkinder – da wollten wir alles richtig machen. Irgendwie muss man dem Nachwuchs beibringen, dass man nicht von Kaugummi und Schokolade leben kann. In dem Punkt waren wir uns von Anfang einig. 1982 haben wir geheiratet, im kritischen siebten Jahr unserer Liebe. Meine Frau konnte damals überhaupt nicht kochen, sie war das verwöhnte Nesthäkchen aus einer großen Familie. Doch das war mir nicht wichtig. Kochkünste können ja nicht wirklich ein Argument gegen oder für eine Ehe sein. Obwohl es bei erstaunlich vielen Menschen darüber mit schöner Regelmäßigkeit zum Zoff kommt.

Immerhin zwei Rezepte brachte meine Frau als Mitgift in die Ehe. Das eine war Rührei raffiniert, locker und phantasievoll gewürzt (was an Kräutern in einem Single-Haushalt halt so herumsteht). Das andere war Früchtequark. Ihre Freunde finden ihn heute noch «zum Reinknien», ich verschmähe ihn. Quark und Joghurt sind nicht mein Fall.

Aber wir entdeckten durchaus Übereinstimmungen, was Essen angeht. Hella ist mit Natur pur auf dem Land aufgewachsen. In ihrer Kindheit kamen nur Produkte aus dem eigenen Garten auf den Tisch, die Jahreszeiten bestimmten den Speiseplan. Also im Winter Rosenkohl, Weißkraut, Rotkohl. An Weihnachten wurde der Feldsalat gestochen, da musste oft erst mal der Schnee abgeschüttelt werden. Die Schweine zog die Familie selbst auf, mit Kartoffeln und Schrot: Dann wurden sie geschlachtet und auch noch das letzte Teil verwertet. Diese Schweine, in eigener Zucht mit selbst gemachtem Futter und ohne Medikamente großgezogen, konnte man essen. Heute sollte man besser auf Schweinefleisch verzichten, finden wir beide. Fleisch kommt bei uns ohnehin sehr selten auf den Tisch. Und wenn, dann vorzugsweise helles mageres und Geflügel.

Von Milch und Milchprodukten halte ich nichts, auch wenn meine Mutter immer versucht hat, mich für Milch zu erwärmen. Mit einem Müsli mit Früchten, Haferflocken und Nüssen, verfeinert mit Kakaopulver, kann man mich an den Frühstückstisch locken. Das ist ein guter Starter für den Tag, weil wichtige Nähr- und Energiestoffe darin stecken.

Natürlich neige ich zum Sündenfall: Ich bin ein Süßer. Wobei Bonbons und Schokolade nicht die bösen Verführer sind, aber Kuchen und Puddings. Nachmittags ein feines Stück Kuchen ist eine wunderbare Sache. Speziell, wenn ich abends eine Vorstellung habe. Das liefert mir Zucker für die Nerven und Energie fürs Gehirn. Das darf eine leichte Cremetorte sein oder Blechkuchen, ansonsten ein leckeres Teilchen aus Hefeteig. An unserem Wohnort Grünwald im Süden Münchens haben wir einen fabelhaften Konditor, unseren Freund Rudi Lang. Da werde ich beim Einkaufen schwach. Von so kleinen Ausreißern geht die Welt nicht unter, wenn man im Kopf die Messlatte für ausgewogene Ernährung installiert hat. Glücklicherweise hatte ich mit meinem Gewicht noch nie Probleme, ich bin immer schlank und neige nicht mal zu einem Bauchansatz. Das ist beruhigend, weil ich gegen jeden Ratschlag meines Heilpraktikers gern Brot esse. Am liebsten Kornbrot, also klassisches Vollkornbrot aus dem biologischen Anbau mit Roggen. Denn wenn ich schon sündige, dann sündige ich mit Verstand, sprich biologisch. In München sind wir verwöhnt durch das bekannte Pfisterbrot in allen Variationen, mit natürlichem Sauerteig und ohne Backtriebmittel, doppelt gebacken. Einfach köstlich. In Berlin führt das Kaufhaus des Westens Pfisterbrot. In meiner Berliner Zeit bin ich jeden Freitag ins KaDeWe marschiert und habe mein Brot fürs Wochenende gekauft. Und als wir mehrmals für fünf, sechs Monate für Dreharbeiten in der Türkei lebten, musste jeder unserer Besucher Pfisterbrot einfliegen.

Ein Ritual, das ich sehr mag, ist das morgendliche Brötchenholen beim Bäcker. Gleich gegenüber am Kiosk kaufe ich eine Zeitung. Das allein macht schon Spaß. Wenn ich zurückkomme, ist der Frühstückstisch gedeckt, der Kaffee duftet. Jeder liest, wir reden darüber und quatschen miteinander.

Zum Essen am Abend gönne ich mir ein Bier oder einen Rotwein. Weißwein kann gefährlich sein, viele Sorten enthalten Säure, die ich nicht unbedingt vertrage. Tagsüber lasse ich die Hände vom Alkohol. Die Enzymproduktion für den Abbau kommt erst im Laufe des Tages in Schwung. Zigaretten habe ich nie geraucht, ich habe von Anfang an die Finger davon gelassen. Ab und an leiste ich mir eine Zigarre. Einfach so zum Vergnügen, nicht aus Gier. Wenn man erst mal Kubaner genossen hat, schmecken dummerweise die anderen nicht mehr. Auch die Lust auf ein Pfeifchen packt mich noch gelegentlich, früher habe ich mir häufiger eine angesteckt. Jetzt beschränkt es sich auf eine nette Gelegenheit, wenn wir zum Beispiel gemütlich am Feuer im Kamin sitzen. Zur Verblüffung vieler Menschen bin ich ein Wassertrinker – und zwar Wasser aus der Leitung. Das Münchner Wasser ist hervorragend. Bei uns kommt es in einer hübschen Karaffe auf den Tisch, dann sieht es gut aus. Ich finde es unmöglich, dass man in Restaurants Mineralwasser für viel Geld kaufen muss. In vielen anderen Ländern steht eine Karaffe mit klarem Wasser auf dem Tisch. Kaffee trinke ich nur in Maßen, am liebsten einen Espresso, der ist magenfreundlich, weil das Wasser gleich durchgepresst wird.

Immer auf Achse: «Klimaanlage ausschalten»

Thailand, Seychellen, Australien: Mein Beruf bringt es mit sich, dass ich viel reise. Das ist eine Bereicherung, weil ich viel von der Welt sehe. Aber auch eine Belastung für den Körper, speziell für das Immunsystem. Den Wechsel zwischen den Klimazonen und den Jetlag bei langen Flügen gleiche ich aus, indem ich den Rhythmus des Ankunftsortes übernehme. Am ersten Abend gehe ich früh zu Bett. Nach Möglichkeit stürze ich mich nicht gleich ins volle Programm, sondern gebe dem Körper Zeit, sich zu akklimatisieren.

Mein Heilpraktiker hat mir mal gesagt, dass bereits eine Entfernung über 300, 400 Kilometer Stress für den Körper ist. Das finde ich total einleuchtend. Schon von München nach Hamburg hat man einen Höhenunterschied von fast 600 Metern zu bewältigen, der Luftdruck verändert sich. Wobei ich gelernt habe, dass ich nicht gleich krank werde, wenn ich durch die Umstellung kaputt bin. Ich muss mich auf mein Abwehrsystem verlassen können. Und tue ihm Gutes, indem ich es täglich mit einem Immunstimulans päpple. Das ist eine Art Super Food aus japanischen Heilpflanzen, ein Nahrungsergänzungsmittel mit den vier Buchstaben AHCC, das nach der Auffassung meines Heilpraktikers Uwe Karstädt auch vor Krebs schützt.

Gefahren für das Immunsystem gibt es reichlich. Eine echte Qual sind die Klimaanlagen in Flugzeugen und Hotels, die oft viel zu kalt auf US-Standard hochgefahren sind, wegen der US-Touristen. Da büßt man schnell mit einem Krächzen im Hals, einer rauen Stimme, mit roten irritierten Augen, einer lästigen Erkältung. Wo immer es möglich ist, stelle ich die Anlage im Hotelzimmer sofort ab. In Deutschland braucht man sie eigentlich gar nicht, sofern sich ein Fenster öffnen lässt. In heißen Ländern schalte ich sie an, sobald ich das Zimmer verlasse. Und aus, wenn ich zurückkehre. Im Flugzeug halte ich immer einen Pulli griffbereit. Falls es zu eisig wird, bitte ich die Stewardess, die Anlage kleiner zu drehen. Ich habe damit kein Problem. Auch wenn ich mir unlängst von einer dieser Damen einen schnippischen Anraunzer einfing. «Mir ist warm genug», sagte sie. Ringsum die Passagiere hatten sich gegen den Kälteschock in die Decken gehüllt.

Diese US-Standards empfinde ich oftmals als problematisch. So ist auf dem Schiff, auf dem wir die ARD-Reihe «Unter weißen Segeln» drehen, eine eigene Entsalzungsanlage, und die Qualität des Trinkwassers ist völlig in Ordnung. Doch die Amerikaner wollen Chemie, also wird Chlor hineingekippt – und das Wasser ist ungenießbar.

Ich bin bei allen Gesundheitsfragen ziemlich gelassen. Vielleicht, weil ich noch nie ernsthaft krank war, außer als Kind mit den Masern. Ein paar Mal hat mich die Grippe erwischt, Erkältungen gehören sowieso dazu. Und ich hatte eine Operation am Meniskus, wahrscheinlich eine Verletzung durchs Skifahren. Das war dann schon alles. Doch das Schicksal meines Vaters hat mir sehr zu denken gegeben. Er ist mit 78 Jahren gestorben, unnötigerweise. Nachdem er öfter Armschmerzen hatte, wurde er in einer Diagnostik-Klinik durch die Mangel gedreht. Ich hatte abends noch mit ihm telefoniert. Nach einem Belastungs-EKG war er ziemlich fertig. Doch man hatte ihm gesagt, mit seinem Herz würde er 100 Jahre alt. Er ist in derselben Nacht gestorben. Ein Riesenschock. Meine Mutter ist 89 geworden. Sie war immer fit, aber sie fand sich zu alt. Sie hatte einfach keine Lust mehr aufs Leben.

Wirkt Wunder: «Zwischendurch ein Nickerchen»

Ich schwöre auf das Nickerchen, vorzugsweise am Mittag. Wichtig ist, sich höchstens 30 Minuten hinzulegen. Man muss gar nicht richtig schlafen. Ein bisschen dösen und abschalten bringt enorm viel. Wenn ich es nicht schaffe, mich zu entspannen, mache ich kurz so eine Art autogenes Training. Ich konzentriere mich auf das Gefühl, wie meine Füße schwer werden und meine Arme. Bin ich im Kopf sehr angespannt, lockere ich sehr bewusst die Kiefermuskulatur. Bin ich beim Drehen gestresst, haue ich mich in einer Pause im Wohnwagen auf eine Bank. Das wirkt wahre Wunder. Ich kann auch im Flieger von Berlin nach München fest schlafen und wache erfrischt auf.

Dieses kurze Wegtauchen gelingt mir eigentlich in jeder Situation. Bei den Karl-May-Spielen in Bad Segeberg sind täglich zwei Vorstellungen angesetzt. Das ist extrem Kräfte raubend. Nach der Nachmittagsvorstellung habe ich eine Kleinigkeit gegessen. Dann bin ich in meine Garderobe, wo ich mir eine Couch hatte hinstellen lassen. Stiefel aus, 30 Minuten flach gemacht – und Old Shatterhand oder Old Firehand war topfit für die Abendvorstellung.

Die Veranlagung habe ich von meinem Vater geerbt. Der kam mittags von seiner Dienststelle zum Essen nach Hause, hat sich kurz hingelegt, kräftig geschnarcht, ist von selbst aufgewacht und wieder ab in die Arbeit. Ich habe es dann regelrecht trainiert.

Der große britische Staatsmann Winston Churchill vertrat eine Theorie, die ich mir zu Eigen gemacht habe: Wenn man sitzen kann, soll man nicht stehen. Wenn man liegen kann, soll man nicht sitzen.

Schlafen ist überhaupt eine feine Einrichtung der Natur. Acht Stunden brauche ich, mit sieben komme ich auch klar. Und wenn ich sehr im Stress war, schlafe ich lang. Das ist gemütlich und sehr in Ordnung, wenn man es sich so einrichten kann.

Zähne: «Immer schön vorsichtig sein»

Bei Pferden ist der Zustand des Gebisses ein wichtiges Kriterium. Beim Menschen auch. Mit meinen Zähnen habe ich viel Lehrgeld bezahlt. Ich kann jedem nur raten, sehr penibel und sehr aufmerksam zu sein. Ich war Ende 30, als ich Probleme mit dem Zahnfleisch bekam. Unerklärlich für mich, ließ ich doch mein Gebiss regelmäßig beim Zahnarzt reinigen. Meist fummelte eine Assistentin in meinem Mund herum und polierte auch die Beißer. Mit einem fröhlichen «Alles in Ordnung!» wurde ich jeweils entlassen. Nichts war in Ordnung. Das bekam ich bei einer Theater-Tournee zu spüren, als ich in Winterthur in der Schweiz engagiert war. Mir war eine Ecke von einem Zahn abgebrochen, und ich landete beim Notdienst. Dort klärte man mich über die bisherige dilettantische Reinigung auf. Letztendlich war ein Zahnarzt in Zürich meine Rettung. Bei ihm erlebte ich zum ersten Mal eine hoch professionelle Reinigung. Eine Prozedur von über einer Stunde. Nicht von ungefähr sind die Schweizer Schulen für Dental-Hygiene sehr renommiert. Über zehn Jahre bin ich dann zur Hygienebehandlung in die Schweiz gefahren. Klingt snobistisch, war aber aus der Not geboren. Hier fand ich keine Praxis, wo die gleiche Qualität zu bekommen gewesen wäre. Trotzdem wurde mir die Sache zu teuer und zu aufwendig, und ich nahm schweren Herzens Abschied.

Diese Parodontose-Problematik wird hierzulande in ihrer Tragweite irgendwie nicht erkannt. Dabei weiß man inzwischen, dass die Bakterien durch die chronische Entzündung im Mund Schlaganfall und Herzinfarkt auslösen können. Ich pflege meine Zähne geradezu besessen. Neben der Zahnseide arbeite ich mit Interdental-Bürstchen für die Zahnzwischenräume. Abends arbeite ich das komplette Pflegeprogramm durch, selbst wenn ich völlig kaputt bin. Ohne könnte ich nicht zu Bett gehen.

Geistige Fitness: «Lernen hält das Gehirn auf Trab»

Dass ich im Kopf voll da bin, liegt sicher auch am ständigen Gehirn-Jogging durch das Lernen der Texte. Das funktioniert bei mir sehr gut. Ich kann mich total konzentrieren, muss dafür aber unbedingt Ruhe haben. Da darf kein Radio laufen, keine Musik, kein Fernseher. Ich ziehe mich in ein Zimmer zurück, meist in eines der Kinder. Dort schaffe ich mir eine richtige Arbeitsatmosphäre: Ich sitze aufrecht am Schreibtisch, brauche gutes Licht, einen Stift und ein kleines Getränk. Im Liegen könnte ich nicht lernen, das ist viel zu entspannt.

Vorher habe ich den Text schon durchgelesen, meine Notizen und Änderungsvorschläge hingeschrieben. Dann lese ich meinen Part laut, den Text vom Partner leise. Ich habe im Laufe der Zeit festgestellt, dass ich den Text auf zwei parallelen Wegen am besten aufnehme, durch Optik und Akustik. Ich probiere die Texte beim Sprechen aus, in verschiedenen Variationen, speziell, wenn etwas nicht sehr schlüssig scheint. Ich muss hören, wie sie klingen. Sprache hat ja auch Melodie. Manche Sätze sind so konstruiert, dass sie wahnsinnig hart klingen, durch Betonung kann man viel Härte herausnehmen. Wobei Klassiker in der Regel so gesagt werden müssen, wie sie da stehen, moderne Texte kann man variieren. Nicht jeder Autor oder Übersetzer findet immer die bestmögliche Form für den Darsteller.

Je älter ich werde, umso gründlicher gehe ich beim Textlernen vor. Früher war ich sorgloser, habe den Text häufig gerade mal so gescannt, mich reinfallen lassen. Doch mit zunehmendem Alter stelle ich fest, dass ich umso besser spiele, je mehr ich den Text verinnerlicht habe. Und die Arbeit macht erheblich mehr Spaß, weil ich eine ganz andere Sicherheit habe.

Es verblüfft mich immer, wie unsere Kinder ihre Schulsachen machen oder für die Uni arbeiten. Die stört das nicht, wenn wir oder Besucher da sind, wenn das Radio und der Fernseher an sind. Speziell an meiner Großen ist mir aufgefallen, dass sie alles um sie herum ausblendet. Sie kann sich total auf eine einzige Sache einschießen. Das ist mir nicht gegeben, ich kann nichts um mich haben.

Ich erinnere mich deutlich an einen Deutschlehrer. Der meinte, das Gehirn sei unbegrenzt aufnahmefähig, könne aber nicht unbegrenzt speichern. Bis heute beeindruckt mich der anschauliche Vergleich, den er gebrauchte. Er sagte, das Gehirn sei wie ein Bücherbrett, auf dem die Bücher deines Wissens gestapelt werden. Immer in die Mitte kommt ein neues Buch, die anderen rücken dafür zur Seite, bis das Brett voll ist und sie am Rande nacheinander hinunterfallen. Sie fallen ins Unterbewusstsein, das Wissen ist nicht verloren. Doch es ist sehr mühsam, sie wieder nach oben zu holen und in die Mitte zu stellen. Vielleicht auch eine Erklärung dafür, dass alte Menschen sich vorzugsweise an frühe Erlebnisse erinnern.

Komplette Texte von früheren Stücken oder aus Drehbüchern kann ich nicht abrufen, aber Satzfetzen. Das Gehirn leistet Erstaunliches. 1999 zum Beispiel fragte die «Komödie am Kudamm» in Berlin kurzfristig an, ob Heide Keller und ich das 2-Personen-Stück «Falscher Alarm» übernehmen könnten. Enorm viel Text. Es wurde 1992 erstmals inszeniert, ich spielte es damals und nochmal 1993. Drei Wochen vor der Premiere traf ich mich mit Heide, und wir machten den Text durch. Und waren beide erstaunt, nach welch kurzer Zeit uns der Text wieder zur Verfügung stand. Zweimal gelesen, schon konnten wir ganze Szenenfolgen spielen. Es waren immerhin eine Stunde 40 Minuten auf der Bühne. Wobei sicher hilfreich war, dass durch Bühnenbild und Einrichtung vieles im Kopf schnell wieder auftauchte. In der Schule versuchte ich einmal, Schillers «Glocke» in zwei Tagen auswendig zu lernen. Ich bin gescheitert. Doch wenn morgens der Regisseur mit neuen Texten kommt, habe ich sie gleich darauf parat.

Mein Beruf bringt viele geistige Herausforderungen mit sich. Und das ist gut so. Ich habe ständig mit neuen Menschen und neuen Themen zu tun, lerne fremde Länder und Städte kennen. Ich kann mir überhaupt nicht vorstellen, dass mein Gehirn abbauen könnte. Natürlich lese ich Zeitung, vorzugsweise solche mit guten Hintergrundinformationen. Am meisten aber Polit- und Wirtschaftsmagazine. Ich sehe erstaunlich wenig fern. Wenn ich mich zufällig in eine Quizsendung zappe, bleibe ich hängen. Ich will wissen, ob ich die Fragen beantworten könnte. Leider komme ich aus zeitlichen Gründen nicht genügend zum Lesen. Ich bewundere meine Frau, die jeden Abend noch ein paar Seiten liest, selbst wenn sie hundemüde ist. Ich kann das nicht, die Einschlafbereitschaft ist dann wieder weg. Als Junge habe ich bis nachts um vier Uhr mit der Taschenlampe gelesen, da wurde ich nie müde.

Zeitungen und Bücher haben Zukunft, davon bin ich überzeugt. Gedrucktes regt die Phantasie viel mehr an als die fertigen Bilder im Fernsehen und im Kino. Deshalb sind Literaturverfilmungen meist so enttäuschend. Weil man sich beim Lesen seine eigenen Bilder im Kopf macht – und im Film natürlich die Vorstellungen des Drehbuchautors gezeigt werden. Wir haben bei der Erziehung sehr darauf geachtet, dass die Töchter Freude am Lesen haben. Das hat funktioniert, sie lesen viel.

Familie: «Wie ein warmer Mantel»

Welches Glück eine Familie bedeutet, weiß nur, wer eine hat. Früher tat ich das ab wie eine Idee von einem anderen Stern. Ich und eine richtige Familie? Ausgeschlossen. Undenkbar. Warum sollte ich mich damit belasten? Eheerfahrung hatte ich schon. Zwei Jahre mit der Schauspielerin Monika Lundi. Scheidung 1975. Ich sah mich eher als Typ «Einsamer Wolf», der sich solo durchs Leben schlägt. Ohne zu ignorieren, dass die Welt von hübschen Frauen wimmelt.

An eigene Kinder hatte ich keinen Gedanken verschwendet. In meinem Beruf braucht man einige Jahre, bis man Fuß fasst. In dieser Phase ist man sehr auf sich selbst konzentriert. Blendet vieles andere aus. Kinder wären nur hinderlich gewesen. Überhaupt: Was sollte an Kindern so toll sein? Sie plärren und machen die Windeln voll. Das war nicht meine Welt. Doch dann kam Hella. Und alles wurde irgendwie anders. Wir rauften uns sehr allmählich zusammen, mit vielen Höhen und Tiefen. Fanden heraus, dass wir zusammenbleiben wollten. Und: Hella wünschte sich Kinder. Sie war mit vier Geschwistern in einer sehr liebevollen Familie aufgewachsen. Hätte sie keine gewollt, hätte ich wahrscheinlich «Ja, gut» gesagt und das Thema abgehakt.

Ob es richtig war, das bequeme Dasein dafür aufzugeben? Aber ja. Eine Familie ist wie ein warmer Mantel. Natürlich kostet sie Kraft. Doch es kommt so unendlich viel zurück. An Energie, Zufriedenheit und Hochgefühl. Eine endlose Kette kleiner inniger Momente. Alle abgespeichert, ein Vorrat für lebenslanges Glück. Aus den süßen Mäusen sind erwachsene junge Frauen geworden. Beide leben noch bei uns. Wir genießen unsere Sonntage mit dem langen Frühstück. Da wird über alles geredet und viel gelacht. Alle versuchen, da zu sein. Ehrlich gesagt, verstehe ich Frauen nicht, die keine Kinder haben wollen. Sie wissen nicht, was sie versäumen.

Meine Frau ist 13 Jahre jünger als ich. Das hat sich so gefügt und ist voll in Ordnung. Ich habe zu oft beobachtet, dass es selten lange hält, wenn ein Mann meines Alters mit einer 30 Jahre jüngeren Frau am Arm auftaucht. Wobei es natürlich Ausnahmen gibt. Eine Beziehung hat jedoch eine viel bessere Chance, wenn man in seiner eigenen Generation bleibt. Da haben beide ähnliche Erfahrungen mit Kindheit, Schule, Zeitgeist, mit dem Musikgeschmack, der Mode, mit Ausgehen und Verreisen. Wenn du jemanden liebst, liebst du ihn so, wie er ist.

Das Problem bei vielen jüngeren Leuten liegt darin, dass die sich nach dem ersten Feuer die Klamotten um die Ohren hauen. Und irgendwann laufen sie auseinander, weil sie gar nicht erst versuchen, miteinander klarzukommen. Probleme gibt es in jeder Beziehung immer mal wieder, da muss man eine Basis finden.

Meine Frau und ich, wir kennen uns seit 30 Jahren und haben manchen Strauß ausgefochten. Doch wir sind nie unversöhnt schlafen gegangen, das gehört zur Ehekultur. Wenn ich unterwegs bin, telefonieren wir jeden Tag mehrmals miteinander. Das muss einfach sein. Die Stimme des anderen hören, wie der Tag ist, ob es bei den Kindern oder im Job etwas Neues gibt. Wir könnten nicht ohne. Uns verbindet ein starkes Band.

Alle vier gehen wir sehr zärtlich und liebevoll miteinander um. Wir kraulen und kuscheln und küssen. Auch jetzt, wo die Kinder groß sind. Wir brauchen den Körperkontakt einfach. Ich verstehe nicht, wie in einer Familie Nähe entstehen soll, wenn alle sehr sachlich und distanziert miteinander sind.

Später Vater: «Meine Töchter sind das Beste»

Die Kinder ließen zunächst auf sich warten, doch dann meldeten sie sich endlich an. 1984 wurde Sarah-Jane geboren, 1986 Laura-Maria. Jede wurde mit Kaiserschnitt geholt, ich musste vor der Tür warten. Dieses absolut einzigartige Gefühl, wenn dir so ein winziges Bündel Mensch in den Arm gelegt wird. Dich mit hellwachen blauen Augen unverwandt anblickt. Und schließlich gähnend entschlummert. Das ist so, als würde in deinem Gehirn ein Schalter umgelegt. Du bist Vater. Vom ersten Augenblick an bin ich meinen Kindern verfallen. Ich wusste vorher nicht, dass ich so lieben kann. Dieses einzigartige Gefühl ohne Wenn und Aber. Die Kinder haben mich total verändert. Sie sind dein Ticket in eine zusätzliche Dimension. Du siehst die Welt mit anderen Augen. Und vieles rückt sich zurecht.

Späte Vaterschaft ist ein Jungbrunnen. Meine Töchter haben mir oft bestätigt, dass sie nie das Gefühl hatten, ihr Papa sei älter als andere Väter. Ich habe mir immer große Mühe gegeben, auf sie einzugehen. Höre mir an, was sie zu sagen haben. Nur eingegriffen, wenn ich es für unerlässlich hielt. Bei Kleinigkeiten habe ich mich herausgehalten – vielleicht ein Vorteil meines Alters, wo schon eine gewisse Gelassenheit einkehrt. Ich war fast 50, als mein erstes Kind geboren wurde. Da haben die meisten anderen das Kinderkriegen hinter sich.

Im Mittelpunkt bei meiner Frau und mir stand die Überlegung, was ist für die Kinder gut, nicht, was ist für die Eltern gut. Unser Haus war und ist voller junger Leute, die Mädchen gackern und kichern mit Freundinnen und Freunden. Diese Gespräche laufen natürlich auf einer anderen Wellenlänge. Sie sind der direkte Zugang zur nächsten Generation.

Vaterschaft ist eine starke Herausforderung, die mein Leben unendlich bereichert. Enorm wichtig finde ich es, in Kontakt zu bleiben. Die Kommunikation darf nicht abreißen oder versickern, selbst wenn es kontrovers zugeht. Das tut es immer wieder mal, die Mädels wissen was sie wollen, haben ihren eigenen Kopf.

Abschalten: «Faul sein ist eine Gabe»

Wenn ich zu Hause bin, gehört der Tag im Prinzip meiner Familie. Abends zur Ruhe zu kommen – das ist entscheidend. Du musst dich von den Problemen des Tages lösen. Sonst schleppst du den Stress mit in den Schlaf, das macht auf Dauer krank. Man muss nicht immer losziehen und etwas unternehmen. Mir gibt es viel, mit den Kindern und meiner Frau zu sein. Wenn wir aufbrechen, dann ins Kino, zu einer Premiere, oder wir treffen

Freunde. Wir haben ein offenes Haus mit viel Besuch. Leuten aus den unterschiedlichsten Berufen und Branchen. Nur wenige sind aus meinem Metier. Das ist gut, sonst dreht man sich beim Reden nur im Kreise. Mit unserer bunten Mischung kommen viele Impulse. Das Schlechteste ist sicher, den ganzen Tag vor der Glotze zu hängen und sich zulullen zu lassen.

Ich bin gern richtig faul – vorausgesetzt, die Umstände und die Zeit erlauben es. Ich glaube, das ist eine besondere Gabe, um neue Kraft zu tanken. Dazu muss man stehen, weil diese Eigenschaft leider oft als negativ betrachtet wird. Wenn das Abschalten nicht gelingt, weil man total schlecht drauf ist oder zu sehr unter Druck steht, ist Weinen eine wahre Erlösung. Bei sehr privaten Dingen, meine ich. Ich nehme mir die Freiheit zu weinen, wenn es mir beschissen geht. Auch ganz allein für mich. Du fühlst dich hinterher wie befreit. Starke Gefühle zu unterdrücken bringt rein gar nichts. Ich bin noch nach der Devise «Ein Junge weint nicht» erzogen worden. Das ist Quatsch. Männer sind auch nur Menschen, also lasst die Tränen fließen. Wie gut Weinen tut, ist mir beim Tod von Vater und Mutter bewusst geworden. Ein Ventil für all den Schmerz, mit dem du zurückbleibst. Dieses Gefühl des Verlustes. Die Erkenntnis, dass die Tür zu deiner Kindheit endgültig zugegangen ist.

Glück: «Die kleinen Dinge machen es»

Mein Haus, meine Yacht, mein Auto: Glück wird für mich nicht durch diese aufgesetzten Wertigkeiten bestimmt. Glück ist kein permanenter Zustand, sondern ein Mosaik unterschiedlichster Zusammensetzung. Es gibt natürlich diese maximalen Glückserlebnisse, wo dir das Atmen schwer fällt. Die Geburt meiner Töchter waren solche historischen Ereignisse.

Ansonsten glaube an das Glück durch die kleinen Dinge.

Das kann bei jedem Menschen etwas anderes sein. Zufriedenheit ist eng verwandt mit Glück, vielleicht die Basis dafür. Man darf aber nicht glauben, dass jemand, der mit kleinen Dingen zufrieden ist, sich schnell zufrieden gibt. Das wäre ein fataler Trugschluss.

Bei mir kann es ein Sonnenuntergang sein oder ein bewusster Spaziergang durch die Natur. Einfach Momente, wo du innehältst und denkst, wow, ist das schön. Ein enger Moment mit der Familie, ein Blick der Verständigung, ein Händedruck, ein Streicheln zwischendurch. Oder die Umarmung eines Freundes, der lange weg war. Ich erinnere mich an einen Abend in der Türkei. Wir saßen auf einer Terrasse unter Pinienbäumen, der Mond ging blutrot über dem Meer auf. Wir gaben uns ganz diesem Szenario hin und waren glücklich. Am Nebentisch lärmte eine Gruppe von Leuten, die blickten nicht hin, hatten kein Empfinden für dieses Schauspiel – und für die Gefühle, die es auslösen kann.

Ich zum Beispiel mache rasend gern etwas mit den Händen. Das ist Glück für mich. Ich wurstle ständig in unserem Garten herum. Da herrscht geordnete Unordnung, wir lassen weitgehend wachsen, was wächst. Nicht nur aus Faulheit, sondern weil es schön ist. Wir mähen nicht gleich im Frühjahr und köpfen die Gänseblümchen, bis in den Mai hinein kann alles gedeihen. Das gibt mehr Wiese als Rasen, klar, wir mögen das. Ich schlendere durch unsere Wiese und betrachte mir diese kleine Welt.

Ein Garten bedeutet Arbeit ohne Ende. Wunderbar. Ich repariere den Zaun. Fummle an den angrenzenden Garagen herum, die ich von hinten mit Holz verkleidet habe. Besonders stolz bin ich auf den Schuppen, den habe ich selbst geschreinert, aus alten Deckenbalken, die wir beim Kauf des Hauses abmontiert hatten. Sehr gelungen finde ich auch unseren weißen Pavillon, den ich allerdings aus einem Bausatz gefertigt habe. Zum Überwintern schleppe ich die Pflanzen in den Schuppen.

Und ich habe dort endlich genügend Platz für mein Werkzeug. Wiederum ein Glücksgefühl.

Für solche Dinge brauche ich Zeit, selbst wenn es nur ein Tag ist. Ich will nicht schnell zwischen Tür und Angel etwas hinhudeln, sondern mich darauf konzentrieren können und es ordentlich machen. Das verschafft mir eine tiefe Befriedigung. Wenn ich unter Termindruck bin, zu einer bestimmten Zeit fertig sein muss, bedeutet es nur Stress. Open End muss sein, vielleicht entdecke ich ja am Rasenmäher noch eine lockere Schraube. Du musst herausfinden, was dich wirklich zufrieden macht. Irgendwann habe ich mich gefragt: Was tue ich wirklich gern? Niemand mag alles, was anliegt. Ich zum Beispiel hasse das Malern von Zimmerwänden. Für mich sind handwerkliche Tätigkeiten eine Herausforderung, die ich suche. Da braucht man sein Gehirn auch, ohne sich dessen richtig bewusst zu sein.

Völlig losgelöst: «Das Schiff ist mein Kraftort»

Mein Segelboot ist mein Kraftort zum Auftanken. Die Freude am Segeln weckte in mir Walter Giller, der mich in grauer Vorzeit bei Dreharbeiten in Hamburg mit aufs Wasser nahm. Später in München lud mich ein Bekannter zum Segeln an den Starnberger See ein. Dort lag sein wunderbarer Schärenkreuzer aus Mahagoni- und Teakholz, 1926 gebaut. Ich verliebte mich auf der Stelle in die «Shamrock» und kaufte sie schließlich. Das war vor 35 Jahren.

Das Schiff war in einem verheerenden Zustand. Und verlangt bis heute endlose Arbeit und Pflege und Kosten. Ist ein Fass ohne Boden, soweit man das von einem Schiff sagen kann. Inzwischen teilen sich mein Freund Mike und ich das Schiff. Der Aufwand wurde für mich allein zu mächtig, außerdem gab es Sommer, wo ich nicht einmal am See war.

Zu spät dämmerte mir damals, dass der Kauf wahrscheinlich

keine gute Idee war. Trotzdem wurden der Vorbesitzer und ich Freunde. Hilflos und entmutigt stand ich seinerzeit vor dem maroden Schiff. Bis ich einen Entschluss fasste und die Herausforderung annahm – eine der größten meines Lebens übrigens. Als Student in Berlin hatte ich zwar Regale gebaut und irgendwie ein Bett hingezimmert. Aber dieses zwölf Meter lange Boot war viele Nummern größer. Nicht einfach nur ein Hobby. Mit Heimwerkerei würde ich nicht weit kommen.

Ich entdeckte einen völlig neuen Qualitätsanspruch in mir und machte einen Plan. Ließ mir von Fachleuten alles zeigen und erklären, welches Material und welche Technik. Einfach drauflospinseln, das wäre die dümmste Lösung gewesen. So aber suhlte ich mich in einem erhebenden Gefühl, als der Werftbesitzer einmal vorwurfsvoll fragte, welcher Maler das gemacht hat – nachdem ich das Schiff vorschriftsmäßig achtmal lackiert hatte. Eine sauber erledigte handwerkliche Tätigkeit verschafft dir eine unglaubliche Befriedigung. Das ist ebenfalls Glück. Obwohl: «Pfusch ist es erst dann, wenn man es nicht mehr reparieren oder korrigieren kann», klärte mich ein alter Bootsbauer auf der Werft auf.

Mit dem Schiff auf dem Wasser, das ist für mich der Inbegriff von Freiheit. Dahingleiten ohne lärmenden Motor, nur das Geräusch der Segel und den Wind im Ohr – so könnte ich bis ans Ende der Welt fahren. Vielleicht eine der letzten echten Freiheiten, die wir Menschen noch haben. Du bist verantwortlich für dieses Schiff, je nach Wind bist du völlig damit beschäftigt. Wenn wenig Wind ist, kann ich die Steuerung einschalten, und das Schiff fährt selbst. Dann setze ich mich vorne an den Mast und lasse auch meinen Gedanken freien Lauf. Die wunderbare Landschaft um den Starnberger See zieht an mir vorbei, an klaren Tagen taucht die Alpenkette auf. Ich bin völlig losgelöst und halte innere Einschau. Bilder und Gedanken steigen auf und verschwinden wieder. Mein Leben, wie es war, was noch kommt. Ich weiß keine bessere Art der Entspannung. Wenn Mike und ich zusammen segeln, reden wir viel miteinander. Wir führen intensive Gespräche. Und wundern uns ein bisschen, was uns Menschen so alles beschäftigt.

Schulmedizin: «Bloß keine Hammer-Medikamente»

Es gibt natürlich einen Grund, warum ich die Schulmedizin kritisch sehe. Anfang der 70er Jahre hatte ich Beschwerden mit dem Darm und begab mich in ärztliche Behandlung. Die Diagnose lautete: Colitis ulcerosa. Eine chronische Darmentzündung. Ich wurde mit Medikamenten bombardiert, oben rein und unten rein. Es ging mir immer schlechter, ich fühlte mich miserabel. Nach einem halben Jahr sprach mich ein Bekannter an und sagte, er wüsste einen guten Mann, einen Heilpraktiker. Ich bin hin, der hat mich durchgecheckt. Ich war unglaublich beeindruckt, der Mann hat mich über eine Stunde ausgefragt über Vorgeschichten, Krankheiten, Allgemeines, um sich ein Bild zu machen.

Das Ergebnis war eine Erlösung: keine chronische, sondern eine normale Entzündung. Und auf keinen Fall würde ich diese Hammer-Medikamente brauchen. Er hat mir alles Mögliche verordnet, sorgfältig kombiniert. Nach vier Wochen war Kontrolle, nach zwei Monaten alles ausgestanden. Ich habe nie wieder Probleme mit dem Darm gehabt. Das hat mich vollkommen überzeugt. Die Fehldiagnose hat mein Leben vergiftet. Mittlerweile weiß ich, dass man Magen-Darm-Geschichten sehr erfolgreich mit Naturheilmitteln beikommt. Die Sulfonamide, die ich bekommen hatte, machen ein schlechtes Allgemeinbefinden. Auf dieser Schiene bin ich geblieben, auch im Sport. Eine Schleimbeutelentzündung ging ohne Kortison genauso gut und schnell weg wie mit. Aber mein Organismus musste sich nicht mehr mit massiven Medikamenten auseinander setzen.

Stress: «Explodieren bringt gar nichts»

Cholerisch aus der Haut fahren oder in Depression versinken: Der Typ bin ich nicht. Bei mir greift eher der Kohl-Effekt, benannt nach dem ehemaligen Bundeskanzler, der die Dinge vorzugsweise durch Aussitzen erledigte. Wer nun glaubt, ich würde den Kopf in den Sand stecken und mich drücken, der irrt. Vielmehr habe ich ein altes Sprichwort aus meiner Heimat Hessen im Sinn, das da lautet: Kimmt de Dach, bringt er aach. Heißt übersetzt: Kommt der Tag, bringt er auch. Und meint: Die Flinte nicht ins Korn werfen, es geht immer irgendwie weiter.

Ganz praktisch heißt das, dass ich mich nicht rund um die Uhr stressen lassen will. Ich habe meinen eigenen Rhythmus entwickelt: Vormittags ist die Aktiv-Zeit, da wird alles abgehakt, werden die unangenehmen Dinge erledigt. Meine Frau ist von ihrem Temperament her völlig anders gelagert und könnte darüber aus der Haut fahren. Ruf den an oder den, drängelt sie. In der Ruhe liegt die Kraft, sage ich ihr. Ich weiß, der Spruch ist überstrapaziert, steckt dennoch voller Wahrheit. Wenn du ruhig bleibst, nicht in panischen Aktionismus verfällst, bist du wesentlich schlagkräftiger und konzentrierter. Das habe ich schon erlebt, als ich bei Gericht auftreten musste. Da macht sich zwangsläufig eine gewisse Nervosität breit, weil es ein ungewohntes Pflaster ist. Wenn man sich in Griff kriegt, ist man gleich 50 Prozent besser.

Stress hat viele Gesichter, und jeder hat seine eigene Art, damit umzugehen. Das muss man einfach akzeptieren. Ich kenne Leute, die legen sich flach hin, auch direkt auf den Fußboden, und atmen konzentriert, wenn ihnen alles zu viel wird. Anderen hilft Autogenes Training, sich wieder einzukriegen und zur Ruhe zu kommen. Wie auch immer: Du musst einen Weg finden, wie du dich den Dingen stellen willst und kannst. Du wirst ja mit Problemen konfrontiert, die du nicht beeinflussen oder abwenden kannst. Die musst du irgendwie verarbeiten und in Griff kriegen, das zermürbt dich sonst, macht dich fertig.

Das Alter: «Ich kann es selber nicht fassen»

Wie alt fühlst du dich, werde ich manchmal gefragt. Ich kann es selber nicht fassen, dass ich 70 bin. Mit 64 bin ich zum ersten Mal zum Nachdenken gekommen. Weil jemand sagte, du bist ja demnächst Rentner, willst du dich zur Ruhe setzen? Ich dachte, spinnt der? Ich gebe zu, ich bin ein fauler Mensch – aber nicht, wenn ich gefordert werde. Ich bin glücklich in meinem Beruf. Das ist sehr wichtig für die seelische Zufriedenheit. Ich kann mir nicht vorstellen, dass ich mich abmelde, abends zwei Glas Bier trinke und sonst nichts mehr mache. Ob Jobs kommen, hängt davon ab, ob du fit bist und den Text behältst.

Der Jugendwahn scheint den Gipfel überschritten zu haben. Beim Unterschichten-Fernsehen, wie Harald Schmidt sagt, gibt es ihn noch, doch bei den Öffentlich-Rechtlichen nicht mehr so. Schließlich sehen auch Leute über 50 fern und sind zahlungskräftig. In Amerika hat man das schon begriffen. Das erkennt man in den guten US-Produktionen an Besetzungen wie Al Pacino, Harrison Ford, Kevin Costner. Alles Herren im gesetzten Alter. Doch die US-Trends landen irgendwann auch hier, wie wir alle wissen.

Mein Alter und wie ich selbst mich sehe – nicht deckungsgleich. Eine Erfahrung vieler Menschen, die langsam in die Jahre kommen. Wir sprechen öfter im Freundeskreis darüber, bei den anderen blättert der Lack auch langsam ab. Jugendlich zu wirken, ist durchaus ein Vorteil, gar kein Zweifel. Hat aber auch Nachteile, wenn ein gutes Drehbuch kommt für einen Endsechziger. «Schauen Sie ihn sich an», hieß es mal. Ergebnis: Der Janson sieht zu jung aus, dem nimmt man die Rolle nicht ab.

Mit dem Körper ist es so eine Sache. Früher war er einfach nur da. Wenn du jung bist, hältst du dich für unsterblich, für unverwundbar. Doch man merkt, dass man älter wird. Man wird zwangsläufig vorsichtiger, weil der Körper einem seine Grenzen aufzeigt. Wer schwere Dinge hebt, verzieht sich schnell etwas. Generell wird man anfälliger für Verletzungen, glaube ich. Nicht für Erkrankungen, da ist es bei mir bei gelegentlichen Erkältungen geblieben. Wer über ein gutes Körpergefühl verfügt, geht bewusster mit seinem Körper um. Hört darauf, wenn der sich bemerkbar macht. Selbst wenn du dich total fit fühlst: Der Körper bremst dich und sagt dir, stopp, du bist keine 30 mehr. Eine gute Einrichtung, dieser Selbstschutz. Wer das ignoriert, lebt gefährlicher.

Mit den Jahren rückt die eigene Sterblichkeit näher. Die Einschläge kommen dichter, sagt eine Freundin, die täglich die Todesanzeigen in der Süddeutschen Zeitung liest und als Erstes auf den Jahrgang schaut. Als Junger schiebt man das weit von sich. Ist ja noch unendlich viel Zeit. Doch je älter man wird, umso schneller vergeht die Zeit. Und da tauchen auch Gedanken an Religion und Gott und Beten auf. Die große Frage, ob nach dem Tod noch irgendetwas kommt oder ob alles vorbei ist. Ob vielleicht etwas Neues beginnt. Wir wissen es nicht.

Das mit dem Glauben ist so eine Sache. Ich bin katholisch getauft und habe mich lange nicht ernsthaft mit Glaubensfragen beschäftigt. In jungen Jahren tun das ohnehin viele Leute als unwichtig ab. Oder stellen alles infrage. Du glaubst einfach nicht mehr blind mit diesem Kinderglauben, wie er in der Schule vermittelt wird. Dass der liebe Gott mit Rauschebart da oben im Himmel sitzt und alles kontrolliert.

Den echten Glauben hat man, oder man hat ihn nicht. Ich überlege oft, was die Menschen meinen, wenn sie sagen, sie glauben. Vielleicht machen sie sich weiter keine Gedanken darüber. Ich komme da nicht gegen meinen eigenen Intellekt an, gegen die vielen offenen Fragen. Wenn ich im Fernsehen die gigantischen Raumsonden sehe, die wir ins Universum schicken, macht mich das sehr nachdenklich. Ohnehin ist dieser Raum für uns unfassbar. Was ist da draußen noch alles? Bis wohin reicht die Unendlichkeit? Muss das nicht jemand geschaffen haben – oder kann es tatsächlich aus sich selbst heraus entstanden sein? Von Naturwissenschaften habe ich wenig Ahnung. Aber deren Theorien klingen sehr einleuchtend. Meist pickt man sich ohnehin das heraus, was ins eigene Weltbild passt.

Beten finde ich ziemlich schwierig. Meiner Meinung stimmt dabei der Ansatz nicht. Üblicherweise beten Menschen für etwas. Wollen etwas erreichen oder bekommen. Man sollte es auch ohne Anliegen können. Vielleicht sollten Gebete dazu führen, dass Gott oder wer oder was auch immer dir die Gnade schenkt, glauben zu können. Wäre eigentlich ganz schön, wenn mir das gegeben wäre. Manchmal denke ich, ich gehöre eben nicht zum Kreis der Auserwählten, die sich im Glauben geborgen fühlen. Es gibt ja sehr viele intelligente Leute, die behaupten, sie würden glauben. Da frage ich mich, was ist das eigentlich, wie machen die das? Vielleicht muss man sich einfach irgendwann für etwas entscheiden.

Meine Frau und die Kinder wünschen sich, dass ich 100 Jahre alt werde – nur bei geistiger und körperlicher Gesundheit, versteht sich. Der Jopie-Effekt nach dem Multi-Talent Johannes Heesters, der seinen 100. bereits gefeiert hat. Ich habe nichts dagegen, alt zu werden. Bei bester Gesundheit. Doch so weit will ich gar nicht denken, auch wenn mir Heilpraktiker Uwe Karstädt die 100 prophezeit, wenn ich weiterhin die Vitamin-Kapseln täglich nehme und meinen Homocysteinwert damit erfolgreich unter 8 halte. Apropos Homocystein. Auf den nächsten Seiten geht es damit weiter. Sie erfahren, was ein Wert von 8 und was ein Wert von 20 und mehr aus gesundheitlicher Sicht bedeutet.

WAS WELCHER HOMOCYSTEINWERT BEDEUTET

Welcher Gehalt an Homocystein im Blut ist gesund, und welche Werte weisen auf welches Gesundheitsrisiko hin? Über die letzten zwanzig Jahre konnte man einen Trend beobachten, der Folgendes besagt: Je niedriger der Hcy-Wert, umso besser für die Gesundheit. Erst zwischen 6 und 8 ist der Hcy-Wert gesund und sicher. Noch niedrigere Hcy-Werte sind völlig unbedenklich und weisen auf eine gute Methylierung hin.

Hcy-Wert über 20

Dies sind Höchstwerte mit dem extrem hohen Risiko, von einer der fünf großen Zivilisationskrankheiten heimgesucht zu werden: Herzinfarkt, Schlaganfall, Diabetes, Krebs, Demenz. Wenn diese oder andere Erkrankungen wie Depressionen, chronische Entzündungen, Parkinson nicht schon aufgetreten sind, ist es fünf vor zwölf, Maßnahmen zu ergreifen. 5 Prozent der europäischen Bevölkerung lebt in diesem höchsten Risikobereich.

Hcy-Wert über 18

Diese Kategorie hat ein hohes Risiko mit 50-prozentiger Wahrscheinlichkeit, innerhalb der nächsten 10 bis 30 Jahre einen Schlaganfall oder einen Herzinfarkt zu erleiden oder Krebs bzw. Alzheimer zu entwickeln. 10 Prozent der europäischen Bevölkerung lebt mit diesen sehr hohen Werten.

Hcy-Wert über 15

Diese Werte liegen über dem Durchschnitt. Das Risiko ist erhöht, an einer vermeidbaren Erkrankung zu sterben. Die Gesundheit leidet schon jetzt, auch wenn sich noch keine Krankheitsbilder entwickelt haben. 20 Prozent der europäischen Bevölkerung gehört zu dieser Kategorie.

Hcy-Wert über 12

Diese Kategorie hat eine durchschnittlich anfällige Gesundheit mit einem moderaten Risiko, eine der Zivilisationskrankheiten zu entwickeln. Man könnte viele Leiden vermeiden, wenn man diesen Wert um einige Punkte senkt. 20 Prozent der europäischen Bevölkerung lebt in dieser Kategorie.

Hcy-Wert über 9

Besser als der Durchschnitt der Bevölkerung. Das Risiko für vermeidbare Krankheiten ist trotzdem nicht ganz verschwunden. Für optimale Gesundheitsprophylaxe kann man noch einen Schritt weiter gehen. 35 Prozent der europäischen Bevölkerung lebt mit diesem Wert.

Hcy-Wert unter 8

Hier lebt man in der besten gesundheitlichen Zone zusammen mit 10 Prozent der europäischen Bevölkerung. Der Homocysteinwert ist optimal und somit wahrscheinlich auch viele andere Blutwerte, die für gute Gesundheit sprechen.

Hcy-Wert unter 6

Zu niedrige Blutwerte an Homocystein haben keinen Krankheitswert und sind ohne klinische Bedeutung.

HOMOCYSTEIN RICHTIG MESSEN

Selbst wenn Sie gelegentlich hören oder lesen, die Messung des Homocysteinwertes im Blut sei mittlerweile eine Routinesache, die jeder Hausarzt machen kann: Ganz so einfach funktioniert es leider nicht immer und nicht überall. Denn nicht in jeder Arztpraxis verfügt man über die nötigen Gerätschaften und das Know-how, nicht jedes Labor hat die richtige Ausstattung. Dies gilt speziell für Labore in kleinen Krankenhäusern, in Krankenhäusern der Grundversorgung, in Kreiskrankenhäusern. Und nicht jeder Arzt, sei er nun niedergelassen oder in einer Klinik tätig, ist dem Thema Homocystein gegenüber aufgeschlossen. Es kann Ihnen durchaus passieren, dass Ihr Arzt Ihnen sagt, er halte schlicht und einfach nichts von dieser Homocystein-Geschichte. Oder er argumentiert, dass für diese Tests keine verbindlichen Standards vorliegen – und solange dies der Fall sei, würde er in der Richtung auch nicht tätig werden.

Sprechen Sie Ihren Arzt offen auf die Homocystein-Frage an. Sie merken sehr schnell, ob Sie auf eindeutige Ablehnung stoßen, auf ein mildes Lächeln oder auf Interesse. Bei mildem Lächeln und Interesse: Machen Sie ihn auf dieses Buch aufmerksam, bringen Sie es mit zum Termin. Weil längst nicht alle Ärzte in allen medizinischen Fragen auf dem aktuellen Stand sind, neue Erkenntnisse aufmerksam verfolgen. Im Regal stapeln sich vielleicht die Fachzeitschriften, die aus Zeitgründen nicht gelesen werden. Und für Fortbildungen haben viele Mediziner weder Zeit noch Lust. Die Finanzen spielen natürlich auch eine Rolle. Für eine Fortbildung oder einen Kongress müsste eventuell die Praxis ein, zwei Tage geschlossen oder eine Vertretung bezahlt werden. Und die Patienten könnten verärgert sein.

Vernünftigerweise wollen Sie natürlich wissen, wie es um Sie und Ihr Homocystein steht. Wenn Sie mit Ihrem Arzt nicht weiterkommen: Suchen Sie nach einer Alternative. Wer in einer Universitätsstadt lebt, hat es am leichtesten. Sie können in jeder passenden Universitäts-Klinik (zum Beispiel für Innere Medizin) in die Ambulanz zur Blutentnahme gehen und dort Ihren Wert ermitteln lassen. So ein Klinikum hat üblicherweise ein größeres Labor im Haus, das ist wichtig. Sie haben in großen Städten reichlich Auswahl an Ärzten, können sich also auch anderweitig umschauen und umhören. Nach einem Internisten oder gleich einem Spezialisten, also einem Endokrinologen.

Wohnen Sie auf dem Land oder in einem kleinen Ort, werden Sie sicher in der Kreisstadt oder der nächsten größeren Stadt fündig. Wird Ihnen ein Arzt persönlich empfohlen, von Freunden, Bekannten oder Nachbarn, ist das sehr hilfreich. Sind Sie unsicher, ob die Praxis, die Sie ins Auge fassen, die richtige ist: Rufen Sie an und fragen Sie ausdrücklich nach Erfahrungen mit der Bestimmung des Homocysteinwertes. Bloß keine falsche Scheu, Sie haben ein berechtigtes Anliegen.

Für Frauen ist auch die Gynäkologin die Anlaufstelle erster Wahl. Speziell, wenn Sie ein Kind planen, sollten Sie sich Monate vorher mit der Ärztin beraten. Damit Ihre Werte optimiert sind, wenn Sie schwanger werden: So schaffen Sie gute Chancen für eine ungestörte Entwicklung Ihres Babys und eine Geburt ohne Komplikationen.

Generell müssen Kassenpatienten den Homocysteintest selbst bezahlen. Er zählt nicht zu den vorgeschriebenen Leistungen, sondern zu den Individuellen Gesundheitsleistungen, bekannt als IGEL. In der ärztlichen Gebührenordnung ist der teuerste Homocysteintest mit 38,20 Euro ausgewiesen. Mit dieser Summe müssen Sie rechnen. Bei einem «begründeten Verdacht» können die Kassen die Kosten übernehmen; doch wie der Arzt innerhalb seiner Budgets abrechnet, liegt in seinem Ermessen.

Zum Bluttest müssen Sie nüchtern erscheinen. Nach zwölfstündiger Nahrungskarenz – das ist die allgemein gültige Regel der Labordiagnostiker – sind Sie in jedem Fall auf der zuverlässigen Seite. Sagt Ihnen die Sprechstundenhilfe: «Ab Mitternacht nichts mehr essen» und bestellt Sie für sieben Uhr morgens zur Blutabnahme: Halten Sie besser die zwölf Stunden ein. Sie wollen schließlich ein korrektes Ergebnis.

Weisen Sie ausdrücklich darauf hin, wenn Sie regelmäßig Medikamente nehmen. Sie sollten genau sagen können, wie das Mittel heißt. Zahlreiche Wirkstoffe können das Ergebnis massiv verfälschen. Solche Medikamente sind u. a.:

- Theophyllin;
- Lipidsenker wie Fibrate, Niacin, Cholestipol / Colestyramin;
- Antifolate wie Methotrexat, Trimethoprim;
- Hormone in den Wechseljahren und danach sowie vermutlich die Antibabypille;
- Antiepileptika; Metformin; Omeprazol; Mesna; L-Dopa; D-Penicillamin; N-Acetylcystein; Cyclosporin A; Sulfasalazin; Isoniazid;
- Antiöstrogene.

Das Blut wird in Röhrchen abgenommen, denen die Substanz EDTA zugesetzt ist. Danach muss das Blut schnell in die Zentrifuge, wo das Plasma abgetrennt wird. Kann das Blut nicht sofort zentrifugiert werden, muss es auf Eis gelagert werden – maximal eine Stunde bis nach der Abnahme. Denn Homocystein ist empfindlich: Ohne rasches Zentrifugieren und Trennung von den Blutzellen steigt der Wert schnell an. Und zwar bis zu zehn Prozent pro Stunde, je nach Temperatur und Dauer. Und schon kommt es zu falsch erhöhten Ergebnissen.

Problem: Das beschriebene Verfahren ist oft nicht praktikabel. Weil nicht in jeder Praxis eine Zentrifuge steht. Und selbst wenn, ist nicht gesagt, dass das Blut früh genug hineingestellt wird. Das passiert einfach im Alltagsbetrieb. Auch in der normalen Routine einer Klinik geht einiges unter oder läuft mit zeitlicher Verzögerung ab.

Verschiedentlich werden Röhrchen eingesetzt, die mit anderen Substanzen als EDTA versetzt sind – um bis zum Zentrifugieren mehr Zeit zu gewinnen. Dann können die Werte jedoch nur sehr eingeschränkt verglichen werden. Nach Expertenmeinung soll deshalb unbedingt an dem vorher beschriebenen Verfahren festgehalten werden.

Serum soll nicht verwendet werden, da Blut zur Serumgewinnung erst nach vollständiger Gerinnung zentrifugiert werden kann. Zum besseren Verständnis: Blutserum ist der flüssige Teil des Blutes, der nach der Blutgerinnung übrig bleibt. Blutplasma ist der flüssige Anteil des ungerinnbar gemachten Blutes, der nach dem Entfernen der Blutkörperchen (eben durch das Zentrifugieren) verbleibt.

Einen Ausweg aus diesem zeitlichen Dilemma verspricht ein neu entwickeltes Transportsystem. Es bringt einen Zeitgewinn von einem Tag – ohne das Ergebnis zu verfälschen. Innerhalb dieser 24 Stunden muss das Röhrchen in der Analytik landen, sei es per Kurier in einem Labor oder innerhalb eines Klinikums im Zentrallabor. Der Prototyp wurde bereits vorgestellt; das System soll noch im Jahr 2005 zum Einsatz kommen.

«Dieses Transportsystem ist eine maximale Verbesserung», sagt Professor Dr. med. Wolfgang Herrmann, einer der führenden Spezialisten auf diesem Gebiet. Die Neuheit funktioniert folgendermaßen: Das Blut wird mit einer Spezialmonovette (einem Röhrchen) abgenommen und in die Zentrifuge gestellt. In der Monovette ist ein bestimmtes Gel enthalten, das sich zwischen Plasma und Blutkuchen setzt. So ist das Homocystein im Plasma stabilisiert – und kann auf die Reise gehen.

Professor Herrmann hat den Prototyp gemeinsam mit der Sarstedt-Gruppe, einer international ausgerichteten deutschen Unternehmensgruppe für Medizin- und Labortechnik, entwickelt. Sie ist eine der Top-Adressen in diesem Markt. Der Professor ist Direktor der Klinischen Chemie und Laboratoriumsmedizin am Universitätsklinikum des Saarlandes in Homburg. Diese Einrichtung ist mit ihren Forschungen auf dem Gebiet der Hyperhomocysteinämie (zu hoher Homocysteinspiegel) weltweit anerkannt. Erst im April 2005 holte Herrmann zu einem Internationalen Spitzenkongress 300 Experten aus 26 Ländern ins Saarland. Thema: Risikofaktor Homocystein – das «neue Cholesterin».

Die aktuellen Richtlinien und Empfehlungen sind im Konsensus-Papier der D.A.C.H.-Liga Homocystein e. V. zusammengefasst. Dieser Verein ist eine interdisziplinäre Vereinigung ausgewiesener Wissenschaftler aus Deutschland, Österreich und der Schweiz. Sie wollen Forschung und Information zu Homocystein fördern.

Für die Bestimmung von Homocystein stehen heute unterschiedliche Möglichkeiten zur Verfügung. Weit verbreitet sind Methoden, die auf der High-pressure liquid chromatography (Hochleistungs-Flüssigkeits-Chromatographie) basieren, kurz HPLC genannt, und immunologische Methoden. Die neueste Methode ist die Flüssigkeits-Chromatographie-Elektrospray-Tandem-Massenspektrometrie, die Kurzbezeichnung lautet LC-MS-MS.

Mit welcher Methode ein Labor arbeitet, ist letztendlich eine Frage des Kosten-Nutzen-Verhältnisses, der Auslastung. Die LC-MS-MS-Methode erfordert so hohe Investitionen in die Ausstattung, dass sie sich nur große Labors leisten können wie etwa das Institut Bioscientia in Ingelheim. Dieses Unternehmen gehört zu den Top Five in der deutschen Laborszene. Das LC-MS-MS-Verfahren gilt als sehr gut, zeichnet sich durch hohe Spezifität und Sensitivität sowie durch eine gute analytische Präzision aus. Mit dieser Anlage können bis zu 200 Röhrchen täglich abgearbeitet werden. Auch das HPLC-Verfahren ist aufwendig in der Anschaffung: Für ein kleines Labor mit vielleicht 20 Proben täglich rechnet sich das nicht, deshalb arbeiten die Kleinen meist mit Immunverfahren.

Den Goldstandard, also die eine einzige beste Methode, gibt es noch nicht. Am besten messen den Homocysteinwert diese drei Methoden: LC-MS-MS, HPLC, Immuno-Assays (das sind immunologische Verfahren). Mögen die Messungen noch so akkurat sein: Die Abweichungen zwischen den Methoden sind ein Problem. Deshalb ist eine internationale Standardisierung gefordert, dann könnten die Qualität der Methoden und die Abweichungen zwischen ihnen besser miteinander verglichen werden.

Bei einem Homocysteinspiegel im moderat erhöhten Bereich kann nach vier bis sechs Wochen eine Bestätigungsuntersuchung erfolgen. Prinzipiell ist die persönliche Spannbreite (intraindividuelle Variabilität) des Homocysteinwertes beim Menschen sehr gering. Bei Gesunden zeigen Wiederholungsmessungen nach sechs bis 18 Monaten eine sehr gute Übereinstimmung mit den Ausgangswerten – mit einer individuellen Abweichung, die nicht auffällig ist. Die persönliche Note eben. Trotzdem machen Wiederholungsmessungen einen Sinn, weil sie die diagnostische Aussage verbessern. Bei einem einmaligen Test wird das tatsächliche Risiko um etwa zehn bis 15 Prozent unterschätzt.

TOP-ADRESSEN

www.dach-liga-homocystein.org
Forschung und Informationen zu Homocystein.
Empfehlungen und Richtlinien zum rationellen klinischen Umgang mit Homocystein, Folsäure und B-Vitaminen

Diese Labors sind spezialisiert bzw. forschen aktiv und helfen bei Problemfällen weiter:

Klinisch-Chemisches Zentrallabor, Geb. 40
Universitätskliniken des Saarlandes
Prof. Dr. med. Wolfgang Herrmann
D-66421 Homburg/Saar
E-Mail: kchwher@uniklinik-saarland.de

Institut für Klinische Chemie
Otto-von-Guericke-Universität Magdeburg
Jutta Dierkes
Leipziger Str. 44
D-39120 Magdeburg
E-Mail: Jutta.Dierkes@medizin.uni-magdeburg.de

Bioscientia, Institut für Laboruntersuchungen
Ingelheim GmbH
Konrad-Adenauer-Str. 17
D-55218 Ingelheim
Tel. 06132/781-0
www.bioscientia.de

Sarstedt AG & Co., Medizin und Labortechnik
Rommelsdorfer Str.
Postfach 1220
51582 Nümbrecht
Tel. 02293/305-0
www.sarstedt.com

DELAB GmbH & Co. KG
Gesellschaft für Laborberatung
Infos über Tagungen, Seminare
Zum Kastell 20
D-55286 Wörrstadt
Tel. 06732/919666
www.delab-net.de

Verband der Diagnostica-Industrie e. V.
VDGH im VCI (Haus der Chemie)
Karlstr. 19–21
D-60329 Frankfurt/Main
Tel. 069/2556-1730
E-Mail: vdgh@vdgh.de
www.vdgh.de

www.notfalllabor.de
Laborportal im Internet:
Marktübersicht über den gesamten klinischen Laborbereich
390 Produktgruppen, 71 Firmen

Infos bei Versicherungsfragen:

Verband der Krankenversicherten Deutschlands e. V.
Bleibtreustr. 24
D-10707 Berlin
Tel. 030/88625287
Fax: 030/88625326
www.vkvd.de

ALLTAGSFAKTOREN UND DER HOMOCYSTEINSPIEGEL

DIE ERNÄHRUNG

Wenn Sie die Ernährungsrichtlinien einer ausgewogenen Ernährung befolgen, senken Sie automatisch den Homocysteinspiegel. In meinem Buch «Die 7 Revolutionen der Medizin» ist ein balanciertes Ernährungsprogramm ausführlich beschrieben. Hier noch einmal die wichtigsten Regeln in Eckdaten:

- Essen Sie eine Mahlzeit oder einen Snack innerhalb der ersten Stunde nach dem Aufstehen!
- Balancieren Sie in jeder Mahlzeit und in jedem Snack Protein, Kohlenhydrate und Fett im ungefähren Kalorien-Verhältnis (30–40–30)
- Essen Sie fünfmal täglich, 3 Mahlzeiten und 2 Zwischenmahlzeiten!
- Lassen Sie nie mehr als fünf Stunden zwischen den Mahlzeiten verstreichen!
- Essen Sie mehr Gemüse und Früchte. Reduzieren oder vermeiden Sie vollkommen Zucker, Brot, Nudeln, Körner und andere stärkehaltige, konzentrierte Kohlenhydrate mit hohem glykämischem Index!

1. Proteinzufuhr in Balance halten

Hier sei noch einmal auf die Bedeutung von Eiweiß hingewiesen. Sowohl ein Übermaß wie auch ein Mangel dieses Makronährstoffes kann Sie aus der Balance bringen. Zu viel Protein übersäuert Ihren Körper. Das ist besonders schädlich, wenn es an den B-Vitaminen mangelt, die Homocystein senken, da tierisches Eiweiß reich an der Aminosäure Methionin ist, die den Hcy-Wert hebt. Andererseits ist Methionin ein Baustein für SAMe. SAMe ist eine erwünschte Substanz für die Leberentgiftung und kann als Nahrungsergänzung auch zur Stimmungsaufhellung eingenommen werden.

Studien an 260 pensionierten Lehrern in Maryland, USA zeigen, dass auch ein Mangel an Protein den Homocysteinspiegel erhöhen kann.

Noch wichtiger aber ist es, die richtige Art von Protein zu essen. So ist unbelasteter Fisch und mageres Geflügel die erste Wahl, da es nicht nur leicht verwertbares Protein, sondern auch eine gute Quelle für Vitamin B_6 und B_{12} ist. Gemüse liefern eine große Menge Folsäure, etwas B_6, aber kein B_{12}. Deshalb haben Veganer, die überhaupt keine tierischen Produkte zu sich nehmen, oft hohe Hcy-Werte mit den entsprechenden Risikofaktoren. Lange fermentierte Sojaprodukte wie Tempeh, Natto oder auch Miso senken den Hcy-Wert nur leicht, sind aber eine gute alternative Proteinquelle.

2. Lebensmittel zur Vitamin B-Versorgung.

Hier ist eine Liste von Nahrungsmitteln, die Sie mit den B-Vitaminen versorgen, die Sie zur Senkung des Hcy-Wertes brauchen:

Nahrungsmittelquellen für Vitamin B_{12}	
Nahrung	***Menge pro 100 g***
Sardinen	28 Mikrogramm
Austern	15 Mikrogramm
Hüttenkäse	5 Mikrogramm
Thunfisch	5 Mikrogramm
Pute und Hähnchen	2 Mikrogramm
Lamm	1,8 Mikrogramm
Eier	1,7 Mikrogramm
Käse	1,5 Mikrogramm

Bei einem Hcy-Wert von 8 oder darunter beträgt die optimale Menge 10 Mikrogramm Vitamin B_{12} pro Tag. Um einen erhöhten Hcy-Wert zu senken, sind sehr viel höhere Vitamin-B_{12}-Gaben notwendig, die man allein über die täglichen Mahlzeiten nicht erreichen kann. Ist der Hcy-Wert über 8, sollte man sich daher nicht nur auf eine gesündere Ernährung verlassen, sondern auch «Synervit» zur Homocysteinsenkung einsetzen.

Nahrungsmittelquellen für Vitamin B_6	
Nahrung	***Menge pro 100 g***
Lachs	0,82 Mikrogramm
Fasan	0,66 Mikrogramm
Bananen	0,51 Mikrogramm
Truthahn	0,47 Mikrogramm
Nierenbohnen	0,44 Mikrogramm
Makrele	0,40 Mikrogramm
Hase	0,29 Mikrogramm
Rosenkohl	0,28 Mikrogramm

Nahrungsmittelquellen für Folsäure	
Nahrung	***Menge pro 100 g***
Weizenkeime	325 Mikrogramm
Linsen, gekocht	180 Mikrogramm
Hirse	170 Mikrogramm
Sonnenblumenkerne	164 Mikrogramm
Endiviensalat	142 Mikrogramm
Kichererbsen, gekocht	141 Mikrogramm
Spinat	140 Mikrogramm
Broccoli, Romanasalat	130 Mikrogramm
Nierenbohnen	115 Mikrogramm
Rosenkohl, Rote Beete	110 Mikrogramm
Orangensaft (frisch gepresst)	110 Mikrogramm
Spargel	98 Mikrogramm
Haferflocken	87 Mikrogramm
Haselnüsse	72 Mikrogramm
Avocado	66 Mikrogramm

Der erforderliche tägliche Bedarf an Folsäure beträgt bei niedrigem Hcy-Wert von 8 oder darunter ungefähr 600–900 Mikrogramm. Auch hier ist eine weitaus höhere Versorgung notwendig, um einen erhöhten Hcy-Wert zu senken.

Für die vegetarische Lebensweise gibt es einige interessante wissenswerte Ergebnisse bei Untersuchungen. Durch den Mangel an Vitamin B_{12} liegt der durchschnittliche Hcy-Wert von Vegetariern um einen Punkt höher als bei Nicht-Vegetariern. Wenn man sich also vegetarisch ernährt, sollte man auf eine ausreichende Versorgung mit Vitamin B_{12} achten. Bedauerlicherweise wissen viele Vegetarier und Veganer nicht, dass das Vitamin B_{12} aus Meeresalgen unterschiedlich zum Vitamin B_{12} aus tierischen Quellen ist und daher einen Mangel nicht ausgleichen kann. Bei Veganern sind die Bakterien im distalen Dünndarm die einzige, aber ungenügende Vitamin-B_{12}-Quelle. Nicht zu vergessen ist natürlich auch eine ausreichende Versorgung an Proteinen und langkettigen Omega-3-Fettsäuren. Die kurzkettige Form von Omega-3 aus Leinsamen oder Weizenkeimen wird nur unzureichend (höchstens zu 5 Prozent) in die essenziellen Formen von EPA und DHA umgebaut. Heute stehen uns die Quellen für langkettige Omega-3-Fettsäuren, wie sie unsere Vorfahren noch kannten, nicht mehr oder nur ganz selten zur Verfügung. Durch Stalltierhaltung, Züchtung und verändertes Futter ist der Gehalt an langkettigen Omega-3-Fettsäuren bei unseren Haustieren von durchschnittlich 30 Prozent auf 0 Prozent gesunken. Nur noch wenige Tiere – wie zum Beispiel der Bison – weisen noch größere Mengen an langkettigen Omega--3-Fettsäuren auf. Auch das Gehirn von Tieren als größerer Omega-3-Träger ist insbesondere nach der BSE-Katastrophe von unserem Speiseplan verschwunden. Mit der Versorgung durch Hochseefische als natürliche Quelle von langkettigen Omega-3-Fettsäuren ist es auch nicht zum Besten bestellt. Entweder sind sie in Fischfarmen mit Antibiotika und anderen chemischen Medikamenten aufgewachsen oder durch Schwermetalle massiv belastet. So empfiehlt sogar schon die WHO (Weltgesundheitsorganisation) nur noch einmal monatlich eine Fischmahlzeit mit Hochseefisch. Für eine ausreichende Versorgung mit langkettigen Omega-3-Fettsäuren geht also kein Weg an der Substitution mit pharmazeutisch reinem Fischöl wie bei RX Omega (mit 60 Prozent EPA und DHA) vorbei.

3. Vegetarische Lebensmittel

Auch die Versorgung mit genügend Gemüse, Salaten und Früchten ist für einen niedrigen Homocysteinspiegel essenziell. Die vegetarischen Lebensmittel sind – neben der Bedeutung als Antioxidantien und Basenspender – auch die beste Quelle für Folsäure. Wenn Sie sich an die Richtlinien des von mir empfohlenen Ernährungsprogramms halten, können Sie Ihren Hcy-Wert in vier Wochen um 10 Prozent senken. Die von den staatlichen Institutionen empfohlene Menge an Folsäure beträgt für Männer wie für Frauen 400 Mikrogramm, für schwangere Frauen 600 Mikrogramm und für stillende Frauen 500 Mikrogramm. Um einen erhöhten Hcy-Wert in die optimale Zone (unter 8) zu senken, braucht man jedoch viel größere Mengen von Folsäure. Das bedeutet in der Praxis zweigleisig zu fahren: genügend vegetarische Nahrung und – bei trotzdem erhöhten Werten – zusätzlich B-Vitamine einzunehmen.

Bei Gemüse gilt es einen wichtigen Faktor zu beachten. Folsäure ist extrem anfällig für Hitze, daher dürfen die Gemüse nicht zu lange gekocht werden. Hier gilt «weniger ist mehr». Dämpfen oder – wie die Asiaten es tun – im Wok schwenken ist die zweckmäßigste Zubereitungsart, um die empfindlichen Inhaltstoffe zu erhalten.

Hier folgen einige **Gemüse-Kochzeiten**, die man nicht überschreiten sollte, wenn man Folsäure erhalten will:

Broccoli, Blumenkohl	3 Minuten
Grüne Bohnen	3 Minuten
Spinat	1 Minute
Kohl	2 Minuten

4. Knoblauch

Viele kennen Knoblauch nicht nur als Gewürz, sondern auch als Heilmittel. Knoblauch hat einen hervorragenden Ruf als Gefäßmittel und als vorbeugende Maßnahme gegen Herzerkrankungen. Warum? Knoblauch ist reich an Allium, einer schwefelhaltigen Aminosäure, die bei der Produktion von Glutathion hilfreich ist. Knoblauch unterstützt den Körper bei der Herstellung des Enzyms Glutathion-S-Transferase, das gegen Krebs erregende Stoffe sehr wirksam ist. Knoblauch entgiftet und erhöht den Glutathionspiegel. Wenn dieser Spiegel steigt, senkt sich der Hcy-Wert.

5. Kaffee und schwarzer Tee

Eine Studie des Universitätshospitals in Nijmegen zeigt, dass ein Liter Kaffee täglich – das entspricht ungefähr vier Tassen – nach zwei Wochen den Hcy-Wert um 10 Prozent erhöhte. Offensichtlich war nicht allein das Koffein für die Erhöhung ausschlaggebend. Auch andere Stoffe im Kaffee taten ein Übriges, da allein eine Koffeintablette eine Erhöhung um fünf Prozent nach sich zog. Bei einer Umstellung auf koffeinfreien Kaffee würde sich der Hcy-Wert demnach immer noch um die anderen fünf Prozent erhöhen. Bei der Suche nach Alternativen zu Kaffee fanden Wissenschaftler der Universität Wagingen, dass schwarzer Tee durch den Inhaltsstoff Polyphenol eine fast gleiche Erhöhung des Homocysteinspiegels nach sich zog (11 Prozent statt 12 Prozent bei Kaffee). Was den Hcy-Wert betrifft, ist gegen Kaffee wie auch schwarzen Tee nichts einzuwenden, wenn er in Maßen genossen wird (ein bis zwei Tassen täglich).

ANDERE FAKTOREN DER LEBENSWEISE

1. Stress

Gemeint ist hier der schädliche Dystress, der typischerweise mit Überlastung auftritt. Der so genannte «gute» Stress dagegen stimuliert Energiereserven. Dystress kann ein Auslöser für Angina Pectoris, Herzinfarkt oder Schlaganfall sein, da er die Blutgefäße verengt und für Entzündungen der Arterienwände sorgt. Obwohl bisher noch unbekannt blieb, wie Stress genau auf diese Erkrankungen einwirkt, hat man in vielen Untersuchungen festgestellt, dass Stress – besonders wenn er mit Emotionen von Feindseligkeit und unterdrücktem Ärger einhergeht – den Hcy-Wert ansteigen lässt. Wenn Sie ein Leben mit viel Ärger und Frustration führen, oft irritierbar und schlecht gelaunt sind, dem Leben und den Mitmenschen kritisch und feindselig gegenüberstehen, gehen Sie ein erhöhtes Risiko ein, einen hohen Hcy-Wert mit den entsprechenden Folgeerkrankungen zu haben.

Um Stress wirkungsvoll abzubauen, gibt es viele Methoden: Sport oder ganz einfach Bewegung, Meditation, Entspannungsübungen oder vertiefte Atmung. Wichtig ist aber auch eine vitamin- und mineralstoffhaltige, basische Ernährung sowie Nahrungsergänzungen mit Magnesium und den B-Vitaminen, die einen erhöhten Hcy-Wert senken. Man kann also durch Anhebung des eigenen Energieniveaus mit den geeigneten Nahrungsmitteln und Nahrungsergänzungen auch die Fähigkeit steigern, mit Stress gelassener umzugehen.

2. Rauchen

Abgesehen von all den Gesundheitsrisiken, die man durch Rauchen eingeht, steigt der Hcy-Wert bei Rauchern, die täglich 20 Zigaretten konsumieren, um fast 20 Prozent. Bei einer Untersuchung der Wisconsin Medical School in den USA zeigte sich ein interessantes Ergebnis. Bei Menschen, die von ihrer Tabaksucht loskommen, sank der Hcy-Wert in sechs Monaten um 12 Prozent. Die Reduzierung des Konsums von durchschnittlich 35 auf 4–8 Zigaretten täglich ergab allerdings – was den Hcy-Wert betrifft – keinen Unterschied.

Der Zusammenhang von Tabakkonsum und einem erhöhten Hcy-Wert ist vor allem auch für schwangere Frauen wichtig, deren Bedarf an Folsäure besonders hoch ist. Rauchen verbraucht viele Vitamine, die als Antioxidantien dienen, darunter auch Vitamin B_6, B_{12} und Folsäure, und kann so zu dem erhöhten Hcy-Wert führen.

«TACHELES» ODER GESUNDHEIT UND SELBSTVERANTWORTUNG

«You can lead a horse to water, but you can't make it drink» oder
Du kannst ein Pferd zur Tränke führen, trinken muss es selbst.
Altes Sprichwort der Cowboys

Wir leben in einer Welt, in der vieles «verrückt» ist. Nach meiner Auslegung des Begriffes «verrückt» ist, wenn man als Individuum, als Lebens- oder Arbeitsgemeinschaft sowie als Nation den angestammten Platz der Lebensgesetze missachtet und diese Gesetze verrückt. Wenn beispielsweise Macht und Profit mehr zählen als Gesundheit und Leben. Verrückt ist auch, wenn die Stimme des gesunden Menschenverstandes nicht mehr gehört wird. Verrückt ist, wenn man aus Überlebensangst die Lebensgrundlage vergiftet. Wenn Sie sich einmal die Zeit nehmen und die Situation auf unserer Erde mit etwas Abstand betrachten, werden Sie sehen, was ich meine.

- Wir vergiften unsere Flüsse, Seen und Meere und damit unseren Lebensquell.
- Wir verpesten die Luft, die wir atmen, und holzen die Regenerations-Lunge der Erde ab, den Regenwald.
- Wir erzeugen tierisches Eiweiß, das wegen hoher Hormon- und Giftstoffanteile gesundheitsschädlich ist.

- Die Fische unserer Meere sind so schwermetallbelastet, dass sie als Nahrung für unsere Gesundheit gefährlich sind.
- Viele unserer vegetarischen Nahrungsmittel sind pestizid- und schwermetallverseucht oder genmanipuliert mit hohem Risiko für unsere Gesundheit.
- Die elektromagnetischen Felder sind durch die hochfrequenten Strahlen von Satelliten, Radar, Mobilfunkantennen, Handys, schnurlosen Telefonen und einer Vielfalt von niederfrequenten Strahlungsquellen in Haushalt und Industrie so stark gewachsen, dass sie massive Gesundheitsprobleme erzeugen.

Wenn man sich als Autor herausnimmt, Missstände der Pharma-, Lebensmittel- oder Elektro-Industrie und die Verfehlungen von Medizin und Politik offen zu legen und zu kritisieren, kann man mit zwei an der Oberfläche gegensätzlichen Reaktionen rechnen: Ablehnung bei den Bloßgestellten und Kritisierten, Zustimmung bei den Betroffenen und Geschädigten. Diese Reaktionen haben aber in der Tiefe etwas gemeinsam: **Sie lassen alles so, wie es ist, und damit ziehen beide Seiten am gleichen Strick. Beide Parteien sitzen im gleichen Boot namens «Status quo».**

Dieses Buch will etwas anderes. Es will etwas in Ihnen als Leser bewegen. Ich bin mir sicher, dass die gemachten Aussagen ihren Weg finden werden in den Kopf und in das Herz des einen oder anderen Verantwortlichen der oben kritisierten Kreise. Auf der anderen Seite stehen Sie als Verbraucher/in, als Betroffene/r, als Geschädigte/r und Leidtragende/r. Meiner Kritik zuzustimmen, nur mit dem Kopf zu nicken und es «schon immer gewusst haben» wird Ihnen nichts nützen, und es wird nichts verändern. Das Nicken bewegt nur Ihren Schädel, aber nicht den Inhalt. Damit zementieren Sie den Status quo. Lesen Sie, hören Sie die Botschaft, bewegen Sie sich und tun Sie etwas! Wenn Sie an den beschriebenen Fakten zweifeln, ist schon etwas in Bewegung gekommen. Bleiben Sie da nicht stehen! Zweifeln Sie und forschen Sie selbst nach den Antworten. Wenn Sie Ihre Antworten gefunden haben, dann ändern Sie etwas in Ihrem ureigenen Bereich: Ihrem Leben, Ihrer Wohnung, Ihrer Familie, Ihrer Ernährung. Schreiben Sie Ihren Einkaufszettel um, bereiten Sie andere Mahlzeiten zu, werfen Sie hier und heute die verseuchten Nahrungsmittel und die schädlichen Öle aus Ihrer Küche! Niemand kann Sie aufhalten, außer Sie selbst.

Ich stelle hier den schlimmsten Kontrahenten Ihrer Gesundheit an den Pranger. Es ist nicht die Pharma-Industrie, der Politiker, der Mobilfunkkonzern oder der Pestizid spritzende Landwirtschaftsbetrieb. Es ist Ihre eigene Trägheit, das Gewohnheitstier in Ihnen, der innere Schweinehund. Wenn Sie wollen, können Sie Ihre Welt verbessern und in ein paar Stunden, mit ein paar Handgriffen den Großteil der Belastungen massiv reduzieren.

Ich will Ihnen ein Beispiel geben: Viele meiner Patienten sind über die möglichen Gefahren einer Mobilfunkantenne in ihrer Umgebung beunruhigt. Zu Recht, sage ich, aber wie sieht es in Ihrem Haus aus? Viele haben sich aus Unwissen oder Bequemlichkeit eine stärkere Elektrosmogbelastung durch schnurlose DECT-Telefone, Mikrowelle oder andere Elektrosmogquellen ins Haus geholt, als es je ein Mobilfunkmast sein kann. Für das Unwissen gibt es Informationen, wie in diesem Buch. Für die eigene Bequemlichkeit haben Sie als Leser allein die Verantwortung.

In diesem Kapitel rede ich «Tacheles» über Ihre Verantwortung für Ihre Gesundheit. Ich fordere Sie auf, die Welt so zu sehen, wie sie ist. Nicht wie Sie sie haben wollen oder wie sie sein sollte, weder schön- noch schlechtgeredet.

Es liegt in der Natur der Sache, dass man in einem medizinischen oder naturheilkundlichen Beruf mit überdurchschnittlich viel Leiden und Gesundheitsstörungen in Kontakt kommt. Die Liste ihrer Befindensstörungen, Symptome, Krankheiten und Schmerzen, die meine Praxis aufsuchen, reicht von Müdigkeit, Konzentrationsstörungen, Übergewicht und gestörter Verdauung bis hin zu den schwersten Krankheitsbildern wie Krebs, Autoimmunerkrankungen, Herzinfarkt, Schlaganfall, Alzheimer, Multipler Sklerose, Depressionen, Knochendegeneration und vielen anderen Zivilisationserkrankungen.

Viele dieser Störungen und Krankheiten werden durch genetische Veranlagungen mitbestimmt. Dennoch gibt es eine Reihe von Faktoren, die erst diese Erbanlagen dazu bringen, ihr genetisches Potenzial im Leben eines Menschen auszuspielen. Die Unausweichlichkeit von Krankheit und Leiden ist für viele eine manchmal erdrückende Realität. Gleichwohl sind es oft die Lebensumstände, die schlummernde genetische Schwachstellen erst zum Tragen kommen lassen.

Aus dieser Tatsache lassen sich einige offensichtliche und überaus wichtige Konsequenzen ziehen:

- Jeder Mensch hält einen großen Anteil seiner Gesunderhaltung, Genesung und Heilung in den eigenen Händen.
- Es liegt in der eigenen Verantwortung, sich Informationen und Rat zu besorgen und auf die ureigenste, innere Stimme zu hören.
- Nur die Umsetzung und die Integration der gewonnenen Informationen und der fachkundigen Anweisungen in das tägliche Leben wird Hilfe, Linderung und Heilung bringen.
- Mit was und wie man seinen Körper und seine Seele ernährt, wird Ihnen als Gesundheit und Wohlbefinden zurückgegeben. Anders ausgedrückt heißt das: Was Sie heute

an Zeit und Geld in Ihre Gesundheit investieren, brauchen Sie später nicht für Krankheiten aufzuwenden.

Was hier wie Binsenwahrheiten klingt, ist aber erstaunlich oft Neuland für viele Patienten und Patientinnen. Es gibt viele Möglichkeiten, der eigenen Gesundheit einen gewaltigen Schub zu versetzen. Das bedeutet meistens, einige Gewohnheiten im täglichen Umgang mit unserer Nahrung und unserer nahen Umwelt zu ändern. Das kann auch heißen, Werte neu zu überdenken und Prioritäten neu zu setzen. Das kann bedeuten, Geld in die eigene Gesundheit in Form von Anschaffungen, Nahrungsergänzungen und Behandlungen zu investieren. Überlegen Sie einmal, ob Sie diese Möglichkeiten nicht bevorzugen, anstatt Geld in eine marode Krankenversicherung zu stecken, die jährlich die Beiträge massiv erhöht, Ihnen aber nicht die Behandlung angedeihen lässt, die Sie heilen kann. In der Regel zahlen Sie für eine Krankenversicherung, die wirkliche Vorbeugung nicht kennt oder gar bezahlt, die aber Unsummen für Therapien ausgibt, die Sie gar nicht haben wollen. Oftmals sind diese Therapien der Anfang einer endlosen Krankenkarriere, die Sie nicht heilt, sondern noch kränker macht, als Sie bereits sind.

Privat Versicherte können heute schon eine Notfallversicherung abschließen, die ihnen bei einer hohen Selbstbeteiligung den Notfall – beispielsweise durch einen Unfall – absichert, ihnen aber die Freiheit lässt, die restlichen 80 Prozent eines normalen Beitrags nach eigenem Gutdünken einzusetzen. Das gibt Ihnen die finanzielle Freiheit, beispielsweise unvergiftete, vitalstoffreiche Nahrungsmittel einzukaufen, vorbeugend entsprechende hochwertige Nahrungsergänzungen einzunehmen oder in Heilweisen zu investieren, die wirklich zur Gesundung beitragen.

Stellen Sie sich Ihre Gesundheit als ein strahlendes Licht vor. Wenn dieses Licht mit einem Dimmer nur um ein Prozent heruntergedreht wird, bemerken Sie gar nichts. Wenn dieser Vorgang alle fünf Minuten wiederholt wird, werden Sie trotzdem lange Zeit nichts bemerken. Über die Jahre und manchmal Jahrzehnte tragen viele Faktoren dazu bei, dass Ihre Vitalität und die Kraft Ihres Immunsystems «gedimmt» werden. Doch ab einem gewissen Zeitpunkt bemerken Sie, dass Ihre Gesundheit nicht mehr strahlt. Sie fühlen sich alt, erschöpft oder manchmal erst im Vergleich zu jemandem mit strahlender Gesundheit und dessen «Ausstrahlung» blass und düster. Sie können den Vorgang des «Gesundheitsdimmens» wieder rückgängig machen. Viel liegt dabei an Ihrer eigenen Initiative und in Ihrer eigenen Verantwortung.

Im Folgenden stelle ich Ihnen einige Bereiche des täglichen Lebens vor, die Ihre Gesundheit massiv beeinträchtigen können. Der Einfluss dieser Faktoren kann so stark sein, dass Sie es sogar mit dem Tod bezahlen, wenn Sie diese nicht ändern. Das Tückische bei vielen dieser Einflüsse ist, dass wir sie durch die oft lange Zeitspanne zwischen Ursache und Wirkung nicht mehr mit dem Auslöser in Verbindung bringen.

FAKTOR ERNÄHRUNG (1. TEIL)

Der erste Faktor ist unsere Ernährung. Dreimal am Tag, wenn nicht öfter, versorgen wir unseren Körper mit Energie in Form von Nahrung. Ich möchte Ihnen an dieser Stelle gerne das Beispiel nennen, das ich auch in meiner Praxis hernehme, um die Wichtigkeit der richtigen Nahrungsaufnahme zu verdeutlichen.

Wenn Sie mit Ihrem Auto an eine Tankstelle fahren, was tanken Sie dann für einen Treibstoff? – Ich hoffe doch Super, wenn Ihr Auto Super braucht, Normal, wenn es für Normalbenzin gebaut wurde. Warum nicht Diesel? Sie könnten eine Menge Geld sparen. – Natürlich füllen Sie keinen Diesel in den Tank, wenn Ihr Auto Super braucht. Sie würden schon nach ein paar Kilometern merken, dass Sie einen gravierenden Fehler gemacht haben. Sie tanken also den «richtigen» Treibstoff für Ihr Auto. Was kaufen Sie sich aber in der Tankstelle für den «kleinen Hunger unterwegs»? Einen Energieriegel mit künstlichem Aroma, Farb- und Konservierungsstoffen, Sojaeiweiß, Zucker, der «verbrauchte Energie sofort zurückbringt», wie er verspricht? Eine Cola mit Koffein und Süßstoff? Chips mit Akrylamid? Und was geben Sie Ihren Kindern zu essen, wenn sie an der Tankstelle quengeln? Mit was belohnen Sie sonst Ihre Kinder für gute Noten, fürs Stillhalten, zum Geburtstag oder für die Hilfe im Haushalt?

Wie glauben Sie, wird Ihr Körper und der Ihrer Kinder mit diesem «Treibstoff» umgehen? Ihr «Körper-Motor» wird nicht nach ein paar Kilometern anfangen zu rauchen, sondern – und das vielleicht erst nach 10 oder 20 Jahren – beispielsweise Diabetes, Krebs oder Depressionen entwickeln.

Was braucht Ihr Körper als Treibstoff?

- Gute Qualität an natürlichen Lebensmitteln, die nicht mit chemischen Mitteln gespritzt, mit Schwermetallen belastet, mit Antibiotika und anderen Medikamenten angefüllt sind. Sie brauchen Nahrung, die reich an Enzymen, Mineralien, Vitaminen, Spurenelementen und sekundären Pflanzenstoffen sind. Sie brauchen tierische Produkte von Tieren, die natürlich leben dürfen und das Futter bekommen, das für diese Tiere artgerecht ist. Kurz gesagt: Ihr Körper ist auf unbelastete und lebendige Nahrung geeicht und angewiesen. Ernähren Sie sich «artgerecht»! Alles was lebendig und enzymreich ist, gibt Ihrem Körper Leben. Enzyme sind der Antrieb für den Stoffwechsel und der Zündfunke für Ihren «Motor».

- ▶ Geeignete Nahrungsergänzungen, die das ersetzen, was im täglichen Nahrungsmittelangebot nicht mehr vorhanden ist, zum Beispiel langkettige Omega-3-Fettsäuren. Diese Fettsäuren können Sie über Fisch (zu belastet mit Schwermetallen) oder Fleisch (der 30-prozentige Omega-3-Anteil fällt weg bei Stallhaltung und falscher Fütterung) nicht mehr in genügendem Maß aufnehmen. Qualitativ hochwertige Nahrungsergänzungen sind teurer als «Billigprodukte». Das gilt für Vitamine und Fischöl genauso wie zum Beispiel für Mineralstoffe und Enzymzubereitungen.
- ▶ Gutes Wasser ist als Lebensquell unverzichtbar. Die Qualität beeinflusst alle Stoffwechselprozesse und damit die Gesundheit unseres Organismus. Jede Körperzelle ist von Wasser durchdrungen und umgeben. Jede Kommunikation zwischen den einzelnen Zellen, den Zellverbänden und Organen untereinander wird erst durch das Medium Wasser möglich. Wasser hat als Lösungsmittel und Informationsträger viele Aufgaben. Zum Flüssigkeitshaushalt ist allein gutes, lebendiges Wasser notwendig. Alle anderen Getränke sind nicht essenziell. Lesen Sie das Kapitel «Wasser» in meinem Buch «Die 7 Revolutionen der Medizin».
- ▶ Die richtige Zubereitungsform unserer Nahrung ist wichtig. Achten Sie auf die ausgewogene Zusammensetzung der Makronährstoffe Kohlenhydrate, Eiweiß und Fett wie auch auf eine schonende Verarbeitung. Besonders wichtig ist, wie Sie mit höheren Temperaturen umgehen. Hocherhitzte Fette mutieren zu Transfetten, bekannt als «Killerfette». Der Name weist schon darauf hin, dass sich diese Fette für die Gesundheit katastrophal auswirken.
- ▶ Bestimmte Lebensmittel und Lebensmittelzusätze sind Gift, auch wenn Sie von den Behörden als unbedenklich einge-

stuft werden. Denken Sie daran, auch Asbest, Contergan, Vioxx, Dextra, Celebrex, BSE oder radioaktive Strahlen wurden von den damals zuständigen Behörden als gesundheitlich unbedenklich eingestuft. Wenn Sie etwas für Ihre Gesundheit tun wollen oder müssen, nehmen Sie die folgenden Bestandteile aus Ihrer Ernährung: Aspartam oder andere Süßstoffe; Glutamate als Geschmacksverstärker; Sojaprodukte außer Miso, Tempeh, Natto; Zucker in jeder Form, weißer und brauner Zucker, Puderzucker, Kandiszucker, Glukosesirup, Süßigkeiten mit hohem Zuckeranteil: Schokoriegel, Energieriegel, Müsliriegel; Fruchtschnitten; Marmelade, Gelee, Konfitüre; Bonbons; Weißmehl und Weißmehlprodukte; Aromastoffe (künstliche, naturidentische oder natürliche – diese sind auch chemisch!); Konservierungsstoffe (auch Zitronensäure); Farbstoffe; jodierte Salze, mit Aluminium (als Rieselhilfe) versetztes Speisesalz, das nur aus Natrium-Chlorid besteht.

Viele Menschen können sich nicht vorstellen, dass alle diese erwähnten Stoffe wirklich gesundheitsschädlich sind. Viele berufen sich auf die Unbedenklichkeitsangaben, die unsere staatlichen Institutionen und Behörden als Kontrollinstanzen diesen Produkten ausstellen. Bedauerlicherweise werden diese Institutionen ihrer Aufgabe nicht gerecht. Es kommen oft die Einwände, dass man seinem Kind doch nicht einfach so den Kuchen, die Schokolade, die Energieriegel und die Soft Drinks verbieten kann. Wir sprechen hier von Kindern und Jugendlichen, deren Körper schon so vergiftet und verseucht sind, dass sie seit Jahren unter Rheuma, Colitis ulcerosa, Allergien und Neurodermitis leiden. Als Belohnung für das «Bravsein» bei der Injektion ein Eis oder ein Stück Torte? Wenn die Kinder mit einer Zigarette, einem Flachmann oder einem Päckchen Kokain kommen würden, wäre dann die Toleranzgrenze erreicht? Ich benutze hier extra starke Vergleiche, denn es sind diese so genannten Genussgifte oder Nahrungsmittelzusätze, die einen Stoffwechsel so beeinflussen können, dass er völlig aus der Bahn geworfen wird. Lassen Sie es nicht erst dazu kommen!

Mein Appell an Sie:
Geben Sie Ihrem Organismus, was er braucht,
und lassen Sie weg, was ihn belastet!

FAKTOR ERNÄHRUNG (2. TEIL)

Soja – ein gesundes Nahrungsmittel?

Diesen Teil der Ernährung widme ich ausschließlich dem Thema Soja und Sojaprodukte, wissend, dass ich damit die «heilige Kuh» vieler Vegetarier, Veganer und anderer gesundheitsbewusster Menschen schlachte. Tofu, Sojamilch, Sojajoghurt, Sojasahne und die ganze Produktpalette von Sojawürstchen, Sojaburgern, Sojabrotaufstrichen hat sich über die letzten Jahre und Jahrzehnte den Ruf erworben, ein besonders gesundes, weil fleischloses, fettarmes und cholesterinarmes Nahrungsmittel zu sein. Diesem Ruf half eine milliardenschwere Sojaindustrie aus den USA nicht nur nach, sie hat diesen Ruf erst als ihre Marketingstrategie erschaffen. Wie bei so vielen – auch in diesem Buch beschriebenen – Industriezweigen, die einzig und allein an Profit und nicht an Gesundheit interessiert sind, wurden und werden Tatsachen vertuscht oder Lügenmärchen aufgetischt, Berichte und Studien gefälscht, um den Verbraucher dorthin zu bringen, wo ihn die Konzerne haben wollen: an der Kasse. Der Weg dorthin wurde über die Menschen geebnet, die entweder als Vegetarier einen Ersatz für tierisches Eiweiß brauchten oder als Menschen mit einer Unverträglichkeit für Milch und Milchprodukte nach einer Alternative für diese Lebensmittel suchten. Der Mythos Soja als gesundes, fleischloses Gesundheitsprodukt war geboren. Einige gefälschte Studien und Berichte fügten diesen Aussagen noch einige Eigenschaften hinzu: So soll Soja Krebs und Herzinfarkt verhindern und Knochen stärken, Wechseljahrbeschwerden und Menstruationsschmerzen lindern. Kurzum, die Marketing-Strategen zielen auf den Gesundheitswillen der Konsumenten. Es wurde sogar die Geschichte verändert, z. B. dass Tofu und Sojamilch seit Jahrtausenden von Asiaten in großen Mengen verzehrt werden. Diese Aussagen sind völlig aus der Luft gegriffen.

Um Ihnen ein Beispiel für die geschickte Marketingstrategie der Sojaindustrie zu geben, sei hier das Beispiel Krebs angeführt. In der Broschüre eines Sojakonzerns heißt es: «Die Japaner, die viel mehr Soja als der Nordamerikaner essen, haben eine niedrigere Rate an Brust-, Uterus- und Prostatakrebs.» Das ist richtig. Unerwähnt bleibt aber in dieser Broschüre, dass die Japaner, wie fast alle Asiaten, eine viel höhere Rate an anderen Krebserkrankungen haben: Speiseröhrenkrebs, Magenkrebs, Pankreaskrebs und Leberkrebs sowie ein außergewöhnlich hohes Auftreten von Schilddrüsenkrebs. Wenn man also die niedrigeren Krebsraten an Brust-, Uterus- und Prostatakrebs dem Sojakonsum zuschreibt, sollte man der Logik folgend auch die erhöhten Raten von Krebserkrankungen an den Verdauungsorganen dem Sojakonsum zuschreiben. Das wird selbstverständlich nicht gemacht. Im Übrigen kann gerade der Schilddrüsenkrebs durch Sojaverzehr ausgelöst werden, wie Studien mit Laborratten aufzeigen.

Die Chinesen und Japaner zählten die Sojabohne zu der Kategorie von Nahrungsmitteln, die man höchstens in Hungersnöten zu sich nimmt. Man gibt sie dem Vieh oder pflügt sie als Düngemittel in den Ackerboden. Ausnahmen sind spezielle Sojazubereitungen nach alter Tradition wie Tempeh, Miso oder

Natto. Tofu gab man den jungen Mönchen in den Klöstern, um ihre Libido zu senken. Wenn man täglich stundenlang meditiert, kann eine starke sexuelle Energie sehr ablenkend und hinderlich sein. In der Traditionell Chinesischen Medizin «TCM» gilt Tofu als Nahrungsmittel, welches das Nieren-Yang dämpft. Nieren-Yang steht für sexuelle Aktivität und Vitalität.

Hier sind einige Eigenschaften von Soja, die Sie wissen sollten, wenn Sie zu den Menschen gehören, die aus Gesundheitsgründen zu Sojaprodukten greifen. Alle Sojabohnen enthalten bestimmte schädliche Substanzen und Toxine. Die Natur stattet die Sojabohnen damit aus, um verfrühtes Keimen zu verhindern und um Insekten und andere Feinde davon abzuhalten, zu viele von diesen Sojabohnen zu vertilgen. Es ist der Überlebensmechanismus der Sojabohne und ähnelt dem anderer Pflanzen und Tiere, die Stacheln, Panzer oder Gift verwenden, um sich zu schützen. Diese Substanzen, die hier aufgelistet sind, sind auch für uns Menschen äußerst gesundheitsschädlich.

- **Allergene**. Sie lösen allergische Reaktionen aus. Soja gehört zu den acht stärksten Nahrungsmittelallergenen (auf vielen amerikanischen Nahrungsergänzungen steht oft als Gütezeichen für ihre Produkte: «No Soy»).
- **Goitrogene**. Sie schädigen die Schilddrüse mit der Folge von Müdigkeit und mentaler Schwäche. Sie können zu Unterfunktion der Schilddrüse und zu Schilddrüsenkrebs führen. Bei Kindern, die Sojaprodukte zu sich nahmen, wurden verstärkt Autoimmunerkrankungen der Schilddrüse festgestellt.
- **Lektine**. Sie lassen die roten Blutkörperchen verklumpen und verursachen verschiedene Immunreaktionen.
- **Oligosaccharide**. Sie verursachen Verdauungsstörungen und Blähungen.

- **Oxalate**. Sie verhindern die Aufnahme von Kalzium und stehen in Zusammenhang mit Nierensteinen.
- **Phytate**. Sie vermindern die Aufnahme von Mineralien wie Magnesium, Zink, Eisen und Kalzium. Magnesium ist ein essenzielles Mineral für viele Stoffwechselvorgänge. Ein Mangel an Zink steht zum Beispiel in Zusammenhang mit einem schwachen Immunsystem, schwacher Libido und Unfruchtbarkeit. Eisenmangel verhindert propere Blutbildung, während Kalziummangel zu Osteoporose und anderen Knochenmissbildungen beitragen kann. Bei erwachsenen Frauen können diese Phytate zu Brustkrebs führen.
- **Isoflavonoide**. Sie sind so genannte Phytoöstrogene, die wie Hormone agieren und die Fortpflanzungsorgane wie auch das Nervensystem beeinflussen. Bei Kindern und Heranwachsenden können sie auch erst Jahre später zu Entwicklungsstörungen und Unfruchtbarkeit führen. Studien an Hunderten von Teilnehmern zeigen eine dreifach erhöhte Rate von Alzheimer und anderen Demenzerkrankungen bei regelmäßigem Sojakonsum. Kleinkinder, die mit Sojazubereitungen statt Milch aufgezogen werden, erhalten eine auf ihr Körpergewicht bezogene relative Menge von mindestens fünf (!) Antibabypillen täglich.
- **Protease- und Trypsin-Hemmer**. Sie stören die Funktionen der Verdauungsenzyme Protease und Trypsin. Das führt zu Magendysfunktionen, schlechter Eiweißverdauung und einer überarbeitenden Bauchspeicheldrüse. Anzeichen dafür sind häufig auftretende stinkende Blähungen nach dem Verzehr von Tofu und anderen Sojaprodukten.
- **Saponine**. Sie verbinden sich mit der Galle und können die Schleimhäute des Darmes schädigen.

Außerdem weisen die modernen Sojaprodukte Kanzerogene (Nitrosamine) und andere Substanzen auf, die durch die Herstellungsverfahren auftreten, zum Beispiel Aluminium (kann zu Alzheimer führen) oder Glutamat, einen Nervenreizstoff: Glutamat wird auch oft noch als Geschmacksverstärker zusätzlich beigefügt und kann neurotoxisch wirken (das so genannte China-Restaurant-Syndrom).

Die Sojaphytate werden durch die gewöhnlichen Zubereitungsmethoden wie Einweichen, langes Kochen oder Köcheln nicht beseitigt. Auch die Verarbeitung zu Tofu oder das Keimen von Sojasprossen beseitigt die Phytate keineswegs, auch wenn das von den Sojaproduzenten gesagt wird.

Traditionell wird in den asiatischen Ländern viel weniger Soja verzehrt, als uns die Sojaindustrie und ihre Werbung glauben machen will. Tofu wird gelegentlich als kleine Beigabe (1–2 Esslöffel) gegeben und vorzugsweise mit tierischem Protein (Fleisch oder Fisch) angeboten, nicht aber als Fleischersatz. Andere Sojaprodukte beseitigen durch eine traditionell lange Fermentationszeit die schädlichen Substanzen der Sojabohne. So sind Tempeh durch Zugabe eines besonderen Schimmelpilzes sowie Natto, Miso und Sojasoße durchaus genießbare Sojaprodukte.

Ein weiterer Faktor sollte Ihnen zu denken geben. Über 90 Prozent des Welthandelanbaus von Soja ist bereits genmanipuliert mit steigender Tendenz. Die Regenwälder in Südamerika werden für Sojaplantagen abgeholzt. Sie tun also sich selbst und unserer Erde einen großen Gefallen, wenn Sie auf Sojaprodukte verzichten.

Mein Appell an Sie:

Ernähren Sie sich artgerecht und vermeiden Sie Soja und Sojaprodukte!

FAKTOR ERNÄHRUNG (3. TEIL)

Kohlenhydrate – Zucker – Insulin – Insulinresistenz

In den letzten Jahren haben viele Menschen, die sich mit Gesundheit und Ernährung beschäftigen, einen neuen Begriff kennen gelernt: Glykämischer Index. In diesem Zusammenhang tauchen auch noch andere Worte auf: Glyxwert, glykämische Belastung oder glykämische Last und Low Carb Diät (eine Ernährung mit reduziertem Kohlenhydratanteil). Alle diese Ernährungsrichtlinien wollen Sie darüber informieren, dass konzentrierte Kohlenhydrate wie Getreide, Reis, Nudeln und andere Getreideprodukte, Kartoffeln, Zucker, Alkohol und bestimmte Früchte Ihren Blutzuckerspiegel rasch ansteigen lassen und sich deswegen negativ auf die Gesundheit auswirken. Vielen Menschen genügt diese Aussage für eine Änderung Ihres Essverhaltens.

Andere bezweifeln diese Aussagen bzw. halten sie für eine der neuen «Modeerscheinungen» unter den Diäten, die man einfach aussitzen kann. Das ist verständlich, denn es kann sehr unbequem sein, die oben erwähnten Nahrungsmittel aus dem Speiseplan zu streichen. Mit den folgenden Informationen möchte ich Ihnen die tieferen Zusammenhänge von Blutzucker und Insulin bzw. Insulinresistenz begreiflich machen und Sie damit bei der Umstellung Ihrer Ernährung unterstützen.

Wenn man eine Krankheit beseitigen will, muss man sie an der Wurzel packen. Wenn Sie nur die Symptome – Blattwerk und Stängel – beseitigen, machen Sie im überwiegenden Anteil der Fälle die Erkrankung schlimmer. Das Symptom ist Ausdruck eines Selbstheilungsversuchs des Körpers. Die Wissenschaft kennt in aller Regel die Ursachen einer Krankheit. Das Problem ist aber, dass unsere westliche Medizin keine Wissenschaft ist, sondern ein Geschäft. Nehmen wir ein Beispiel.

Wenn Sie mit einer Erkältung zum Arzt gehen, werden Sie wahrscheinlich mit einer Medizin, um die Nase frei zu bekommen und / oder einem Antibiotikum nach Hause geschickt. Die Nase wird schnell frei sein, der Schleim trocknet ein, und damit ist der Heilungsversuch des Körpers unterdrückt. Dieser hatte eigentlich vor, die Schleimhäute über die Sekretion von Schleim mit dem Abwehrstoff IgA zu reinigen und die eingedrungenen Viren abzutöten. Statt eines Schleimflusses in der Nase haben Sie jetzt einen eingetrockneten «Tümpel» mit idealem Nährboden für Bakterien. Die Antibiotika wirken zwar nicht gegen Viren, die meistens an einer Erkältung beteiligt sind, bauen aber die Darmflora ab und schwächen damit das Immunsystem. Beide Maßnahmen sind also kontraproduktiv. Die bessere Lösung wäre gewesen, dem Körper Ruhe zu gönnen und das Immunsystem arbeiten zu lassen und es dabei zu unterstützen und nicht zu sabotieren, wie im oberen Fall.

Wenn man tiefer zur Ursache dieser Erkrankung vordringen will, taucht die Frage auf: Warum hat sich dort überhaupt ein Virus breit machen können? Wir atmen jeden Tag Viren ein, aber nicht jeder wird krank – auch Sie nicht immer, wenn Sie Erreger einatmen. Sie müssen also erst einmal für die Invasion eines Virus empfänglich sein. Das passiert erst, wenn Ihr Immunsystem geschwächt ist. Aber ein eingeschränktes Immunsystem ist nicht die eigentliche Ursache. Lassen Sie uns noch tiefer vordringen. Warum ist Ihr Immunsystem so schwach? Möglicherweise wird Ihr Immunsystem durch Strahlungen oder Stress geschwächt. Vielleicht bekommt Ihr Immunsystem nicht, was es braucht, zum Beispiel Vitamin C. Dieses Vitamin ist in allgemeiner Übereinstimmung eine der wichtigsten Voraussetzungen für ein gut funktionierendes Immunsystem. Es wird von den weißen Blutkörperchen gebraucht, um Viren und Bakterien zu phagozytieren (fressen). Um die Konzentration innerhalb der Zelle auf die erforderliche Höhe zu bringen (50-mal höher als außerhalb der Zelle), muss das weiße Blutkörperchen viel Vitamin C ansammeln.

Interessanterweise haben Vitamin C und Glukose – der im Blut schwimmende Zucker – eine so ähnliche chemische Struktur, dass beide um den Eintritt in die Zelle konkurrieren. Je höher der Blutzucker ist, umso weniger Vitamin C wird in die Zelle geschleust.

Das Schlüsselhormon für den begehrten Eintritt ist Insulin. Hat die Zelle schon eine Insulinresistenz entwickelt, weil sie seit Jahren mit erhöhten Blutzuckerwerten bombardiert wurde, wird sie auch dem Vitamin C nur verminderten Einlass gewähren. Ein Blutzuckerspiegel von beispielsweise 120 reduziert die Phagozytose-Fähigkeit des Immunsystems um 75 Prozent.

Die den Blutzucker senkende Wirkung des Insulins ist eigentlich nur eine Nebenaufgabe. Was aber ist die evolutionäre Aufgabe von Insulin?

- Insulin kontrolliert die Lebenszeit, indem es die Zellteilung fördert. Bei jeder Zellteilung geht ein Teil des Telomer verloren, des Endstückes der DNS. Damit geht eine Ungenauigkeit der Zellreproduktion einher, die wiederum die Entartung (Krebs) und den vorzeitigen Tod dieser Zelle beschleunigt.
- Insulin speichert einen etwaigen Überschuss an Nährstoffen für spätere Hungerperioden, und zwar als gesättigtes Fett in Fettzellen.
- Insulin speichert auch andere Substanzen, zum Beispiel Magnesium. Bei Insulinresistenz geht diese Fähigkeit verloren.

Man verliert Magnesium mit dem Harn. Magnesiummangel führt zu Gefäßspasmus und damit zu hohem Blutdruck.

- Insulin hält Natrium zurück und führt zu Wasserretention. Diese Flüssigkeitseinlagerung im Gewebe bewirkt einen zu hohen Blutdruck, der wiederum zu Herzversagen führen kann.
- Insulin ist ein starkes Stimulans für das sympathische Nervensystem und trägt damit zur Herzproblematik bei. Herzinfarkte treten also vermehrt nach kohlenhydratreichen, nicht etwa nach fettreichen Mahlzeiten auf.
- Insulin kontrolliert die Blutfette. Schon geringe Erhöhungen von Insulin können Triglyceride massiv ansteigen lassen.
- Insulin erhöht die Koagulation von Blutplättchen, die so genannte «Geldrollenbildung».
- Insulin mindert die Bildung von NO (Stickstoffoxid), das die Gefäßerweiterung beeinflusst.
- Insulin fördert die Ausscheidung von Kalzium. Wenn Ihr Insulinspiegel im Blut zu hoch ist und sich eine Insulinresistenz ausbildet, können Sie auch das zusätzliche Kalzium durch Nahrungsergänzungen nicht für Ihre Knochen verwerten. Es wird ausgeschieden oder – was noch schlimmer ist – woanders abgelagert, zum Beispiel an den Arterienwänden. Das Resultat dieser Vorgänge sind Osteoporose und Gefäßwandverhärtungen.
- Die Leber ist das erste Organ, das von einer Insulinresistenz betroffen ist. In der Leber wird das Schilddrüsenhormon T4 in T3 umgewandelt. Bei Insulinresistenz wird dies verhindert mit dem Resultat von Schilddrüsenunterfunktionen.
- Ein erhöhter Insulinspiegel trägt letzten Endes dazu bei, den Homocysteinspiegel zu erhöhen, mit all seinen Nachteilen für Ihre Gesundheit.

An den Ausführungen können Sie erkennen, warum ich so vehement den Standpunkt vertrete, die konzentrierten Kohlenhydrate aus der Ernährung zu nehmen. Sie sind keine Lebensmittel, die für unsere Spezies gemacht sind. Hier schlachte ich die zweite «heilige Kuh» der Vegetarier und anderer Menschen, die an Getreide und Kartoffel als gesundes Lebensmittel geglaubt haben. Sie gehören nicht zur artgerechten Ernährung von uns Menschen. Unser Organismus ist für die Verwertung dieser hochglykämischen Nahrungsmittel nicht geeignet. Wir haben viele Hormone, die unseren Blutzucker ansteigen lassen können: Glukagon, Kortisol, Adrenalin, Noradrenalin und Wachstumshormone. Dagegen steht nur Insulin als einzige Maßnahme, den Blutzucker zu senken. Um hier noch einmal das Bild eines Autos aufzugreifen: Unser Organismus ist mit vielen Vorwärtsgängen und nur einem Rückwärtsgang ausgestattet. Seien Sie gnädig mit Ihrem Motor! Fahren Sie nicht immer im Rückwärtsgang (Insulin) durchs Leben!

Haben Sie einmal daran gedacht, wie unattraktiv Weizen, Roggen, Dinkel und Gerste ist, wenn Sie an einem Getreidefeld vorbeigehen? Haben Sie je daran gedacht, diese Körner abzureißen und sich in den Mund zu stecken? Kauen Sie einmal auf rohen Körnern herum, beißen Sie einmal in eine rohe Kartoffel, probieren Sie rohen Reis! Es wird Ihnen so gehen wie unseren Vorfahren. Sie werden den Bissen wieder ausspucken.

Mein Appell an Sie:

Nehmen Sie die Kohlenhydrate zu sich wie unsere Urahnen: in Form von Wurzeln, Blättern, Gemüse, Beeren und Obst, faserreich, ohne große Insulinausschüttung und basenreich. Gönnen Sie Ihrem Körper eine Erholungsphase von mehreren Monaten, in denen Sie ganz auf Getreide, Kartoffeln, hochglykämisches Obst, Zucker und Alkohol verzichten. Ihr Körper wird es Ihnen danken.

FAKTOR UMWELTGIFTE

Viele der Umweltgifte kann man nicht sehen, riechen oder fühlen, zumindest nicht sofort. Unsere Sinnesorgane warnen uns vor Giftstoffen, die es in der Natur gab und gibt: Beißende Schärfe, üble, faulige Gerüche geben Hinweise auf Gefahr. Bei den modernen chemischen Substanzen versagen unsere Sinne häufig. Dass wir mit Giftstoffen belastet sind, merken wir oft erst an Krankheitssymptomen oder Energieverlust nach Jahren subtiler und schleichender Vergiftung mit einer Kombination dieser Substanzen.

Was sagen unsere Statistiken?

- Allein in den USA werden 77 000 chemische Substanzen produziert.
- 1000 neue Substanzen werden jedes Jahr eingeführt.
- Die Nahrungsmittelindustrie allein verwendet über 3000 Zusätze.
- In der Nahrungsmittelverarbeitung werden mehr als 10 000 chemische Lösungsmittel, Weichmacher und Konservierungsmittel eingesetzt.

Diese chemischen Substanzen enden absichtlich oder unabsichtlich in Lebensmitteln, die wir essen, in der Luft, die wir atmen, und im Wasser, das wir trinken. Damit sind alle unsere Elemente – Erde, Luft und Wasser – betroffen. Das andere Element – Feuer – wird über den Elektrosmog verseucht (siehe Faktor Elektrosmog). Wir sammeln in unserem Körper durchschnittlich zwischen 400 und 800 chemische Substanzen an, hauptsächlich in unseren Fettzellen. Wissenschaftliche Schätzungen sprechen davon, dass 75–95 Prozent der Krebsfälle durch Umweltgifte ausgelöst oder beschleunigt werden. Aber auch viele andere Krankheiten werden durch Ernährungsfehler und Umweltgifte begünstigt.

Hier sind einige Tipps, wie Sie die 10 gebräuchlichsten Gifte unserer modernen Zivilisation vermeiden können.

1. PCB. Nach der Verbannung dieser Chemikalie seit vielen Jahren findet man doch noch größere Mengen in Lachsen, die in Zuchtfarmen aufwachsen. Das Futter in diesen Farmen ist oft hoch belastetes Fischmehl.

2. Pestizide. Laut Umweltschutzorganisationen sind 60 Prozent der Pflanzenschutzmittel, 90 Prozent der Antipilzmittel und 30 Prozent der Insektizide Krebs erregend. In über 50 Prozent unserer Nahrungsmittel werden Pestizide gefunden. Die Hauptquellen sind Früchte und Gemüse aus konventionellem Anbau sowie Fleisch aus konventioneller Tierhaltung. Eine weitere Quelle sind die Insektensprays für den Hausgebrauch.

3. Schimmelpilze. Jeder dritte Mensch ist auf Mycotoxine allergisch. Diese Gifte sind schon in kleinsten Mengen wirksam. Die Hauptquelle sind feuchte Gebäude und Nahrungsmittel, besonders auch Nüsse, Weizen, Mais und alkoholische Getränke.

4. Phthalate (Phthalsäurediester) sind Weichmacher, die hormonähnliche Wirkungen auf unseren Organismus ausüben. Sie sind besonders für die sensiblen Körper von Kindern eine Katastrophe. Die Hauptquelle für Phthalate sind Plastikbehälter, Plastikfolien und Plastikflaschen, aus denen die Gifte in die Nahrungsmittel bzw. das Wasser herausgelöst werden (siehe auch «Faktor Plastik» weiter unten).

5. Dioxin. Diese chemischen Gifte nimmt man zu 95 Prozent durch den Verzehr von tierischem Fett auf, das aus konventioneller Tierhaltung stammt.

6. Asbest. Immer noch findet man Asbest als Isolationsmaterial in Wohnungen und Gebäuden, die zwischen 1950 und 1970 gebaut wurden.

7. Schwermetalle. Diese Metalle wie Arsen, Quecksilber, Blei,

Aluminium und Cadmium stören die Darmflora und damit das Immunsystem. Pilzbesiedlung im Darm wird durch Schwermetalle ausgelöst. Schwermetalle lagern sich im Bindegewebe und den Fettzellen ab. Hauptquellen sind Trinkwasser, Süßwasser- und Salzwasserfisch, Impfstoffe, Pestizide, behandeltes Holz, Deoroller, Baustoffe und vor allem Amalgamfüllungen als Zahnreparaturstoff.

8. Chloroform. Diese farblose Flüssigkeit wird zur Herstellung anderer Chemikalien verwendet. Luft, Trinkwasser und auch Lebensmittel können Chloroform enthalten.

9. Flüchtige organische Verbindungen. Diese Verbindungen sind oft in geschlossenen Räumen höher als in der Außenluft, da sie in so vielen Haushaltsprodukten vorkommen. Hauptquellen dieser flüchtigen organischen Verbindungen sind Teppichböden, Farben, Deodorants, Putzmittel, Kosmetik, chemische Reinigungen, Mottenmittel und Spraydosen.

10. Chlor. Dies ist eines der meistgebrauchten chemischen Gase. Es kommt in Haushaltsreinigern und Trinkwasser vor. Außerdem findet man es in vielen Industriebetrieben und Schwimmbädern.

Die Annehmlichkeiten des Lebens haben wir uns mit einer Vielfalt von Umweltbelastungen erkauft. Wir sind diesen Umweltgiften ausgesetzt und werden sie nie ganz vermeiden können. Trotzdem sollten wir alles tun, um die Belastung zu minimieren. Wenn uns Körper und Psyche mit eindeutigen Symptomen signalisieren, dass eine Grenze bereits überschritten ist, sind diese Maßnahmen absolut notwendig. Hier eine Liste von Möglichkeiten, die Belastungen durch die Umweltgifte zu reduzieren:

- Essen Sie möglichst frische, naturbelassene Nahrungsmittel (ungespritzt, nicht genmanipuliert, nicht bestrahlt)!
- Essen Sie Fleisch, Fisch, Geflügel und Eier aus artgerechter Haltung!

- Essen Sie Rohmilchprodukte! Verwenden Sie Rohmilch, auch zur Kefirzubereitung!
- Vermeiden Sie Hochseefisch, außer rückstandsgeprüfte Sorten, die aber sehr selten sind! Für die Versorgung mit den wichtigen langkettigen Omega-3-Fettsäuren beziehen Sie ein pharmazeutisch reines Fischöl!
- Vermeiden sie Fertigprodukte! Sie werden alle mit chemischen Mitteln hergestellt.
- Verwenden Sie Waschmittel, Putz- und Reinigungsmittel, die aus natürlichen Rohstoffen gefertigt sind!
- Verwenden Sie natürliche Shampoos, Zahnpasta, Deostifte und andere Kosmetika aus natürlichen Substanzen! Achten Sie auf unbedenkliche Produkte für alles, was an Ihre Haut und Schleimhaut kommt!
- Entfernen Sie Amalgamfüllungen durch einen für diese Prozedur qualifizierten Zahnarzt!
- Benutzen Sie keine Spraydosen in Ihrem Haushalt!
- Achten Sie darauf, dass keine künstlichen Aromen, Farbstoffe, Konservierungsstoffe, Süßstoffe und Geschmacksverstärker in Ihrer Nahrung enthalten sind!

Mein Appell an Sie:

Verwenden Sie unbelastete Lebensmittel und giftfreie Produkte in Ihren eigenen vier Wänden! Beginnen Sie mit dem Umweltschutz in Ihrer eigenen Umgebung!

FAKTOR ELEKTROSMOG

Die Tatsache, dass wir in unserer Umgebung immer mehr hochfrequenten und niederfrequenten Strahlungen ausgesetzt sind, entbindet uns nicht der Verantwortung, darauf zu achten, dieser Belastung möglichst aus dem Weg zu gehen. Reduzieren Sie den Elektrosmog, besonders in Ihrem eigenen Zuhause oder an Ihrem Arbeitsplatz, so gut Sie können!

Am besten ist es, Sie beauftragen einen Fachmann zur Austestung von Elektrosmog in Ihrem Wohnbereich und lassen sich dann über geeignete Abschirmmaßnahmen und andere Schritte zur Reduzierung von elektromagnetischen Belastungen beraten. Es gibt auch ohne die Arbeit eines Experten schon einige Aktionen, die Sie sofort und ohne Testung machen können. Der Preis für die Bequemlichkeit, die bestimmte elektrische und elektronische Geräte liefern, ist einfach zu hoch. Die folgenden Geräte bergen immer ein hohes Gesundheitsrisiko:

- Falls Sie ein schnurloses Telefon im Haus haben, das mit dem DECT bzw. GAP Standard läuft, empfehle ich Ihnen, es durch ein Telefon mit einer Schnur zu ersetzen. Die schnurlosen DECT bzw. GAP Telefone strahlen 24 Stunden am Tag, ob Sie telefonieren oder nicht. Die hochfrequente Strahlung selbst ist digital und extrem störend für unseren Organismus. Mit so einem Telefon haben Sie einen Störfaktor in der eigenen Wohnung, der stärker als ein Mobilfunksender – auch durch Wände – strahlt. Gerade auch Kleinkinder, Kinder und Jugendliche sind extrem durchlässig und sensibel für Störungen durch elektromagnetische Felder mit Handys und schnurlosen Telefonen, auch wenn sich die Auswirkungen erst Jahre später zeigen. Ein möglicher Kompromiss sind schnurlose Telefone mit CT-1-Standard, die nur beim aktiven Telefonieren selbst analoge Strahlungen aussenden. Diese Telefone gibt es noch bei den großen Elektro-Supermärkten.
- Entfernen Sie Radiowecker, Fernseher und andere niederfrequente Stromquellen aus Ihrem Schlafzimmer bzw. benutzen Sie einen Stromfreischalter, sodass Sie während Ihrer Erholungsphase in der Nacht nicht unter Strom ste-

hen. Ersatzweise können Sie den Strom über die Sicherung nachts ausschalten. Nur den Lichtschalter zu betätigen bringt keine nennenswerte Reduzierung des Elektrosmogs.

- Ein weiteres Elektrogerät, von dem Sie sich trennen sollten, ist die Mikrowelle. Nicht nur wirken die hochfrequenten Strahlungen, die von diesen Geräten ausgehen, extrem störend auf unseren Organismus. So stellte bereits 1980 das Deutsche Bundesamt für Strahlenschutz fest, dass Enzyme und enzymatische Prozesse durch Mikrowellen verändert, die Hormone von Schilddrüse und Nebennieren negativ beeinflusst und die Zusammensetzung, Funktion und Konzentration von Blutbestandteilen verändert werden. Außerdem wirken sich die Mikrowellenstrahlen auf das Zellwachstum aus, Chromosomen verändern sich, und es kann eine Linsentrübung auftreten (Grauer Star). Auch Moleküle in der Nahrung und den Getränken, die in der Mikrowelle zubereitet oder erhitzt werden, sind in bedenklicher Weise verändert. So nimmt die Bioverfügbarkeit von Nährstoffen massiv ab, das heißt, die Proteine, Fette und Kohlenhydrate sowie die Vitamine, Mineralstoffe und andere Mikronährstoffe werden nicht mehr wie ursprünglich resorbiert und verstoffwechselt. Auch die Vitalstoffenergie von getesteten Nahrungsmitteln nahm um bis zu 90 Prozent ab. Zellwände von Lebensmitteln werden – anders wie beim konventionellen Kochen oder Garen – zerstört. Zum Beispiel werden bei der Milch, die in der Mikrowelle erhitzt wird, die Proteine in Aminosäuren gespalten, die in der Natur nicht vorkommen. Es gibt tatsächlich kaum eine effektivere Methode, um in Lebensmitteln mutagene Substanzen wie beispielsweise freie Radikale in großer Zahl zu erzeugen, als die Nahrung im Mikrowellenherd aufzuwärmen oder zu garen.

Um eine bereits erfolgte Elektrosmogbelastung in Ihrem Körper wieder zu reduzieren, bietet die Natur die besten Möglichkeiten. Laufen Sie barfuß, schwimmen Sie, sooft Sie können, nehmen Sie nach einem Tag mit Elektrosmogbelastung ein Bad in Salzwasser (Natursalz). Neben natürlich informierten Nahrungsmitteln und Wasser wirkt sich auch das Präparat Mega-H (siehe Präparate und Produktempfehlungen) sehr positiv auf eine Regulierung des eigenen elektromagnetischen Feldes aus.

Mein Appell an Sie:

Vermeiden Sie bestmöglich die Quellen für hoch- und niederfrequenten Elektrosmog!

FAKTOR LEBENSQUALITÄT

Ein Begriff fällt oft während einer Beratung in meiner Praxis: Lebensqualität. Manche Patienten befürchten, dass sie durch ihre Erkrankung Lebensqualität verlieren. Gleichzeitig haben viele Menschen Angst, dass sie auch mit einer gesunden Lebensführung Lebensqualität verlieren. Hinterfragt man diesen Begriff, so tritt oft eine ganz andere Bedeutung für Lebensqualität zutage: Genussgifte wie

- Alkohol
- Rauchwaren
- Zucker in allen Variationen
- Bestimmte unnatürliche Geschmacksstoffe oder Nahrungsmittel

Für andere Menschen bedeutet Lebensqualität:

- Zeitgewinn durch Mikrowellenherd, Fertiggerichte, Fertigsaucen oder Fastfood
- Komfort mit Handys oder schnurlosen Telefonen (DECT)
- Schnelle Schmerzlinderung und Krankheitsbeseitigung durch allopathische Medikamente

Es bleibt Ihnen natürlich selbst überlassen, wie Sie Ihr Leben gestalten und ausfüllen wollen. Ich will Ihnen hier aber zu bedenken geben, zu welchem Preis Sie diese vermeintliche Lebensqualität erkaufen. Vielleicht fehlt Ihnen das Wissen darüber, vielleicht wollen Sie es lieber nicht wissen. Beschwichtigen und Schönreden, indem Sie ein Genussgift oder eine risikoreiche Bequemlichkeit als Lebensqualität umbenennen, wird Ihnen nicht helfen. Oft ist es die Gesundheit, und damit ein entscheidender Faktor für Lebensqualität, die enormen Schaden leidet. Wollen Sie wirklich das Risiko drastisch erhöhen, Ihre letzten 20–30 Jahre unbeweglich, mit Schmerzen, im Rollstuhl, als Pflegefall oder in geistiger Umnachtung zu verbringen? Niemand kann Ihnen Gesundheit garantieren. Das sollte Sie aber nicht davon abhalten, sich mit Ihrer ganzen Kraft für Ihr Wohlergehen einzusetzen.

Wollen Sie nicht noch einmal überlegen, ob Ihre Lebensqualität wirklich von den genannten «kleinen Freuden» abhängt, die in Wirklichkeit die «kleinen Gifte» sind? Sind diese «kleinen Gifte» nur die Ausnahme, oder sind sie fester Bestandteil Ihres Lebens? Haben sich die «kleinen Gifte» schon zu einem «großen Gift» angehäuft, das Ihre Gesundheit ruiniert und Ihre Lebensqualität minimiert? Können Sie anderen Werten so viel Raum geben, dass Sie Zufriedenheit, Freude und Anerkennung aus anderen Quellen schöpfen? Wie wäre es als Lebenssinn und Lebensqualität mit Qualitäten wie Lachen, tiefem Austausch, Intimität, gesunder Nahrung, kreativem Schaffen, Kunst, Musik, Tanzen, Meditation, Liebe, Sport, Natur, Atmen?

Mein Appell an Sie:

Überdenken Sie noch einmal Ihre Lebensgewohnheiten. Speisen Sie Ihre Seele nicht mit billigem Ersatz ab und füllen Sie Ihr Leben mit bereichernder Lebensqualität!

FAKTOR PLASTIK ODER KUNSTSTOFF

Plastikdosen, Plastikflaschen und Plastikfolien haben sich über die letzten Jahrzehnte zu einem gewohnten Gebrauchsartikel entwickelt. Um Wasser und Nahrungsmittel zu verpacken oder aufzubewahren, sind sie bequem und beliebt. Sie verdrängten die schwereren und zerbrechlichen Glasflaschen und Glasbehälter, die «Butterbrot-Tüten», Blechbüchsen oder Edelstahlbehälter. Viele Fertiggerichte und Salate werden in «Frischhaltefolie» verpackt, ebenso Käse, Wurst oder Fleisch, und sogar Obst und Gemüse werden häufig mit Weichplastikfolien abgepackt. Dabei macht der Naturkostladen keine Ausnahme. Die «praktischen» Klarsichtfolien, kleine weiße oder grüne Tüten werden fast überall benutzt und ersetzen die undurchsichtigen Papiertüten.

So verständlich der Wunsch nach einem sauberen und durchsichtigen Material ist, das unser Gemüse, Obst und Fleisch so appetitlich und frisch präsentiert, so groß ist das Risiko, mit diesem Verpackungsmaterial Chemikalien aufzunehmen, die in ihrem Aufbau Hormonen ähneln und dadurch unsere Körperchemie nachhaltig stören können. Zwei dieser künstlichen Substanzen sind Phthalate und Bisphenol A (BPA), wobei weltweit jedes Jahr allein von BPA 6 Millionen Tonnen (!) verarbeitet werden. Neunzig Prozent der unabhängigen Studien über Phthalate und BPA fanden sehr beunruhigende Fakten. Beide Chemikalien lösen schon in geringsten Dosierungen ähnliche Reaktionen aus wie die Antibabypille oder andere Hormonpräparate und können besonders auch bei Kindern zu Hyperaktivität, Fettleibigkeit und verfrühter Pubertät führen. Bei Männern kann sich unter Einwirkung dieser Chemikalien die Prostata vergrößern. Auch hier erleben wir große Unterschiede der unabhängigen Studien im Vergleich zu den Studien, die von der entsprechenden Plastikindustrie gesponsert wurden. Sie erklären einheitlich ihre Produkte mit Phthalaten und BPA für «völlig unbedenklich».

Es gibt bestimmte Plastikbehälter, besonders Trinkflaschen, die auch beim Spülen mit heißem Wasser keine schädlichen Stoffe abzugeben scheinen. Dieses sichere Plastik nennt sich «Polypropylene» Nr. 5 PP, Polyethylene Nr. 2 HDPE oder Nr. 4 LDPE. Die Firma «Nalgene» stellt Plastikflaschen aus diesen Materialien her, allerdings nur solche mit der Bezeichnung «widemouth». Andere Flaschen mit der Bezeichnung «Lexan» oder «Colored Lexan» sind nicht aus diesem sicheren Material gefertigt.

Es gibt noch einen anderen wichtigen Grund, auf Plastik und Kunststoff so gut es geht zu verzichten. Die Gesundheit unseres Planeten Erde leidet unter der Herstellung und der Entsorgung dieser Materialien. Für die Verwendung im Haushalt empfehle ich daher Glas- oder Edelstahlbehälter.

Mein Appell an Sie:

Vermeiden Sie Verpackungen, Behälter und Flaschen, die aus giftigen Kunststoffen gefertigt sind!

PRAXIS-TIPPS ZUR ENTGIFTUNG UND ENERGIESTEIGERUNG

SCHWERMETALLAUSLEITUNG

Es gibt verschiedene Arten der Schwermetallausleitung. Manche Heilpraktiker oder Ärzte verwenden homöopathische oder andere energetische Präparate bzw. Verfahren. Auch verschiedene Kräuter und Lebensmittel sind hilfreich bei einer Schwermetallausleitung (Koriander und schwefelhaltige Nahrung wie zum Beispiel Bärlauch).

Ich verwende in meiner Praxis sehr erfolgreich und zuverlässig die Empfehlungen der IG Gesundheit. Die Einnahme der Präparate sollte mindestens 4–6 Monate betragen, um befriedigende Resultate zu erzielen. Für die Belastung ist das freie Schwermetall im Körper ausschlaggebend. Bei Zahnfüllungen mit Amalgam also der Abrieb, bei belastetem Fisch, Gemüse und Salaten die Menge der Aufnahme über den Darm. Bitte beachten Sie auch, dass Ihr Darm durch das Konservierungsmittel «Zitronensäure» (E 330) zu durchlässig werden kann und Sie dann vermehrt Metalle wie Blei, Quecksilber und Aluminium aufnehmen. Außerdem kann die Zitronensäure diese Metalle durch die Blut-Hirn-Schranke schleusen, wo sie sich dann in den Gehirnzellen ablagern können. Auch eine Elektrosmogbelastung kann die Blut-Hirn-Schranke öffnen und die Metalle durchschleusen.

Für die Schwermetallausleitung brauchen Sie folgende Präparate der Firma NOW:

- Special Vit C 1000
- Chlorella
- Special One (Multivitaminpräparat)

So gehen Sie dabei vor:	
Morgens:	1 Tablette Vitamin C-1000 3 Tabletten Chlorella
Vormittags:	1 Tablette Special One
Früher Nachmittag:	1 Tablette Vitamin C-1000 3 Tabletten Chlorella

DIE HEILKRAFT DER SONNE NUTZEN

Eine der vergessenen Heilkräfte in der Natur ist unser Sonnenlicht. Die Sonne ist nicht nur für unsere Erde der Lebensspender. Auch unser Organismus braucht sie. Die Psyche leidet unter Sonnenlichtentzug und reagiert mit depressiven Verstimmungen und anderen psychischen Krankheitssymptomen. Weil wir in unserem Leben oft künstlichen Lichtquellen ausgesetzt sind, die unseren Köper nicht nur über das elektromagnetische Feld, sondern auch über die Art des Lichtes selbst unter großen Stress setzen, brauchen wir die natürlichen Sonnenstrahlen. Zum Beispiel, um den folgenden Krankheitsbildern vorzubeugen und schon manifeste Symptome zu lindern oder zu heilen: Vitamin-D-Mangel, Tuberkulose, Anämie, Krebs, Diabetes, Bluthochdruck, Herz-Kreislauf-Erkrankungen, Multiple Sklerose, Osteoporose, Psoriasis, Rachitis.

Sonne gehört in unser Leben, wie natürliche Nahrung und sauberes Wasser. Hier ein paar Hinweise und Tipps für sicheres und heilendes Sonnenbaden:

- Planen Sie Ihre tägliche Zeit in der Sonne und überlassen Sie es nicht dem Zufall oder Ihrem Terminkalender! Verlegen Sie Ihr Sonnenbaden nicht auf die 3 Urlaubswochen im Jahr! Die wichtigste Zeit für Sonnenbäder ist der Frühling und Frühsommer.
- Wenn Sie in einem heißen (Urlaubs-)Klima sind, beginnen Sie mit einigen Tagen Luftbädern, bevor Sie sich in die Sonne begeben!
- Braten Sie nicht! Die ideale Temperatur für heilende Sonnenbäder ist unter 18°!
- Die Sonnenstrahlen am Morgen sind besonders heilsam.
- Häufige kurze Zeiten in der Sonne sind besser als langes Sonnenbaden.
- Es ist wichtig, das ganze Spektrum der Sonnenstrahlen aufzunehmen. Verwenden Sie für die volle Ausschöpfung der gesunden Strahlen keine Sonnencremes oder Sonnenblocker! Gehen Sie nur so lange in die Sonne, wie Sie es ohne diese Maßnahmen gut vertragen.
- Tragen Sie eine Kopfbedeckung, sodass die feine Gesichtshaut und der Hals geschützt sind!
- Beginnen Sie bei sehr sensibler Haut erst mit den Füßen, dann setzen Sie nach und nach auch die Beine und dann den Rumpf den Sonnenstrahlen aus!
- Wenn Sie eine Sonnenbräune wollen, beginnen Sie langsam und achten Sie darauf, keinen Sonnenbrand zu bekommen!

DIE LEBERREINIGUNG

Die Reinigung der Leber von Gallensteinen ist sehr hilfreich und sollte periodisch immer wieder gemacht werden. Das Vorgehen ist sehr einfach, schmerzlos und kostengünstig.

Materialbedarf pro Person
2–3 Grapefruits (190 ml Saft)
125 ml Olivenöl (kaltgepresst)
40g (4 EL) Bittersalz (Magnesiumsulfat)

Vorteilhaft ist, wenn der Körper nach einer Behandlungsserie durch den PowerQuickZap oder die Powertube erregerfrei ist. Außerdem sollte die Leberreinigung in der Zeit des abnehmenden Mondes stattfinden.

Man geht folgendermaßen vor:

- 4 Esslöffel Bittersalz in 8 dl Wasser auflösen und kühl (nicht kalt) stellen.
- Ab 14.00 Uhr nichts mehr essen und trinken.
- Um 18.00 + 20.00 Uhr: Je 2 dl Bittersalzlösung trinken (Flasche zuvor schütteln).
- 21.00 Uhr: Grapefruits auspressen und dem Fruchtsaft (ca. 190 ml ohne Fruchtfleisch) 125 ml Olivenöl beifügen, gut schütteln und kühl stellen.
- 21.45 Uhr: Bereiten Sie alles vor, um zu Bett zu gehen; den Wecker auf 6.00 oder 7.00 Uhr stellen.
- 22.00 Uhr: Mischung Grapefruitsaft-Olivenöl nochmals gut schütteln und rasch trinken. Wichtig: Sofort danach ins Bett und mind. 20 Minuten regungslos auf dem Rücken liegen bleiben und einschlafen. Mit diesem Getränk können Sie

zusammen ein natürliches Schlafmittel wie Ornithin einnehmen (nicht unbedingt erforderlich).

- Beim Aufwachen 2 dl Bittersalzlösung trinken. Ab jetzt wird der Toilettengang häufig nötig sein. Der Darm wird bei belasteten Neulingen Unmengen an grünen und braunen Gallensteinen ausscheiden, es kann sich um grünen Gries handeln oder um große Steine. Die Gallensteine sind nicht hart.
- Wichtig: 2 Stunden nach dem Aufstehen die letzten 2 dl Bittersalzlösung trinken. Die Ausscheidung der Steine kann sich über etwa 3 Stunden erstrecken, häufiger Toilettengang am Vorabend ist kein Grund zur Besorgnis.
- 10.00 Uhr: Erstes leichtes Frühstück einnehmen.

Das Leberreinigungsprogramm sollte alle Monate so lange wiederholt werden, bis keine Steine mehr ausgeschieden werden, dann ca. einmal pro Jahr als Prävention.

ANLEITUNG ZU MEHR GESUNDHEIT UND VITALITÄT

Wer versagt zu planen, plant zu versagen!

In diesem Buch haben Sie eine Vielzahl von Informationen bekommen, die alle außerordentlich wertvoll sind. Jede dieser Maßnahmen kann Ihre Gesundheit massiv verbessern. Dennoch mögen Sie vielleicht erst einmal überwältigt sein und sich fragen, wo Sie am besten anfangen sollen. Was sind die wichtigsten Schritte, und was kann ich sofort tun? Hier ist eine Zusammenfassung und ein möglicher Plan, den Sie nach Ihrem Gutdünken und Ihrer eigenen körperlichen Verfassung und Ihren individuellen Bedürfnissen anpassen.

Der erste wichtige Schritt:
Lassen Sie von einem Arzt oder einem Labor Ihren Homocysteinspiegel messen. Nehmen Sie bei einem Hcy-Wert über 8 täglich Homocysteinsenker!

Die weiteren Schritte sind hier in verschiedene Bereiche aufgeteilt. Am besten suchen Sie sich aus jedem Bereich ein paar Punkte heraus, die Sie sofort umsetzen können. Setzen Sie andere Punkte, die etwas längere Planung brauchen, auf eine andere Liste.

I. DAS PROGRAMM FÜR EINEN «SCHMALEN» GELDBEUTEL, ABER NICHT NUR DAFÜR!

Ernährung

- Lassen Sie alle Weißmehlprodukte weg! Schränken Sie auch den Verzehr von Körnern und Getreideprodukten ein oder lassen Sie sie ganz weg! (Insulinkontrolle)
- Reduzieren Sie Ihren Kartoffelverzehr und den Verzehr von Lebensmitteln, die aus Kartoffeln gemacht sind! (Insulinkontrolle)
- Vermeiden Sie Zucker und zuckerhaltige Nahrungsmittel! (Insulinkontrolle und Toxinkontrolle)
- Vermeiden Sie künstliche Süßstoffe oder Nahrungsmittel, die damit gefertigt sind! (Toxinkontrolle)
- Trinken Sie jeden Tag 2–3 Liter frisches, sauberes, kohlensäurefreies Wasser!
- Trinken Sie zwischen den Mahlzeiten oder 20 Minuten vor den Mahlzeiten, aber nicht dazu oder in den 2 Stunden nach dem Essen!
- Verwenden Sie Cayenne und Curcuma beim Kochen! Nehmen Sie täglich mehrmals Cayenne, um den Kreislauf anzuregen!
- Essen Sie zu jeder vollen Mahlzeit eine Eiweißmenge in der Größe Ihrer Handfläche.
- Lassen Sie Ihre Kohlenhydrate hauptsächlich aus Gemüse bestehen! Kartoffeln zählen nicht als Gemüse.
- Werfen Sie Ihr Haushaltssalz weg! Besorgen Sie sich ein vollwertiges Salz ohne Jodzusatz wie zum Beispiel ein Himalaya-Salz, Ursalz oder Steinsalz!
- Vermeiden Sie Fertiggerichte! Sie umgehen damit chemische Zusatzstoffe wie Geschmacksverstärker, Konservierungsstoffe, Farbstoffe, Zucker und Süßstoffe.

Küche und Haushalt

- Vermeiden Sie Vergiftung durch Aluminium in Kochgeschirr und vermeiden Sie Backpulver, normales Kochsalz, Antiacida, Antitranspirants, Deoroller und Alufolien!
- Verwenden Sie keine Plastikfolien oder Plastikbehälter zum Aufbewahren von Nahrungsmitteln! Verwenden Sie Papier, Keramik, Glas oder Edelstahl!
- Entsorgen Sie Ihre Mikrowelle!
- Drehen Sie nachts die Sicherung für Ihr Schlafzimmer raus (oder kippen Sie den Sicherungsschalter)!
- Wenn Sie ein schnurloses Telefon (DECT- oder GAP-Standard) haben, tauschen Sie es gegen ein Telefon mit Schnur aus!
- Führen Sie am Handy nur notwendige Gespräche und so kurz wie möglich!

Lebensführung

- Bewegen Sie sich! Machen Sie ein Kreislauftraining (mindestens 30 Minuten täglich) und Übungen zum Muskelaufbau!
- Gehen Sie an die frische Luft und vertiefen Sie Ihre Atmung!
- Bringen Sie Ihren Kreislauf mit Heiß-Kalt-Duschen (7-mal wechseln), Bürstenmassage, Einreibungen oder Massagen in Bewegung!
- Lachen Sie! Lachen ist die beste Medizin.
- Lieben Sie! Liebe ist Heilung.
- Schlafen Sie ausreichend!
- Setzen Sie sich wieder gezielt dem großen Heiler, unserem Sonnenlicht aus!
- Machen Sie regelmäßig eine Leber / Galle-Reinigung!

2. ERNÄHRUNG

- ▶ Halten Sie sich an die Empfehlungen unter den Punkten für den «schmalen» Geldbeutel!
- ▶ Verwenden Sie kaltgepresstes Olivenöl für Salate oder über fertig zubereitete Speisen und Kokosöl (ersatzweise Rapsöl) zum Kochen und Braten und in moderatem Umfang hochwertige Butter!
- ▶ Essen Sie Nahrungsmittel aus zertifiziertem biologischem Anbau oder artgerechter Haltung!
- ▶ Vermeiden Sie Sojaprodukte, außer traditionell gefertigten Produkten wie Sojasoße (Tamari, Shoyu usw.), Miso, Tempeh oder Natto!
- ▶ Vermeiden Sie Hochseefisch, außer auf Schwermetalle und andere Toxine überprüfte Sorten!
- ▶ Vermeiden Sie pasteurisierte und/oder homogenisierte Milch! Verwenden Sie Milch und Milchprodukte aus Rohmilch (Vorzugsmilch)!
- ▶ Legen Sie sich einen Kefirpilz zu und bereiten Sie Ihren eigenen Kefir mit Rohmilch zu!

3. KÜCHE UND HAUSHALT

- ▶ Halten Sie sich an die Empfehlungen unter den Punkten für den «schmalen» Geldbeutel!
- ▶ Lassen Sie sich in Ihre Küche einen Wasserfilter einbauen, der Sie mit gereinigtem, fließendem und neu informiertem Wasser versorgt!
- ▶ Entsorgen Sie Ihr Kochgeschirr aus Aluminium, Teflon oder anderen Beschichtungen aus synthetischem Material! Verwenden Sie Kochgeschirr aus Titanbeschichtungen, Edelstahl, Glas, Ton oder Keramik!

- Lassen Sie Ihre Wohnung oder Ihr Haus von einem ausgebildeten Elektrobiologen auf Elektrosmog untersuchen und ergreifen Sie entsprechende Maßnahmen zur Reduzierung von Elektrosmog!

4. LEBENSFÜHRUNG

- Halten Sie sich an die Empfehlungen unter den Punkten für den «schmalen» Geldbeutel!
- Lassen Sie Ihr Gebiss von einem dafür ausgebildeten Zahnarzt auf Schwermetalle untersuchen und diese gegebenenfalls ausleiten!
- Machen Sie eine Schwermetallausleitung!
- Investieren Sie in einen PowerQuickZap und verwenden Sie das Gerät regelmäßig!

5. NAHRUNGSERGÄNZUNGEN

- Die folgenden Nahrungsergänzungen sind immer völlig unbedenklich als Kuranwendung oder zur Dauereinnahme empfehlenswert. Sie haben keine negativen, aber viele positive Wechselwirkungen miteinander.
- Wenn Sie bereits eine bestimmte Erkrankung haben oder bestimmten Erkrankungen vorbeugen wollen, lesen Sie bitte das zugehörige Kapitel und halten Sie sich an die dort angegebenen Empfehlungen!
- Lassen Sie einen Bluttest machen und bestimmen den Quotienten aus Triglyceriden und HDL-Wert (in vielen Apotheken in wenigen Minuten erhältlich). Ist der

Quotient kleiner als 2, nimmt man 2,5 g langkettige Omega-3-Fettsäuren ein. Ist der Quotient zwischen 2 und 3, nimmt man 5 g Omega-3-Fettsäuren. Liegt der Quotient höher als 3, nimmt man 7,5 g Omega-3-Fettsäuren. Die Einnahmedauer in dieser Dosierung beträgt mindestens 30 Tage. Durch einen nochmaligen Bluttest kann man am Ende eines Monats sehr gut die Fortschritte erkennen. Die Dosierung des Fischöls wird erst bei einem Quotienten zwischen 1 und 1,5 reduziert und sollte sich mit der Zeit auf eine Erhaltungsdosis von zirka 2,5 g Fischöl einpendeln (diese Menge entspricht 1 Teelöffel RX Omega oder 4 Kapseln «Omega RX»). Hinweis: Siehe bei allen empfohlenen Produkte auch die Kapitel Produkte und Bezugsquellen.

- Nehmen Sie für Ihren Kreislauf 5- bis 10-mal täglich 1–3 Tropfen Cayenne-Tinktur!
- Stärken Sie Ihre Darmflora, um Ihre Versorgung mit allen Nährstoffen sicherzustellen und eine gute Barriere gegen Giftstoffe aufzubauen! Nehmen Sie regelmäßig oder als Kur «Nature's Biotics»!

Die folgenden Nahrungsergänzungen bzw. bilanzierten Diäten in Kapselform sind bei Mangel an diesen Substanzen zur Wiederauffüllung gedacht, können aber auch über lange Zeit eingenommen werden. Sie haben, auch miteinander eingenommen, keine negativen Nebenwirkungen, aber viele positive Auswirkungen.

- Nehmen Sie 5–10 mg «NADH»!
- Nehmen Sie bei Homocysteinwerten über 8 die Synervit-Kombination!

PRODUKTE

AHCC

Was ist AHCC?

AHCC ist ein Monosaccharid, das aus dem Mycelium (Wurzelwerk) einer Heilpilz-Mischung hergestellt wird. Diese Pilze werden auf einem Extrakt aus fermentierten, geschroteten Reisschalen gezüchtet und sind somit vollkommen frei von möglichen Umweltbelastungen. AHCC wurde 1987 an der Fakultät für Pharmazie der Universität in Tokio entwickelt.

AHCC enthält teilweise acetyliertes a-Glucan, eine Substanz, die das Abwehrsystem stärkt. AHCC hat ein Molekulargewicht von nur 5000 Dalton, während das Molekulargewicht der meisten Pilzextrakte bei einigen hunderttausend Dalton liegt. Durch das geringe Molekulargewicht wird der menschliche Organismus in die Lage versetzt, alle verfügbaren Wirkstoffe zu resorbieren und zu verwerten. Damit ist die Wirksamkeit enorm erhöht und das Immunsystem gestärkt. Das bedeutet, dass die weißen Blutkörperchen AHCC direkt assimilieren und somit umgehend den Kampf gegen entartete Zellen, z. B. in Tumoren, aufnehmen. Inzwischen wird AHCC bei der Behandlung der gravierendsten Krankheiten unserer Zeit eingesetzt, z. B. Krebs, Herzerkrankungen, Hepatitis und AIDS.

Aus welchen Gründen ist AHCC so vielseitig?

AHCC wirkt gezielt anregend und stärkend auf das «Epizentrum» des Körpers, das Immunsystem. Eine besondere Rolle spielen dabei die natürlichen Killerzellen (NK). Wenn die NK-Zellen richtig aktiviert sind, eliminieren sie besonders effizient Eindringlinge aller Art. Sie machen ca. 15 Prozent der weißen Blutkörperchen aus. Die Aktivitätsrate der NK-Zellen ist ein ausgezeichneter Indikator, eine Prognose bei Krebs- oder AIDS-Patienten zu erstellen.

Forschungen haben gezeigt, dass AHCC die NK-Zellen-Aktivität massiv anregt (in Einzelfällen bis zu 800 Prozent).

AHCC erhöht auch die Produktion der Zytokine, die die Zellabwehr anregen. Es steigert die Anzahl von T-Lymphozyten um bis zu 200 Prozent. Ferner steht fest, dass AHCC die Population von Makrophagen erhöht (bis auf doppelte Stärke) und die Entstehung einer immunosuppressiven Substanz verhindert, die das Tumorwachstum begünstigt.

AHCC hat sich als besonders wirksam bei Krebs in Leber, Lunge, Magen, Darm, Brust, Schilddrüse, Eierstöcken, Hoden, Zunge, Nieren und Bauchspeicheldrüse erwiesen. Die Ergebnisse schwanken zwischen Reduzierung der Tumormasse, Aufhalten des Tumorwachstums und der Metastasenbildung im Körper und einer klaren Steigerung der Lebensqualität und der Lebenserwartung.

Wer sollte AHCC verwenden?

- Menschen mit so genannten unheilbaren Krankheiten
- Menschen, die an Krebs, Hepatitis oder AIDS leiden
- Menschen mit Diabetes, Herzschwäche, Bluthochdruck oder Autoimmunerkrankungen, die die Nebenwirkungen der chemischen Medikamente reduzieren und das Krankheitsbild entscheidend verbessern können
- Menschen mit chronischen Schmerzen
- Menschen mit Arthritis, Verletzungen, Fibromyalgie

- Menschen, die regelmäßig Steroide oder NSAIDs verwenden, um ihre Beschwerden zu lindern und die schädlichen Nebenwirkungen der anderen Medikamente zu minimieren
- Frauen mit Zervikaldysplasie sowie Männer mit erhöhten PSA-Werten, die auf Prostataerkrankungen hinweisen
- Menschen mit chronischen Infektionen
- Menschen, die mit Candida, Staphylokokkus, Parasitenbefall, Herpes oder anderen virusbedingten Krankheiten infiziert sind
- Menschen, die schädlichen Umwelteinflüssen vermehrt ausgesetzt sind
- Menschen, die bei ihrer Arbeit toxischen Chemikalien ausgesetzt sind
- Menschen, die einen ungesunden Lebensstil pflegen: rauchen, übermäßig viel trinken, riskante sexuelle Praktiken ausleben etc.
- Menschen mit erhöhter Infektionsanfälligkeit
- Menschen, die Jahr ein, Jahr aus viel mit Krankheitserregern in Berührung kommen

Anwendung und Dosierung von AHCC

AHCC ist ein Naturprodukt, das zur Kategorie der Nahrungsmittel zählt. Auch in sehr hoher Dosierung (LD 50 > 12,500 mg/kg) ist es vollkommen ungefährlich. Zur Behandlung chronischer Krankheiten jedweder Art ist es empfehlenswert, mit einer Anfangsdosis von 3 g pro Tag für die Dauer von zwei Wochen zu beginnen. Natürlich hängt die Dosierung auch von der Schwere der jeweiligen Erkrankung ab. Nach zwei Wochen ist normalerweise eine messbare Verbesserung eingetreten. Bei so genannten unheilbaren Krankheiten sollte die Tagesdosis von 3 g für einen Zeitraum von mindestens 6 Monaten beibehalten werden.

Wichtig: Aus wettbewerbsrechtlichen Gründen bin ich angehalten, meinen Lesern zu den von mir empfohlenen Produkten auch Alternativen anzubieten. Zu AHCC gibt es wegen seiner Einzigartigkeit eigentlich keine Alternative, doch man könnte z. B. auch Maitake-Pilz-Produkte verwenden, auch wenn die Ergebnisse nicht mit denen von AHCC zu vergleichen sind. Wichtig auch: AHCC gibt es von diversen Herstellern in Japan und Amerika über das Internet. Ich empfehle aus bestimmten Gründen einen konkreten Anbieter, siehe dazu auch das Kapitel Bezugsquellen.

CAYENNE

Was ist Cayenne?

Cayennepfeffer ist ein Nachtschattengewächs. Sein Hauptwirkstoff Capsaicin ist für die typischen Effekte auf Herz-Kreislauf, Verdauung und den gesamten Stoffwechsel verantwortlich.

Die charakteristische Hitzeentwicklung des Cayennepfeffers wird in Hitzeeinheiten (heat units = H. U.) gerechnet. Viele Chili- oder Cayennepulver aus den Gewürzregalen haben durchschnittlich 20 000–40 000 H. U., während Cayenne mit Heilwirkung mindestens 100 000 H. U. haben sollte.

Wie wirkt Cayenne?

- Cayenne ist unter den Kräutern das wirksamste Heilmittel, um den Blutfluss zu steigern und Blut zu bewegen. Nichts wirkt schneller und effektiver auf die Blutzirkulation.
- Cayenne erweitert die Gefäße.
- Cayenne wirkt – auf längere Zeit genommen – der Verklumpung (Aggregation) der Blutplättchen entgegen.
- Cayenne vertreibt Kälte, wärmt und kann bei jeder Form von Erkältung und Energiemangel verwendet werden.

- Cayenne stimuliert die Verdauung und wird deshalb bei Appetitlosigkeit, Übelkeit, Magenverstimmung, Völlegefühl und Blähungen eingesetzt (Gastroenteritis).
- Besonders hilfreich ist Cayenne bei der Verdauungssymptomatik, wenn sie mit Kälteerscheinungen, Energiemangel, Blässe und Durchfall einhergeht.
- Cayenne ist das Notfallmittel für Angina Pectoris oder Herzstillstand. Cayenne sollte als Tinktur immer griffbereit sein.
- Cayenne stimuliert Schwitzen und hilft bei den ersten Anzeichen einer Erkältung oder eines grippalen Infekts wie Frösteln, Muskel- und Gliederschmerzen, Niesen, Aversion gegen Kälte und leichtem Fieber.
- Cayenne hilft bei Rheuma und einer Symptomatik, die von chronischen, wandernden oder statischen Schmerzen in Muskeln oder Gelenken geprägt ist (Myalgie, Arthrose oder Arthritis) und durch Zugluft, Kälte oder Feuchtigkeit verstärkt wird.
- Cayenne heilt rauen Hals, Heiserkeit, Tonsillitis, Laryngitis, Pharyngitis.
- Cayenne stimuliert Wundheilung. Bei Schnitten, Hautabschürfungen wirkt Cayenne Wunder. Die Heilung verläuft schnell und meist ohne Vernarbung.

Anwendung und Dosierung

Beginnen Sie mit 1 Tropfen Cayenne-Tinktur oder 1 Messerspitze Cayenne-Pulver direkt auf die Zunge gegeben, drei- bis fünfmal täglich. Steigern Sie die Dosierung auf 5 bis 10 Tropfen oder ¼ Teelöffel in Tee oder Wasser fünf- bis zehnmal täglich.

Schwere Erkrankungen brauchen auch massivere Dosierungen. Für Altersdemenz, Depressionen, Gedächtnis- und Konzentrationsstörungen, Herz-Kreislauf-Erkrankungen kann man von der konzentrierten Tinktur 60–120 Tropfen in warmen Tee oder Wasser drei- bis fünfmal täglich einrühren und schluckweise trinken.

Wichtig: Achten Sie unbedingt auf ein Cayenne-Präparat aus unbelasteten Rohstoffen! Die Länder, in denen Cayenne natürlicherweise wächst, haben oftmals einen sehr unverantwortlichen Umgang mit Umweltgiften.

Wichtig: Aus wettbewerbsrechtlichen Gründen bin ich angehalten, meinen Lesern zu den von mir empfohlenen Produkten auch Alternativen anzubieten. Zu Cayenne gibt es wegen seiner Einzigartigkeit eigentlich keine Alternative, doch man könnte z. B. auch Capsicum-Kapseln (Apotheke) verwenden, auch wenn die Ergebnisse nicht mit denen von dem von mir empfohlenen Cayenne zu vergleichen sind. Wichtig auch: Cayenne gibt es von diversen Herstellern über das Internet. Ich empfehle ein bestimmtes Produkt und aus bestimmten Gründen einen konkreten Anbieter, siehe dazu auch das Kapitel Bezugsquellen.

COCOCHIA ENERGIE-RIEGEL

Ich war lange Zeit auf der Suche nach einer gesunden Zwischenmahlzeit. Alle bisherigen mir bekannten Energie-Riegel enthielten entweder viel Zucker, waren sehr kohlenhydratlastig oder mit Sojaprotein gefertigt. Andere Energie-Riegel waren mit minderwertigen Zutaten aus konventionellem Anbau gefertigt oder mit künstlichen Süßstoffen und Aromen geschmacklich aufbereitet. Nach meinen Vorstellungen sollte ein Energieriegel folgende Eigenschaften aufweisen:

- Niedrige glykämische Belastung (Glyxwert), um den Blutzuckerspiegel stabil zu halten und damit keine hohe Insulinantwort auszulösen
- Ausgeglichene Kohlenhydrat-Eiweiß-Balance
- Nur natürliche, gesunde Fette
- Sämtliche Zutaten aus biologischem Anbau

- Kalorienarm
- Keine künstlichen Aromastoffe, Farbstoffe, gefährlichen Süßstoffe, Konservierungsstoffe oder Geschmacksverstärker
- Schneller Energielieferant, ohne als Körperfett abgespeichert zu werden
- Appetitlich und köstlicher Geschmack

Cocochia ist ein hervorragender Snack mit Ballaststoffen und Probiotika, gluten- und sojafrei, aus biologisch angebauten Zutaten. Cocochia hält eine gute Balance zwischen Kohlenhydraten, Eiweiß und Fett. Cocochia lässt weder den Blutzucker- noch den Insulinspiegel rasch ansteigen und sorgt dadurch für eine anhaltende Energiezufuhr. Eine Müdigkeit, wie sie nach kurzer Zeit bei kohlenhydrathaltigen Energie-Riegeln auftritt, stellt sich bei Cocochia nicht ein. Cocochia kann durch den hohen Gehalt an gesundem Kokosfett nicht zu Übergewicht beitragen. Es regt den Stoffwechsel an und ist auch für Diabetiker geeignet.

In diesem Energie-Riegel sind zwei Komponenten gesunder Ernährung in einem auf äußerst wohlschmeckende Weise zusammengebracht: Cocochia-Samen und die Kokosnuss. Die heilenden Eigenschaften der Kokosnuss sind in dem Kapitel über das Kokosöl beschrieben. Die Chia-Samen haben Ihren Namen von Chia, dem Maya-Wort für Stärke. Hier sind einige Eigenschaften von Chia-Samen:

- Chia-Samen haben den höchsten Prozentsatz an ungesättigten Fetten in ausgewogener Kombination.
- Chia-Samen haben mehr Protein und Ballaststoffe, aber weniger Kohlenhydrate wie Reis, Gerste, Hafer, Weizen oder Mais. Sie sind glutenfrei.
- Chia-Samen sind reich an Kalzium, Kalium, Phosphor, Magnesium, Eisen, Zink und Kupfer.
- Chia-Samen haben einen niedrigen Gehalt an Salz. Chia-Samen sind nicht allergen.

Anwendung und Dosierung

Cocochia Energie-Riegel sind eine komplette Zwischenmahlzeit und immer dann angezeigt, wenn man schnell und unkompliziert seinen Hunger stillen will.

Wichtig: Aus wettbewerbsrechtlichen Gründen bin ich angehalten, meinen Lesern zu den von mir empfohlenen Produkten auch Alternativen anzubieten. Zum Cocochia Energie-Riegel gibt es wegen seiner Einzigartigkeit eigentlich keine Alternative, doch man könnte z. B. auch frische Kokosnuss oder Kokosnussflocken aus dem Biomarkt in Kombination mit Nüssen als Eiweißquelle verwenden, auch wenn die Ergebnisse nicht mit denen vom Cocochia Energie-Riegel zu vergleichen sind.

CURCUMA

Was ist Curcuma?

Curcuma ist ein Gewürz, das in der traditionellen indischen Medizin, dem Ayurveda, seit Tausenden von Jahren als entzündungshemmende Medizin angewendet wird. Curcuma ist das gelbe Pigment, das dem Currypulver die unverwechselbare Farbe gibt.

Curcuma wurde schon seit längerem erfolgreich zur unterstützenden Behandlung bei Mukoviszidose und multipler Sklerose eingesetzt. Nach neuesten Studien wird Curcuma auch bei Morbus Alzheimer als natürliches Therapeutikum eingesetzt.

- Curcuma verhindert die Akkumulation von Beta-Amyloiden, den Bestandteilen der Eiweiß-Plaques, die bei der Zersetzung der Gehirnzellen von Alzheimer-Patienten eine große Rolle spielen.
- Das niedrige molekulare Gewicht erlaubt es Curcuma, die Blut-Gehirn-Schranke zu durchschreiten und sich an schon

bestehende Plaques anzulagern, die es dann aufzulösen hilft.

- Alzheimer-Symptome, die durch Entzündung und Oxidation verursacht werden, können durch die kraftvollen antioxidativen und entzündungshemmenden Eigenschaften von Curcuma gelindert werden.

Anwendung und Dosierung

Als Gewürz zu den Speisen zu verwenden. Auf reine Qualität ist unbedingt zu achten, da oft in den Ursprungländern mit Pestiziden sehr freizügig umgegangen wird.

0,5 bis 1 g mehrmals täglich zwischen den Mahlzeiten. Maximale Tagesdosis: 1,5 bis 3 g.

BEST NATTOKINASE

Was ist Best Nattokinase?

Best Nattokinase besteht aus einem außergewöhnlichen, heilenden Enzym: Nattokinase. Dieses Enzym wird aus dem traditionell zubereiteten, japanischen Sojaprodukt «Natto» gewonnen. Natto ist eines der wenigen Sojaprodukte, bei denen die negativen Eigenschaften der Sojabohne durch die lange Fermentation beseitigt wurden. Das spezifische Enzym dieser Nahrungszubereitung «Nattokinase» hat die Fähigkeit, Verklumpungen des Blutes aufzulösen, ohne die mannigfachen Nebenwirkungen wie bei Aspirin oder Coumadin (Warfarin). Nattokinase ist ein völlig allergenfreies Präparat und wird seit 20 Jahren erfolgreich eingesetzt bei Krankheiten wie Herz-Kreislauf-Erkrankungen, Angina Pectoris, Bluthochdruck, «restless legs», «Einschlafen» von Händen und Füßen, Wundheilungsverzögerung, Muskelschmerzen und Verlust von Konzentrations- und Gedächtnisleistung.

- Nattokinase verhindert Herzinfarkt, Schlaganfall, Lungenembolie und Blutgerinnsel in den Beinen.
- Nattokinase verdünnt das Blut und verbessert die Blutzirkulation.
- Nattokinase verbessert die Sauerstoffzufuhr und damit die Körperenergie.
- Nattokinase verbessert die Nährstoffversorgung.
- Nattokinase senkt den Blutdruck (systolisch und diastolisch).
- Nattokinase verringert den Venenstau.
- Nattokinase reduziert Krampfadern.
- Nattokinase verbessert das Sehen.
- Nattokinase verbessert die Knochendichte.
- Nattokinase reduziert Gelenkschmerzen bei Osteoarthritis und Rheuma.
- Nattokinase wirkt bei Migräne und gefäßbedingten Kopfschmerzen.
- Nattokinase verringert Muskel- und Gelenkschmerzen bei körperlicher Überanstrengung.
- Nattokinase unterstützt die Behandlung von chronischen Erkrankungen, die ja immer im Zusammenhang mit mangelnder Blutzirkulation stehen.

Wer zur Einnahme von Best Nattokinase auch Blutdruck senkende Medizin einnimmt, sollte seinen Blutdruck genau beobachten (lassen) und dann dementsprechend die Medikation absetzen oder reduzieren. Best Nattokinase kann den Blutdruck in wenigen Wochen normalisieren.

Wichtig: Aus wettbewerbsrechtlichen Gründen bin ich angehalten, meinen Lesern zu den von mir empfohlenen Produkten auch Alternativen anzubieten. Zu Best Nattokinase gibt es wegen seiner Einzigartigkeit eigentlich keine Alternative, doch man könnte z. B. auch das Produkt Cardio-Essentials verwenden. Wichtig auch: Best Nattokinase gibt es von diversen Anbietern über das Internet. Ich empfehle aus bestimmten Gründen einen konkreten Anbieter, siehe dazu auch das Kapitel Bezugsquellen.

DAS DREIECK DES LEBENS

Was ist das Dreieck des Lebens?

Das Dreieck des Lebens sind für mich die Vitamine B_6, B_{12} und Folsäure, die aus meiner Sicht und Erfahrung nur in einer ganz speziellen Dosierungs-Kombination eingenommen und angewendet werden sollten.

KOKOSFETT (KOKOSÖL) IN VCO-QUALITÄT

Was ist VCO?

Das hier beschriebene native Kokosfett ist mit den bisher bekannten Qualitäten nicht zu vergleichen. VCO bedeutet «Virgin Coconut Oil». Dieses Öl ist ohne Chemie aus frischen, biologisch angebauten Kokosnüssen hergestellt und enthält daher alle natürlichen Bestandteile in reinster Qualität:

- Natürliche Konservierungsstoffe der Frucht, die eine 3- bis 5-jährige Lagerfähigkeit ermöglichen, ohne ranzig zu werden.
- Laurinsäure (ca. 50 Prozent), die antiviral, antibakteriell, antiparasitär und antifungal wirkt, also gegen Viren, Bakterien, Parasiten und Pilze.
- Weitere 20–24 Prozent an Kaprin-, Capryl- und Capronsäure sorgen dafür, dass der Anteil an kurz- und mittelkettigen Fettsäuren fast 75 Prozent beträgt.

Kokosöl in dieser Qualität hat viele außerordentlich gute Auswirkungen auf den Stoffwechsel und die Gesundheit. VCO trägt nicht zur Bildung von Fettgewebe bei, da es nach der Verdauung direkt zur Leber geht und dort sofort in Energie umgesetzt wird. VCO braucht keine Galle und keine Bauchspeichelenzyme zum Aufbrechen und zur Verdauung und schont damit beide Organe bzw. deren Säfte. Das ist nicht nur für Menschen mit Galle- und Pankreasproblemen wichtig, sondern auch für ältere Menschen, deren Organfunktionen im Alter oft nur noch eingeschränkt arbeiten.

Wenn man in seiner täglichen Nahrungsaufnahme die anderen Fette und Öle durch Kokosöl ersetzt, werden wertvolle Enzyme gespart, der Stoffwechsel angeregt, damit mehr Kalorien verbrannt und Übergewicht abgebaut. Bis zu vier zusätzliche Esslöffel VCO täglich tragen also auf natürlichste Weise zu Gewichtsverlust bei. VCO baut dabei gleichzeitig Muskelmasse auf und ist somit auch bei untergewichtigen Menschen geeignet.

VCO wird also ähnlich wie Kohlenhydrate schnell in Energie umgesetzt, ohne den Blutzuckerspiegel zu verändern. Ein stabiler Blutzuckerspiegel ist nicht nur für Diabetiker, sondern auch für sämtliche Gehirntätigkeiten von unschätzbarem Wert.

Auch bei Schilddrüsenunterfunktion kann VCO Wunder wirken. Da der Stoffwechsel angeregt wird, wird die Köpertemperatur etwas erhöht, und die pessimistische Grundstimmung hellt sich auf. Die oftmals mit einer Unterfunktion einhergehende Unfähigkeit abzunehmen verliert sich und weicht einer konstanten, natürlichen Gewichtsabnahme.

Hier noch einmal die gesundheitsfördernden Wirkungen von naturbelassenem Kokosöl:

- antiviral, antibakteriell, antiparasitär, antifungal
- fördert Gewichtsabnahme bei Übergewicht

- stärkt die Schilddrüsenfunktion, besonders bei Unterfunktion
- schont die Bauchspeicheldrüse
- hilft der Leber bei Alkoholschaden
- regt den Stoffwechsel an
- stärkt das Immunsystem
- verhindert Entzündungen
- hilft gegen Osteoporose
- reguliert den Blutzucker nicht nur bei Diabetikern
- ist unterstützend bei Gallenblasenleiden
- vermindert den Hunger auf Süßes
- fördert die Verdauung
- hilft bei Hauterkrankungen wie Ekzemen, Hautreizungen und Entzündungen, Wundheilung (äußerlich)
- beugt Hautkrebs, Falten und Altersflecken vor (äußerlich)

Anwendung und Dosierung

VCO kann jedes Fett oder Öl in der Küche ersetzen: Zum Kochen, Backen, Braten verwenden oder löffelweise zu sich nehmen. Insgesamt kann man als Erwachsener täglich 3–4 Esslöffel (ca. 40 g) VCO zu sich nehmen.

Wichtig: Aus wettbewerbsrechtlichen Gründen bin ich angehalten, meinen Lesern zu den von mir empfohlenen Produkten auch Alternativen anzubieten. Zu VCO gibt es keine Alternative, doch man könnte z. B. auch Öl-Produkte von der Firma Rapunzel verwenden. Wichtig auch: VCO gibt es von diversen Anbietern über das Internet. Ich empfehle aus bestimmten Gründen einen konkreten Anbieter, siehe dazu auch das Kapitel Bezugsquellen.

MEGA-H

Was ist Mega-H?

Mega-H besteht aus kugelförmigen Mineralkolloiden mit negativer Ladung. Der Wasserstoff in diesen trockenen Microclustern bleibt stabil, gibt aber – in Flüssigkeiten gelöst – sein zusätzliches Elektron ab. Mega-H ist ein einzigartiges Antioxidans, das selbst nicht zum freien Radikal wird. Das Elektron, das es abgeben kann, ist ein zusätzliches Elektron. Aus dem Wasserstoffion (H-) wird stabiler Wasserstoff, mit einem Proton und einem Elektron. Jedes dieser sehr kleinen Moleküle wirkt genauso stark wie die bisher bekannten herkömmlichen Antioxidantien, nur ist Mega-H sehr viel konzentrierter. Einzigartig ist jedoch die folgende Eigenschaft. Da jedes dieser winzigen Moleküle ein extra Elektron besitzt, hat es die Eigenschaft, die schon «verbrauchten» Antioxidantien, wie die Vitamine A, B, C, E, Selen, Q 10 und alle anderen, wieder aufzuladen. Man kann dies als ein Vitamin-Recycling bezeichnen mit bedeutsamen Eigenschaften für die Gesundheit.

- Mega-H verdreifacht die Lebenszeit von lebenden Zellen.
- Mega-H schützt die Zellen vor tödlichen freien Radikalen. Bei einem Versuch wurden lebende Zellkulturen auf einen Schlag einer großen Menge freier Radikalen ausgesetzt. Nur ein Prozent der Zellen überlebte, während bei einer Zellkultur, die mit Mega-H geschützt wurde, 99 Prozent der Zellen am Leben blieben.
- Die negativ geladenen Wasserstoffionen, die von Mega-H freigesetzt werden, gleichen denen, die in allen frischen, rohen Früchten und Gemüsearten vorkommen. Eine einzige tägliche Dosis von Mega-H hat mehr antioxidative Wirkung als 100 Gläser frische Gemüse- oder Obstsäfte oder vergleichbare Mengen an Broccoli, Rosenkohl, grünblättriger Salate oder anderer Nahrungsmittel.

- Mega-H reduziert die Milchsäurekonzentration im Blut bei sportlicher Aktivität um 50 Prozent. In einer Doppelblindstudie mit Radprofis zeigte sich eine erhebliche Verkürzung der Regenerationszeit. Kein anderes Antioxidans konnte die Milchsäure in diesem Umfang reduzieren.
- Mega-H wirkt als natürliches Schmerzmittel bei Kopfschmerzen, Muskelschmerzen und Gelenkentzündungen.
- Mega-H kann durch sein Potenzial an negativ geladenen Teilchen eine Belastung, die durch elektromagnetische Strahlung ausgelöst wird, wieder korrigieren.
- Mega-H kann eine zentrale Rolle in der Aufrechterhaltung des zellulären Flüssigkeitshaushalts spielen und wirkt damit der Dehydration entgegen.

Wasserstoffmangel kann die folgenden Symptome auslösen oder verstärken:

- Chronische Müdigkeit
- Depressionen
- Hormonschwankungen
- Verdauungsstörungen
- Gewebeversteifung und Verlust an Flexibilität
- Schmerzen
- Schädigung oder Risse von dehydrierten Sehnen und Muskeln
- Bruch von dehydrierten Knochen
- Flexibilitätsverlust der Lunge mit der Folge von Sauerstoffmangel

Oftmals werden für diese Symptome andere Ursachen gesucht und die einfache Lösung – die Aufhebung des Wasserstoffmangels – übersehen.

Anwendung und Dosierung

In meiner Praxis empfehle ich Mega-H als stärkstes Antioxidans, das uns zur Verfügung steht, mit der bemerkenswerten Fähigkeit, verschiedenste andere Antioxidantien, die über die Nahrung und Nahrungsergänzungen aufgenommen werden, zu verstärken und zu recyceln. Außerdem hilft es gerade bei älteren Patienten, die fast alle unter Dehydrierung leiden, den Wasseranteil wieder zu erhöhen, bei gleichzeitiger Zuführung von Energie. Die Dosierung liegt bei 2–8 Kapseln Mega-H täglich mit einem Liter Wasser oder Tee.

Wichtig: Aus wettbewerbsrechtlichen Gründen bin ich angehalten, meinen Lesern zu den von mir empfohlenen Produkten auch Alternativen anzubieten. Zu Mega-H gibt es wegen seiner Einzigartigkeit eigentlich keine Alternative, doch man könnte z. B. auch das Produkt Active-H verwenden, das jedoch derzeit wegen bestimmter möglicher Verunreinigungen stark in der Diskussion steht. Wichtig auch: Mega-H gibt es von diversen Anbietern über das Internet; siehe dazu auch das Kapitel Bezugsquellen.

NADH

Was ist NADH?

NADH ist eine wichtige Komponente des Zellstoffwechsels. Es ist ein wenig bekanntes und außerordentlich kompliziert aufgebautes Co-Enzym, das bestimmte biochemische Vorgänge beschleunigt bzw. erst ermöglicht.

NADH ist für viele vitale Abläufe im Gehirn und im Körper verantwortlich, wie zum Beispiel ein gutes Gedächtnis, geistige Wachheit und die Fähigkeit, Entscheidungen zu treffen. Zusätzlich kann NADH die sexuelle Aktivität beflügeln, die Stimmung aufhellen, die Körperkraft steigern und generell die Lebenskraft erhöhen.

Folgende Bereiche werden durch NADH positiv beeinflusst:

- Durchhaltevermögen und Ausdauer – physisch wie psychisch
- Regulation des Blutdrucks und der zellulären Reproduktion
- Stärkung des Immunsystems
- Fähigkeit, beschädigte DNS zu reparieren (Schäden an der DNS können zu degenerativen Krankheiten führen)
- Fähigkeit, geschädigte oder «ausgebrannte» Zellen schneller und effektiver zu reparieren
- Gedächtnis und psychisches Wohlbefinden – insbesondere Depression, da NADH die Produktion von Neurotransmittern für die Reizweiterleitung stimuliert
- NADH hilft Patienten mit chronischem Müdigkeitssyndrom
- NADH zeigt sehr gute Ergebnisse bei Parkinson- und Alzheimer-Patienten.

Anwendung und Dosierung

NADH wird üblicherweise mit 5 mg täglich dosiert. In den ersten Wochen kann aber auch mit 10 mg oder noch höher dosiert werden, um ein Defizit zu korrigieren. Wichtig ist auch zu wissen, dass NADH selbst in höherer Dosierung nicht toxisch ist und zusammen mit anderen Präparaten und Medikamenten eingenommen werden kann. Mit unerwünschten Wechselwirkungen ist nicht zu rechnen.

Wichtig: Aus wettbewerbsrechtlichen Gründen bin ich angehalten, meinen Lesern zu den von mir empfohlenen Produkten auch Alternativen anzubieten. Zur Substanz NADH gibt es wegen ihrer Einzigartigkeit eigentlich keine Alternative, doch man könnte z. B. auch das Produkt NADH-Brench oder das Produkt NADH Aponatura (beides aus der Apotheke) verwenden. Wichtig auch: NADH gibt es von diversen Anbietern über das Internet. Ich empfehle aus bestimmten Gründen einen konkreten Anbieter, siehe dazu auch das Kapitel Bezugsquellen.

NATURE'S BIOTICS

Was ist Nature's Biotics

Natürlich vorkommende SBOs (Soil Based Organism = bodengebundene Organismen) sind die Grundlage von Nature's Biotics. Zusätzlich zu den SBOs sind die bekannten «freundlichen Bakterien» in den Kapseln enthalten: Lactobacillus Acidophilus, Bifidobacterium Bifidum, Bacillus Licheniformis, Bacillus Subtilis, Lactobacillus Lactis und Lactobacillus Bulgaricus. Daneben enthält Nature's Biotics mindestens 61 Nährstoffe, unter anderem natürlich vorkommendes Phytoplankton, Aminosäuren, eine weite Bandbreite von Mineralien und Vitaminen, wichtige verschiedene Antioxidantien und proteolytische Enzyme sowie eine beträchtliche Menge an Nucleinsäuren. Diese sind ausschlaggebende Hüter des Lebenscodes, der das Wachstum und die fortwährende Reparatur der Zellen kontrolliert. Nature's Biotics enthält ebenfalls SOD (Super Oxid Dismutase), ein kraftvolles Enzym und Antioxidans. Die SBOs werden in Puderform «schlafend» gehalten und werden erst aktiv, wenn sie mit Flüssigkeit «geweckt» werden.

Wenn die SBOs in Nature's Biotics eingenommen werden, bewegen sie sich vom Magen in den Darmtrakt und bilden Kolonien, die sich in der Darmwand verankern. Innerhalb einer kurzen Zeit umfasst diese Besiedelung der Darmwand den gesamten Darmtrakt.

Nature's Biotics befähigt den Körper, lebenswichtige Nährstoffe zu absorbieren und zu nutzen, während gleichzeitig der Darmtrakt von Verunreinigungen und krankheitserregenden Organismen befreit wird.

Hier sind die fünf Hauptfunktionen, die von den SBOs ausgeführt werden:

1. Die SBOs bauen jegliche Verunreinigung ab, in der schädliche, krankheitserregende Organismen gedeihen. Die SBOs sind extrem aggressiv und effektiv gegen krankmachende Pilze, Hefen und Viren. Sie zersetzen schädliche Mikroben wie Candida albicans, Candida Parapsilosis, Penicillium Frequens, Penicillium Notatum, Mucor Racemosus, Aspergillus Niger und viele andere, die ansonsten den Körper infizieren und schwere Erkrankungen und sogar chronische, degenerative Krankheiten verursachen können.
2. Die SBOs zerlegen die Nahrung in ihre Basiselemente, wodurch fast totale Absorption durch das Verdauungssystem erreicht wird. Damit wird die Nahrungsaufnahme mit allen lebenswichtigen Inhaltsstoffen gewaltig verbessert.
3. Die SBOs wandeln Eiweiß für die Zellen um und helfen dabei gleichzeitig, die Zellen von toxischem Abfall zu befreien, wodurch alle Zellfunktionen stark gefördert werden.
4. Die SBOs produzieren spezifische Proteine, die als Antigene fungieren. Diese wiederum stimulieren das Immunsystem, riesige Mengen an Antikörpern zu produzieren. Diese stark vergrößerte Antikörper-Produktion vervielfältigt die Fähigkeit des Immunsystems, Krankheiten und Leiden abzuwehren oder zu bekämpfen, die sich im Körper entwickelt haben. Das erklärt die erstaunliche Fähigkeit von Nature's Biotics bei der Heilung verschiedenster Krankheitsbilder. Diese immunstimulierende Wirkung der SBOs beruht auf drei verschiedenen Aktionen:

Aktion 1: Stimulierung der körpereigenen, natürlichen Alpha-Interferon Produktion.

Sobald die SBOs im Darmtrakt fest etabliert sind, regen sie die körpereigene Produktion von Alpha-Interferon an. Alpha-Interferon ist ein höchst wichtiges Polypeptid – ein Molekül in Form von Eiweiß –, das ein Schlüsselregulator des menschlichen Immunsystems ist. SBOs können die Produktion von 16 der zwanzig verschiedenen Unterarten von Alpha-Interferon anregen. Sie sind nicht-toxisch und haben keinerlei schädliche Nebenwirkungen. Dadurch lässt sich die große Wirksamkeit bei der Behandlung auch schwerer, chronisch degenerativer Krankheiten wie chronischem Müdigkeitssyndrom, viralem Herpes, Hepatitis B und C erklären.

Aktion 2: Anregung der Produktion von B-Lymphozyten und verwandten Antikörpern.

Diese Antikörper sind insofern einzigartig, weil sie nicht «vorprogrammiert» sind, z. B. nur eine bestimmte Entzündung oder ganz bestimmte Fremdkörper anzugreifen. Stattdessen werden riesige Mengen dieser unspezifischen Antikörper produziert und in Reserve gehalten. Wenn nun eine Infektion stattfindet oder ein Fremdkörper in den Körper eindringt, «prägt» das Immunsystem augenblicklich dieses Reservoir ansonsten inaktiver Antikörper mit der präzisen Information. Dank dieser Milliarden zusätzlicher Antikörper kann der menschliche Organismus wesentlich sicherer vor eindringenden Erregern geschützt werden.

Aktion 3: Laktoferrinergänzung für den menschlichen Körper.

Lactoferrin ist ein eisenbindendes Protein, das im Körper spezifisch zur Eisengewinnung aus der Nahrung genutzt wird. Es transportiert das Eisen durch den Magen zu den speziellen Rezeptoren an den Epithelzellen des Dünndarms, wo es resorbiert wird.

Oft ist der Lactoferrinspiegel im menschlichen Körper aus verschiedenen Gründen nicht hoch genug. Viele Menschen haben Probleme damit, Eisen, das sie mit der Nahrung aufnehmen, richtig zu assimilieren. Das führt zu einem Eisenmangel, obwohl genügend Eisen in der täglichen Ernährung vorhanden ist. Eisenmangel kann schwere gesundheitliche Folgen haben, z. B. Blutarmut.

An Lactoferrin gebundenes Eisen ist zu 95 Prozent für den Körper assimilierbar und ist für schädliche Organismen in dieser Form nicht nutzbar. Man schlägt also mit genügend Lactoferrin zwei Fliegen mit einer Klappe: Man gibt dem Körper genügend Eisen und entzieht den schädlichen Organismen dieses wichtige Element für ihr Wachstum.

Zusammenfassend lässt sich sagen, dass Nature's Biotics ein hervorragendes Mittel für die Herstellung der gesunden Darmflora ist.

- Es siedelt freundliche Bakterienstämme im Darm an und verbessert damit die Aufnahme von Makro- wie auch Mikronährstoffen.
- Es geht gegen schädliche Erreger und Mikroorganismen im Darm extrem aggressiv und effektiv vor.
- Es stärkt das Immunsystem durch Anregung der Alpha-Interferon-Produktion, durch Bereitstellung unspezifischer Antikörperreserven und durch die Laktoferrinproduktion.

Anwendung und Dosierung

Nature's Biotics muss möglichst nüchtern mit kaltem oder lauwarmem Wasser eingenommen werden. Es ist darauf zu achten, dass für 30 Minuten keine Nahrung und keine heißen Getränke eingenommen werden. Man beginnt mit einer oder zwei Kapseln täglich, erhöht in der zweiten Woche auf 2 mal 2 Kapseln. In der dritten Woche kann dann auf 3 mal 2 Kapseln erhöht werden. Diese Dosierung wird bis zum deutlichen Abklingen der Beschwerden beibehalten.

Wichtig: Aus wettbewerbsrechtlichen Gründen bin ich angehalten, meinen Lesern zu den von mir empfohlenen Produkten auch Alternativen anzubieten. Zu Nature's Biotics gibt es wegen seines einzigartigen Herstellungsverfahrens eigentlich keine Alternative, doch man könnte z.B. auch Pro-Biotic-Produkte (z.B. Actimel) oder Produkte zum Aufbau der Darmflora aus der Apotheke verwenden, auch wenn die Ergebnisse in keiner Weise zu vergleichen sind. Wichtig auch: Nature's Biotics gibt es von diversen Anbietern über das Internet. Ich empfehle aus bestimmten Gründen einen konkreten Anbieter, siehe dazu auch das Kapitel Bezugsquellen.

POWERQUICKZAP

Was ist PowerQuickZap?

«Alles in Ordnung?», fragt man seine Freunde in der Hoffnung, dass es ihnen gut geht. Unser Organismus profitiert von einer geometrischen Anordnung und der Einheit des Gewebes. Diese wiederum kann durch eine gesunde, harmonische Lebensweise gefördert werden. Dazu gehört gesunde Ernährung, reines Wasser, ausreichende Bewegung, ein unterstützendes soziales Umfeld und generell ein Leben im Einklang mit den eigenen, inneren Werten, das sich demzufolge in Lebensfreude, Kraft, Kreativität, Gelassenheit, Humor und Präsenz äußert. Werden diese Eigenschaften aktualisiert und im täglichen Dasein gelebt, stärken sie nachweislich das Immunsystem, indem sie im Gewebe wieder Harmonie, Ordnung und Einheit erzeugen. Die Kraft entsteht aus der einheitlichen Ausrichtung der energetischen Kraftlinien, die sich addieren, anstatt sich –

wie ein Plus und Minus – aufzuheben. Einem so kraftvollen Immunsystem stehen die meisten Erreger machtlos gegenüber. Nur einer Attacke aggressivster Erreger gelingt es mitunter, ein starkes Immunsystem zu überwinden.

Der PowerQuickZap hilft durch die Homogenisierung der molekularen Zellstrukturen, diese Einheit und Ordnung wieder herzustellen. Das Gerät sendet Vibrationen auf drei spezifischen Grundfrequenzen mit entsprechendem Obertonspektrum, die eine gleichmäßige, gesunde Anordnung der Moleküle bewirken. Als Folge werden die Erreger aus dem Gewebe, aus den Nervenzellen und sogar aus der DNS vertrieben, da keine Zwischenräume mehr zwischen den Molekülen vorhanden sind.

Neben der erfolgreichen Behandlung gegen jede Form von Erregern weist der PowerQuickZap noch eine zweite wichtige Komponente auf. Er erhöht die eigene Bioenergie, die man in Bovis-Einheiten messen kann, schon in der kürzesten Behandlungszeit (3 Minuten) und verkürzt damit die Regenerationszeit des Patienten erheblich. Eine Reinfektion wird bei bereits gestärkter Körperenergie erschwert. Kurz gesagt stärkt der PowerQuickZap die körpereigenen Kräfte, während die körperfremden Energien ausgeleitet werden.

Ich empfehle, den PowerQuickZap bei Entzündungen, bei Erschöpfung und Infektionen einzusetzen. Betrachtet man noch einmal die Ursachen für Krankheiten – Nährstoff- und Sauerstoffmangel beziehungsweise Entzündung und Infektion –, so kann man ahnen, welche Revolution die Erfindung des PowerQuickZap und der Profiausführung Powertube auf dem Gebiet der Behandlung, Heilung und Vorbeugung von Krankheiten ist.

Der PowerQuickZap ermöglicht eine nebenwirkungsfreie, kostengünstige, schnelle Behandlungsweise von Infektionen, die auf der Zellebene, Nervenebene bis hin zur Ebene der DNS, also der ererbten Blaupause von Krankheitsinformationen der Vorfahren, wirkt. Der PowerQuickZap ist aus meinem Praxisalltag nicht mehr wegzudenken.

Wichtig: Aus wettbewerbsrechtlichen Gründen bin ich angehalten, meinen Lesern zu den von mir empfohlenen Produkten auch Alternativen anzubieten. Zum PowerQuickZap gibt es wegen seiner Einzigartigkeit eigentlich keine Alternative, doch man könnte z. B. auch den Clark-Zapper verwenden, auch wenn die Ergebnisse in keiner Weise zu vergleichen sind, da Wirkprinzip und Methodik voneinander abweichen. Wichtig auch: Den PowerQuickZap gibt es von diversen Anbietern über das Internet. Ich empfehle aus bestimmten Gründen einen konkreten Anbieter, siehe dazu auch das Kapitel Bezugsquellen.

RX OMEGA-3-FISCHÖL

Was sind langkettige Omega-3-Fettsäuren?

Die langkettigen Omega-3-Fettsäuren sind für unser Gehirn, unser Nervensystem, den Blutkreislauf und die Zellwände essenziell. Ein Mangel an diesen Fettsäuren wirkt sich in vielfältigen Krankheitsbildern aus:

- Alzheimer, Parkinson, Aufmerksamkeits-Defizit-Syndrom (ADS) oder Hyperaktivität, Depressionen, Konzentrations- und Schlafstörungen
- Unser Herz und die Gefäße reagieren auf eine Mangelversorgung mit Arteriosklerose oder Entzündungen

- Generell alle Entzündungen im Körper
- Spezifische Symptome bei Frauen: Monatszyklen, Menopause, Schwangerschaft

Die Kriterien für dieses besonders hochwertige Fischöl sind:

- Keine Rückstände von Schadstoffen (weniger als 10 Teile pro Milliarde), das ist 50-mal purer als das reinste bis dahin bekannte Produkt.
- Konzentration der langkettigen Omega-3-Fettsäuren auf mindestens 60 Prozent durch Entfernung eines Großteils an gesättigtem Fett. Die höchste Konzentration von herkömmlichen Fischölen beträgt 30 Prozent.
- Das Verhältnis von Arachidonsäure zu EPA ist kleiner als 0,04. Arachidonsäure ist der Faktor, den es zu reduzieren gilt, um die Bildung von «schlechten» Eicosanoiden zu verhindern.

Was bewirkt die Einnahme von RX Omega-3-Fischöl?

- Leistungssteigerung und größere Energiereserven. «Gute» Eicosanoide bringen vermehrt Sauerstoff zu den Organen wie Gehirn, Herz und Muskeln.
- Gesteigerte Dopaminbildung sorgt für höhere Konzentration, Erinnerungsvermögen, Kreativität und Lebenslust.
- Appetit und Lust auf Kohlenhydrate nimmt ab. Mit weniger «schlechten» Eicosanoiden, welche die Insulinbildung stimulieren, nimmt das Verlangen nach süßen wie salzigen Kohlenhydraten sowie nach Zwischenmahlzeiten ab.
- Keratin wird durch Eicosanoide kontrolliert. «Gute» Eicosanoide verbessern das Wachstum von Fingernägeln und Haaren.
- «Schlechte» Eicosanoide behindern den Wasserfluss und verdichten damit die Exkremente. Eicosanoidbalance zeigt sich am Stuhlgang, der zwar fest ist, aber leicht genug, um im Wasser zu schwimmen.
- Ausgeglichene Balance der Eicosanoide zeigt sich auch an

vermindertem Schlafbedürfnis und daran, dass man sich nach dem Aufwachen munter fühlt.

- Trockene Haut und Hautausschläge können durch zu viele «schlechte» Eicosanoide ausgelöst werden, während «gute» Eicosanoide entzündungshemmend sind und die Kollagenbildung stimulieren. Sie tragen dazu bei, dass sich kranke, entzündete oder strapazierte Haut wieder regeneriert.

Anwendung und Dosierung

1. Man macht einen Bluttest und bestimmt den Quotienten aus Triglyceriden und HDL-Wert (in vielen Apotheken in wenigen Minuten erhältlich).
2. Ist der Quotient kleiner als 2, nimmt man 2,5 g langkettige pharmazeutisch reine Omega-3-Fettsäuren ein. Ist der Quotient zwischen 2 und 3, nimmt man 5 g der langkettigen Omega-3-Fettsäuren. Liegt der Quotient höher als 3, nimmt man 7,5 g Omega-3-Fettsäuren. Die Einnahmedauer beträgt mindestens 30 Tage. Durch einen nochmaligen Bluttest kann man am Ende eines Monats sehr gut die Fortschritte erkennen. Die Dosierung des Fischöls wird erst bei einem Quotienten zwischen 1 und 1,5 reduziert und sollte sich mit der Zeit auf eine Erhaltungsdosis von zirka 2,5 g Fischöl (RX Omega) einpendeln.

Wichtig: Aus wettbewerbsrechtlichen Gründen bin ich angehalten, meinen Lesern zu den von mir empfohlenen Produkten auch Alternativen anzubieten. Zur RX-Qualität von Dr. Sears oder von Dr. Murray gibt es eigentlich keine Alternative, doch man könnte z. B. auch das Produkt Ameu (gibt es in jeder Apotheke) verwenden, auch wenn die Ergebnisse in keiner Weise zu vergleichen sind. Wichtig auch: RX-Omega-Fischöle gibt es von diversen Anbietern über das Internet. Ich empfehle aus bestimmten Gründen einen konkreten Anbieter, siehe dazu auch das Kapitel Bezugsquellen.

SUPER K (EIN VITAMIN K-PRODUKT)

Was ist SuperK?

Das K im Namen dieses Vitamins steht für Koagulation, das heißt für die Fähigkeit des Blutes, bei Verletzungen zu gerinnen und die Wunde zu verschließen. Manche Wissenschaftler nennen es das «vergessene» Vitamin, da viele seiner wichtigen Funktionen übersehen werden. Vitamin K ist ein fettlösliches Vitamin und existiert in drei verschiedenen Formen: K1 (Phylloquinone) kommt natürlicherweise in Pflanzen vor. K2 (Menaquinone) wird von Darmbakterien gebildet, und K3 (Menadione) ist die toxische Variante, die künstlich hergestellt wird. K3 produziert viele freie Radikale und ist zur Einnahme nicht empfehlenswert.

Die heilenden Eigenschaften dieses Vitamins findet man in einer alten japanischen Nahrung, dem Natto. Natto ist eines der lange fermentierten Sojaprodukte. Sein Vitamin K-Gehalt übersteigt bei weitem die Konzentration von Vitamin K aus grünem Blattgemüse.

SuperK als effektivste Form des Vitamin K ist essenziell für einige wichtige Bereiche der Gesundheit:

- **SuperK** verhindert den Verlust an Knochendichte und damit Knochenbrüche. SuperK ist ein notwendiges Präparat zur Verhinderung und Behandlung der vor allem im Alter gefürchteten Osteoporose.
- **SuperK** verhindert Arteriosklerose, indem es arteriosklerotische Plaques unterdrückt, aber auch die Verdickung der Intima, der inneren Gefäßwand, hemmt.
- **SuperK** hemmt das Wachstum von Tumorzellen bei Lungenkrebs.

Anwendung und Dosierung

Gegenanzeigen: Wer blutverdünnende Medikamente einnimmt, sollte sich mit seinem behandelnden Arzt oder Heilpraktiker absprechen. Die Dosis von 100 Mikrogramm sollte auf keinen Fall überschritten werden. Stillende Mütter oder Schwangere sollten kein Vitamin K einnehmen.

Die Dosierung von **SuperK** ist eine Kapsel täglich. Einzunehmen mit einer Mahlzeit mit zumindest etwas Fett, um die Absorption des fettlöslichen Vitamin K zu gewährleisten.

Wichtig: Aus wettbewerbsrechtlichen Gründen bin ich angehalten, meinen Lesern zu den von mir empfohlenen Produkten auch Alternativen anzubieten. Zu SuperK gibt es wegen seiner Einzigartigkeit eigentlich keine Alternative, doch man könnte z. B. auch das Produkt K2 verwenden. Wichtig auch: SuperK gibt es von diversen Anbietern über das Internet. Ich empfehle aus bestimmten Gründen einen konkreten Anbieter, siehe dazu auch das Kapitel Bezugsquellen.

SYNERVIT

Was ist Synervit?

Über dieses Produkt, das in seiner Dosierung und Zusammensetzung Patentschutz genießt, haben Sie schon viel in diesem Buch gelesen. Synervit ist vom Status her eine bilanzierte Diät, also ein Produkt, das dauerhaft angewendet werden kann und soll, um Ernährungsmängel auszugleichen. Synervit wurde so konzipiert, dass durch eine bestimmte Kombination von drei B-Vitaminen (B_6, B_{12} und Folsäure) exakt die Mängel ausgeglichen werden, die für den Anstieg des Homocysteinwertes im Blut verantwortlich sind. Synervit ist für mich der Homocysteinsenker schlechthin und das Präparat erster Wahl, wenn man sich vor zu hohen Homocysteinwerten wirkungsvoll und dennoch ohne Nebenwirkungen schützen will.

Anwendung und Dosierung

Täglich eine Kapsel mit der Synervitkombination von 100 Milligramm (mg) Vitamin B_6, 1000 Mikrogramm (µg) Folsäure sowie 1000 Mikrogramm (µg) Vitamin B_{12}.

Wichtig: Aus wettbewerbsrechtlichen Gründen bin ich angehalten, meinen Lesern zu den von mir empfohlenen Produkten auch Alternativen anzubieten. Zu Synervit gibt es wegen seiner patentrechtlich geschützten Dosierung eigentlich keine Alternative, doch man könnte z. B. auch Medivitan (Spritzen, Apotheke) oder Medyn (Kapseln, Apotheke) verwenden, auch wenn die Ergebnisse in keiner Weise zu vergleichen sind. Wichtig auch: Synervit gibt es nicht nur in Apotheken, sondern mittlerweile auch von diversen Anbietern über das Internet. Ich empfehle aus bestimmten Gründen einen konkreten Anbieter neben der Apotheke, siehe dazu auch das Kapitel Bezugsquellen.

ZIMT

Was ist Zimt?

Zimt ist die innere Rinde von Zweigen eines Baumes aus der Lorbeer-Familie. Diese wird bei der Ernte geschält, getrocknet und fermentiert dann von selbst.

Zimt hat einige gute Wirkungen, die im Folgenden aufgelistet sind:

- Zimt erwärmt den Körper und fördert die Durchblutung
- Zimt leitet Gifte aus dem Körper

- Zimt ist harntreibend
- Zimt beruhigt das Nervensystem
- Zimt wirkt entzündungshemmend
- Zimt wirkt desinfizierend und schmerzlindernd
- Zimt reguliert den Blutzuckerspiegel und wird damit bei Diabetes Typ 2 erfolgreich eingesetzt.

Anwendung und Dosierung

Die Anwendung von Zimt kann als Gewürz bei vielen Speisen erfolgen. Zur Anwendung bei Diabetes sollte man eine Menge von 1–6 Gramm (auch in Kapseln, z. B. Truuw, Apotheke) zu sich nehmen. Zu achten ist auf eine unbelastete, frische Qualität.

BEZUGSQUELLEN

Einige der erwähnten Produkte, die ich in meiner Praxis einsetze und empfehle, kommen aus dem Ausland – vor allem aus den USA, wo ich aus der Vielfalt der dortigen Hersteller die meines Wissens qualitativ besten Produkte ausgewählt habe. Aus verschiedenen Gründen sind diese oder – in Qualität und Konzentration – vergleichbare Produkte nicht auf dem europäischen Markt zu erhalten. Manche Produkte sind einzigartig und werden nur von einer Firma hergestellt. Um dennoch gewährleisten zu können, dass Sie jedes in diesem Buch genannte Produkt unproblematisch beziehen können, gebe ich dieselbe Bezugsadresse für viele dieser Produkte an. Die benannte Bezugsadresse ist die eines Spezial-Versands für amerikanische Produkte, der ohne Zoll-Komplikationen gegen Rechnung direkt ins Haus liefert. Dieser Weg ist meiner Erfahrung nach der einfachste. Außerdem steht immer ein deutschsprachiger Ansprechpartner bei Fragen zum Produkt telefonisch (preiswerte 0180-Nummer, 12 Cent pro Minute) zur Verfügung.

Viele der erwähnten Produkte gibt es auch im Internet, oft sogar zu sehr günstigen Preisen. Doch Vorsicht, weil es auch viele dubiose Internet-Firmen gibt, die Ware mit mangelhafter Qualität ausliefern oder – was unglaublich, jedoch wahr ist – sogar nur Zuckertabletten statt AHCC oder NADH verkaufen. Daher gebe ich als Bezugsquelle hier auch nur die Internet-Firma an, die tatsächlich die von mir beschriebenen Produkte in der gewünschten und notwendigen Qualität führt und ausliefert. Wer eine alternative Anlaufstelle bzw. Bestell-Adresse findet, möge sie mir bitte mitteilen. Wenn Sie mich kontaktieren wollen, surfen Sie zu **www.das-dreieck-des-lebens.de**.

Am Ende entscheiden Sie als mündiger Bürger ganz allein und selbständig, ob und wo Sie ein Produkt kaufen. Doch unter den von mir hier angegebenen Internet-Adressen sowie Telefon- und Faxnummern können Sie sich vorab völlig kostenlos und rasch über die vollständige Zusammensetzung, die Einnahmeempfehlungen sowie den Preis des jeweils von Ihnen gewünschten Produktes informieren und so zu einer vernünftigen Kaufentscheidung kommen. Hier meine Bezugsquellen:

- **AHCC (Active Hexose Correlated Compound):**
  Infos und Bestellungen: www.LL-Euro.com oder
  Sinclair Distribution, Postfach 10, A-5016 Salzburg,
  Bestell-Telefon: 0180/5 00 24 79, Bestell-Fax: 0180/1 09 29 27
- **Best Nattokinase**
  Infos und Bestellungen: www.LL-Euro.com oder
  Sinclair Distribution, Postfach 10, A-5016 Salzburg,
  Bestell-Telefon: 0180/5 00 24 79, Bestell-Fax: 0180/1 09 29 27
- **Cayenne Tinktur:**
  Infos und Bestellungen: www.LL-Euro.com oder
  Sinclair Distribution, Postfach 10, A-5016 Salzburg,
  Bestell-Telefon: 0180/5 00 24 79, Bestell-Fax: 0180/1 09 29 27
- **Cocochia, Energie-Riegel:**
  Infos, Bestellungen: www.coconatura.de Tel: 089/97 39 82 32
- **Kalziumcitrat,** Apotheke
- **Kalziumchlorid,** Apotheke
- **Kefirpilz**
  www.kefirknolle.de oder in Zeitungen wie «Kurz und Fündig»

- **Kokosfett,** Kokosöl in VCO Qualität (Virgin Coconut Oil), Aron Usener, Tel: 089/97 39 82 32 Internetshop: www.coconatura.de oder info@coconatura.de
- **Lach-CD**, Lach DV, Bücher über Lachyoga, im Buchhandel nachfragen oder im Internet recherchieren
- **Lichtquellen** (therapeutisch), www.davita.de
- **Mega-H:** Infos und Bestellungen: www.LL-Euro.com oder Sinclair Distribution, Postfach 10, A-5016 Salzburg, Bestell-Telefon: 0180/5 00 24 79, Bestell-Fax: 0180/1 09 29 27
- **NADH**: Infos und Bestellungen: www.LL-Euro.com oder Sinclair Distribution, Postfach 10, A-5016 Salzburg, Bestell-Telefon: 0180/5 00 24 79, Bestell-Fax: 0180/1 09 29 27
- **Nalgene**, Trinkwasserflaschen «wide mouth», Sportgeschäfte
- **Nature's Biotics:** Infos und Bestellungen: www.LL-Euro.com oder Sinclair Distribution, Postfach 10, A-5016 Salzburg, Bestell-Telefon: 0180/5 00 24 79, Bestell-Fax: 0180/1 09 29 27
- **Ocuguard,** Vitamine für die Augen mit Lutein
- **Omega RX 128 ml Öl** (Dr. Sears oder Dr. Murray): Infos und Bestellungen: www.LL-Euro.com oder Sinclair Distribution, Postfach 10, A-5016 Salzburg, Bestell-Telefon: 0180/5 00 24 79, Bestell-Fax: 0180/1 09 29 27
- **PowerQuickZap:** Infos und Bestellungen: www.LL-Euro.com oder Sinclair Distribution, Postfach 10, A-5016 Salzburg, Bestell-Telefon: 0180/5 00 24 79, Bestell-Fax: 0180/1 09 29 27
- **Proshape,** Eiweißpräparat (Aminosäuren mit 99 Prozent Aufbauwert für die Proteinbiosynthese, nur 1 Prozent Stickstoffabbauprodukte) Aron Usener, Tel: 089/97 39 82 32, Internetshop: www.coconatura.de oder info@coconatura.de
- **Rice protein vegan** (Reis Protein), NutriBiotic, Lakeport, Ca 95453, USA

- **Rohmilch,**
  Vorzugsmilch von Demeter, in Reformhäusern oder Naturkostläden
- **RX Omega 120 Kapseln (Dr. Murray):**
  Infos und Bestellungen: www.LL-Euro.com oder
  Sinclair Distribution, Postfach 10, A-5016 Salzburg,
  Bestell-Telefon: 0180/5 00 24 79, Bestell-Fax: 0180/1 09 29 27
- **SAMe,**
  Infos und Bestellungen: www.LL-Euro.com oder
  Sinclair Distribution, Postfach 10, A-5016 Salzburg,
  Bestell-Telefon: 0180/5 00 24 79, Bestell-Fax: 0180/1 09 29 27
- **Special One,** Firma Now
  Infos und Bestellungen: www.nowcatalog.com
  Bestell-Telefon: (305) 861-08 98.
- **SuperK:**
  Infos und Bestellungen: www.LL-Euro.com oder
  Sinclair Distribution, Postfach 10, A-5016 Salzburg,
  Bestell-Telefon: 0180/5 00 24 79, Bestell-Fax: 0180/1 09 29 27
- **Synervit:**
  In Apotheken, beim Arzt oder Heilpraktiker.
  Infos auch bei Synavit GmbH, Johann-Clanze-Straße 35 a,
  Telefon: 089/38 38 39 10, Fax: 089/38 38 39 12.
  Infos und Bestellungen: www.LL-Euro.com oder
  Sinclair Distribution, Postfach 10, A-5016 Salzburg,
  Bestell-Telefon: 0180/5 00 24 79, Bestell-Fax: 0180/1 09 29 27
- **Trampolin**, gelenkschonend, Treffpunkt Natur, Klenzestr. 45, 80469 München, Tel: 089/20 23 24 17, www.treffpunkt.natur.de
- **Vitamin C 1000,** Firma Now
  Infos und Bestellungen: www.nowcatalog.com
  Bestell-Telefon: (305) 861-08 98.
- **Wasser:**
  St. Leonardswasser; Plose Wasser in vielen Reformhäusern, Naturkostläden, manche Getränkehändler

- **Wasserfilter:**
  Pinnow Natural Health Products
  Alt-Moabit 60a, 10555 Berlin, Tel: 030/70 01 18 80
  Internetshop: www.pinnow-international.de
- **Zimt:** in Reformhäusern und Naturkostläden

ADRESSEN

- **Stoffwechsel-Typ-Bestimmung**
  PeterKoenigs@ernaehrungstyp.com oder Peter Königs, Dürerstr. 9, 64560 Riedstadt. Tel. 06158/91 63 66.
- **IGEF, Elektrosmogtestung und Beratung**
  www.elektrosmog.com
- **Institut für Baubiologie & Ökologie (IBN)**
  Holzham 25, D-83115 Neubeuern, Tel.: 08035/2039
  e-mail: institut@baubiologie-ibn.de
  Internet: www.baubiologie-ibn.de
- **Verband der deutschen Baubiologen VDE**
  (www.baubiologie.net) Verband Baubiologie VB (www.verband-baubiologie.de)
- **Dr. Braun von Gladiss**
  ist ein Mediziner, der sich ausgiebig mit der Therapie von elektrosensiblen Menschen beschäftigt.
  Hier seine Homepage: www.gladiss.de

QUELLENVERZEICHNIS/ LITERATURVERZEICHNIS

Alberts, B., Bray, D., Lewis, J., Riff, H., Roberts, K., Watson, J. D.: «Energy Conversion»

Angerstein, Joachim H.: «Die Quark-Öl-Kur», Heyne Verlag, 1999

Batmanghelidy, F.: «Wasser – die gesunde Lösung», VAK Verlag, Kirchzarten

Birkmayer, Georg, Prof., M. D., Ph. D.: «NADH-Coencym für das Gehirn», Titan Verlag 1998

Birkmayer, W., Horsey Kiewic, O.: «Der L-Dioxyphenolalalin (L-Dopa) Effekt bei der Parkinson-Akinese». Wien: Klein. Wochenschr. 1961; 73: 787–788

Birkmayer, J. G. D.: «The New Therapeutic approach for improving dementia of the Alzheimer type.» Ann. Clin. Lab. Sci. 1996; 26: 1–9

Biser, Sam: «Curing with Cayenne», The University of Natural Healing, Inc, 1997

Coon, M. J.: «Oxygen activation in the metabolism of lipids, drugs and carcinogens.» Nutr. Rev. 1978, 36: 319–328

Cranton, E. M. and Frankleton, J. P.: «Free radical pathology in age-associated diseases: Treatment with EDTA chelation, nutrition and antioxidants.» J. Hol Med. 1984; 6: 6–36

Duke, W.W.: Soybean as a possible important source of allergy. TAllergy, 1934, 5, 300–303

Eastham, E. J.: Soy protein allergy. In Food Intolerance in Infancy: Allergology, Immunology and Gastroenterology. Robert N. Hamburger, ed. (NY, Raven Press, 1989), 227

Enig, Mary G. Ph. D.: «Know Your Fats: Complete Primer for Understanding the Nutrition of Fats, Oils and Cholesterol»

Erdman, J. W. Jr., Fordyce, E. J.: Soy products and the human diet. AmT. Clin Nutr, 1989, 49, 5, 725–737

Frischknecht, Martin: «Gesundheit als Chance», G. A. Ulmer Verlag, 2004

Fukuda, K., Strauss, S. E., Hickie, I. et al.: «The chronic fatique syndrome: a comprehensive approach to its definition and study.» Internal Medicine 1994; 212: 953–959

Grillparzer, Marion: «Glyx-Diät», GU, 2003

Guandalini, S., Nocerino, A.: Soy protein intolerance. www.emedicine.com/ped/topic2128.htm

Gutteridge, J. M. C., Halliwell, B.: Antioxidans in Nutrition

Halliwell, B., Gutteridge, J. M. C.: «Role of free radical catalytic metal ions in human disease: An overview» Methods Enzymol. 1990; 186: 1–85

Hartenbach, Walter, Prof. Dr. med.: «Die Cholesterin-Lüge», Herbig, 2002

Health and Disease. Oxford: Oxford University Press, 1994

Holford, Patrick & Dr. Braly, James: «The H-Faktor», Piatkus, 2003

Kaayla, T. Daniel, PHD, CCN: «The whole soy story», the dark side of Amerika's favourite health food, NT, New Trends Publishing, 2005

Kaufmann Doug A., with David Holland, M. D.: «Infectious Diabetes: A Cutting-Edge-Approach to One of Amerika's Fastest Growing Epidemics in Its Tracks»

Karstädt, Uwe: «Die 7 Revolutionen der Medizin», Titan Verlag, 2004

Kaussner, Erwin: «Kristallines Salz – Elixier der Jugend», Eviva Verlag, 2001

Klentze, Michael, Dr.: «Anti Aging, Die Macht der eigenen Hormone», Südwest, München, 2003

Kneipp, Sebastian: «So sollt ihr leben», Ehrenwirth Verlag, München 1983

Kraske, Eva-Maria: «Wie neugeboren durch Säure-Basen-Balance», GU, München

Lehninger, A. L.: Vitamins and Co-Enzymes, Biochemistry, 2nd Ed.: 337– 42: The John Hopkins University School of Medicine, New York: Worth Publishers Inc., 1975. «Mitochondria and Chloroplasts». Molekular Biology of the Cell, 3nd Edition: Garland Publishing Inc. 1994; 653–720

Maes, Jürgen: Stress durch Strom und Strahlung, Verlag Institut für Baubiologie und Oekologie Neubeuern, ISBN 3-923531-25-7

Montignac, Michel: «Die Montignac-Methode», Artulen Verlag, 1999

Przuntek, H.: «Parenteral application of NADH in Parkinson's disease: clinical improvement partially due to stimulation of endogenous levodopa biosynthesis», J. Neural. Transm. 1996; 103: 1187–1193

Ravnskov, Uffe, Dr.: «The Cholesterol Myths: Exposing the Fallacy that Saturated Fat and Cholesterol Cause Heart Disease»

Schürmann, Petra, Freund, Gerhard, Dr. med.: «Wieder Freude am Leben», Titan Verlag, 2003

Sears, Barry, Ph. D.: «The Anti Aging Zone», Thorsons 1999

Sears, Barry, Ph.D.: «Omega RX Zone»: the miracle of high-dose fish oil, ReganBooks 2002

Seelig, Hans Peter, Prof. Dr. med., Meiners, Marion: «Laborwerte – Klar und verständlich», GU, 2000

Servan Schreiber, David: «Die neue Medizin der Emotionen, Stress, Angst, Depression: Gesund ohne Medikamente», Kunstmann Verlag, München, 2004

Simopoulos, A. P. J.: «The Omega Diet», Robinson, 1998

Stoll, A. L. W. E.: «The Omega 3 Connection, The Groundbreaking Omega 3-Antidepression Diet and brain program», Simon & Schuster, New York, 2001

Stone, Katie L. et al.: Low Serum Vitamin B-12 Levels Are Associated with Increased Hip Bone Loss in Older Women: A Prospective Study. In: The Journal of Clinical Endocrinology & Metabolism Vol. 89, No. 3, 1217–1221

Strunz, Ulrich, Dr. med.: «Die Diät», Heyne Verlag, 2002

Strunz, Ulrich, Dr., Jopp, Andreas: «Die Vitamin Revolution», GU, 2003

Strunz, Ulrich, Dr., Jopp, Andreas: «Mineralien», Heyne, 2003

Strunz, Ulrich, Dr., Jopp, Andreas: «Fit mit Fett», Heyne, 2002

Treutwein, Norbert, «Übersäuerung, Krank ohne Grund», Südwest 1996

Ulmer, G. A.: «Sich jung erhalten und gesund alt werden», G. A. Ulmer Verlag

Ulmer, G. A.: «Wirksame Selbsthilfe bei Übersäuerung, Viren, Bakterien und Parasiten», G. A. Ulmer Verlag

Weston, Price, Dr.: «Nutrition an Physical Degeneration»

Worm, Nicolai: «Syndrom X oder Ein Mammut auf dem Teller!» Hallwag Verlag, Bern und München

Worlitschek, Michael: «Der Säure-Basenhaushalt – Gesund durch Entsäuerung», Karl F. Haug Verlag, Heidelberg 1994

Quellen für Studien über Homocystein in englischer Sprache

1. **Bostom, A.G., Lathrop, L.:** Hyperhomocysteinemia in end-stage renal disease: prevalence, etiology, and potential relationship to arteriosclerotic outcomes. Kidney Int. 1997; 52: 10–20
2. **Herrmann, W., Obeid, R., Schorr, H., Geisel, J.:** Functional vitamin B_{12} deficiency and determination of holotranscobalamin in populations at risk. Clin Chem Lab Med 2003; 41: 1478–88
3. **Herrmann, W., Schorr, H., Geisel, J., Riegel, W.:** Homocysteine, cystathionine, methylmalonic acid and B-vitamins in patients with renal disease. Clin Chem Lab Med 2221; 39: 739–46
4. **Robinson, K., Gupta, A., Dennis, V., Arheart, K., Chaudhary, D., Green, R., et al.:** Hyperhomocysteinemia confers an independent increased risk of atherosclerosis in end-stage renal disease and is closely linked to plasma folate and pyridoxine concentrations. Circulation 1996; 94: 2743–48
5. **Chauveau, P., Chadefaux, B., Coude, M., Aupetit, J., Hannedouche, T., Kamoun, P., et al.:** Hyperhomocysteinemia, a risk factor for atherosclerosis

in chronic uremic patients. Kidney Int 1993; 43 (Suppl 41): S. 72–77

6. **Moustapha, A., Naso, A., Nahlawi, M., Gupta, A., Arheart, K. L., Jacobsen, D. W.: et al.**, Prospective study of hyperhomocysteinemia as an adverse cardiovascular risk factor in end-stage renal disease. Circulation 1998; 97: 138–47
7. **Samak, M. J., Levey, A. S., Schoolwerth, A. C., Coresh, J., Culleton, B., Hamm, L. L., et al.**: Kidney disease as a risk factor for development of cardiovascular disease: a Statement from the American Heart Association Councils on Kidney in Cardiovascular Disease, High Blood Pressure Research, Clinical Cardiology, and Epidemiology and Prevention. Circulation 2003; 108: 2154–69
8. **Bostom, A. G., Shemin, D., Verhoef, P., Nadeau, M. R., Jacques, P. F., Selhub, J., et al.**: Elevated fasting total plasma homocysteine levels and cardiovascular disease outcomes in maintenance dialysis patients. A prospective study. Arterioscler Thromb Vasc Bio 1997; 17: 2554–58
9. **Mallamaci, F., Zoccali, C., Tripepi, G., Fermo, I., Benedetto, F. A., Cataliott, A., et al.**: Hyperhomocysteinemia predicts cardiovascular outcomes in hemodialysis patients. Kidney Int 2002; 61: 609–14
10. **Righetti, M., Ferrario, G. M., Milani, S., Serbelloni, P., La Rosa, L., Uccellini, M., et al.**: Effecis of folic acid treatment on homocysteine levels and vascular disease in hemodialysis patients. Med ScMonit 2003; 9: Pl 19–24
11. **Sunder-Plassmann, G., Fodinger, M., Buchmayer, H., Papagiannopoulos, M., Wojcik, J., Kletzmayr, J., et al.**: Effect of high dose folic acid therapy on hyperhomocysteinemia in hemodialysis patients: results of the Vienna multicenter study. J Am Soc Nephrol 2000; 11: 1106–16
12. **Baragetti, I., Furiani, S., Dorighet, V., Corghi, E., Bamonti Catena, F., et al.**: Effect of vitamin B_{12} on homocysteine plasma concentration in hemodialysis patients. Clin Nephrol 2004; 61: 161 / 62
13. **Koyama, K., Usami, T., Takeuchi, O., Morozumi, K., Kimura, G.**: Efficacy of methylcobalamin on lowering total homocysteine plasma con-

centrations in haemodialysis patients receiving high-dose folic acid supplementation. Nephrol Dial Transplant 2002; 17: 916ff.

14. **Polkinghorne, K. R., Zoungas, S., Branley, P., Villanueva, E., McNeil, J., Atkins, R. C., et al.**: Randomized, placebo-controlled trial of intramuscular vitamin B_{12} for the treatment of hyperhomocysteinemia in dialysis patients. Intern Med J 2003; 33: 489–94
15. **Arnadottir, M., Hultberg, B.**: The effect of vitamin B_{12} on total plasma homocysteine concentration in folate-replete hemodialysis patients. Clin Nephrol 2003; 59: 186–89
16. **Hyndman, M. E., Manns, B. J., Snyder, F. F., Bridge, P. J., Scott-Douglas, N. V., Fung, E., Parsons, H. G.**: Vitamin B_{12} decreases, but does not normalize, homocysteine and methylmalonic acid in end-stage renal disease: a link with glycine metabolism and possible explanation of hyperhomocysteinemia in end-stage renal disease. Metabolism 2003; 52: 168–72
17. **Dierkes, J., Domrose, U., Ambrosch, A., Schneede, J., Guttormsen, A. B., Neumann, K. H., et al.**: Supplementation with vitamin B_{12} decreases homocysteine and methylmalonic acid but also serum folate in patients with end-stage renal disease. Metabolism 1999; 48: 631–35
18. Effective correction of hyperhomocysteinemia in: **Touam, M., Zingraff, J., Jungers, P., Chadefaux-Vekemans, B., Drueke, T., Massy, Z. A.**: hemodialysis patients by intravenous folinic acid and pyridoxine therapy. Kidney Int 1999; 56: 2292–96
19. **Henning, B. F., Zidek, W., Riezler, R., Graefe, U., Tepel, M.**: Homocyst(e)ine metabolism in hemodialysis patients treated with vitamins B_6, B_{12} and folate. Res Exp Med (Berl) 2001; 200: 155–68.
20. **Allen, R. H., Stabler, S. P., Savage, D. G., Lindenbaum, J.**: Elevation of 2-methylcitric acid land II levels in serum, urine, and cerebrospinal fluid of patients with cobalamin deficiency. Metabolism 1993; 42: 978–88
21. **Stabler, S. P., Lindenbaum, J., Savage. D. G., Allen, R. H.**: Elevation of serum cystathionine levels in patients with cobalamin and folate deficiency. Blood 1993; 81: 3404–13

22. **Snavely, J.:** Hyperhomocysteinemia in end stage renal disease: is treatment necessary? Nephrol Nurs J 2002; 29: 155–60
23. **Shemin, D., Bostom, A. G., Selhub, J.:** Treatment of hyperhomocysteinemia in end-stage renal disease. Am J Kidney Dis 2001; 38 (4 Suppl 1): 91–94
24. **Kalantar-Zadeh, K., Fouque, D., Kopple, J. D.:** Outcome research, nutrition, and reverse epidemiology in maintenance dialysis patients. J Ren Nutr 2004; 14: 64–71
25. **Rajan, S., Wallace, J. I., Brodkin, K. I., Beresford, S. A., Allen, R. H., Stabler, S. P.:** Response of elevated methylmalonic acid to three dose levels of oral cobalamin in older adults. J Am Geriatr Soc 2002; 50: 1789–95
26. **Moelby, L., Rasmussen, K., Ring, T., Nielsen, G.:** Relationship between methylmalonic acid and cobalamin in uremia. Kidney Int 2000; 57: 265–73
27. **Allen, R. H., Stabler, S. P., Lindenbaum, J.:** Relevance of vitamins, homocysteine and other metabolites in neuropsychiatric disorders. Eur J Pediatr 1998; 157 (Suppl 2): 122–26
28. **Scott, J. M., Welr, D. G.:** The methyl folate trap. A physiological response in man to prevent methyl group deficiency in kwashiorkor (methionine deficiency) and an explanation for folic-acid induced exacerbation of subacute combined degeneration in pernicious anaemia. Lancet 1981; 2: 337–40
29. **Markle, H. V.:** Cobalamin. Crit Rev Clin Lab Sci 1996; 33: 247–56
30. **Herbert V.:** Staging vitamin B_{12} (cobalamin) status in vegetarians. Am J Clin Nutr 1994; 59 (Suppl 5): 1213–22
31. **Obeid, R., Kuhlmann, M., Kirsch, K. M., Herrmann, W.:** Cellular uptake of vitamin B_{12} in patients with chronic renal failure. Nephron
32. **Henning, B. F., Riezler, R., Tepel, M., Langer, K., Raidt, H., Graefe, U., Zidek, W.:** Evidence of altered homocysteine metabolism in chronic renal failure. Nephron 1999; 83: 314–22
33. **Ubbink, J. B., van der Merwe, A., Delport, R., Allen, R. H., Stabler, S. P., Riezler R., et al.:** The effect of a subnormal vitamin B-6 status on homocysteine metabolism. J Clin Invest 1996; 98: 177–84

34. **Wrone, E. M., Hornberger, J. M., Zehnder, J. L., McCann, L. M., Copion, N. S., Fortmann, S. P.**: Randomized trial of folic acid for prevention of cardiovascular events in end-stage renal disease. J Am Soc Nephrol 2004; 15: 420–26
35. **Fabbian, F., Catalano, C., Bordin, V., Balbi, T., Di Landro, D.**: Esophagogastroduodenoscopyin chronic hemodialysis patients: 2 year clinical experience in arenal unit. Clin Nephrol 2002; 58: 54–59
36. **Kennedy, R. H., Owings, R., Shekhawat, N., Joseph J.**: Acute negative inotropic effects of homocysteine are mediated via the endothelium. Am J Physiol Heart Circ Physiol 2004, August; 287 (2): H 812 – H 817
37. **Herrmann, W.**: The importance of hyperhomocysteinemia as a risk factor for diseases: an overview. Clin Chem Lab Med 2001, August; 39 (8): 666–74
38. **Stanger, O., Herrmann, W., Pietrzik, K., et al.**: DACH-LIGA Homocystein (German, Austrian and Swiss Homocysteine Society): Consensus Paper on the Rational Clinical Use of Homocysteine, Folic Acid and B-Vitamins in Cardiovascular and Thrombotic Diseases: Guidelines and Recommendations. Clin Chem Lab Med 41 [11], 1392–1403. 1-11-2003
39. **Bässler, K.-H.**: Megavitamin therapy with Pyridoxine. Int J Vitam Nutr Res 1988; 58: 105–118
40. **McCormick, D. B.**: Vitamin B_6. In: Shils, M. E., Young, V. R.: Modem nutrition in health and disease. 7th ed., Lea & Febiger, Philadelphia: 379–380; 1988
41. **Schaumburg, H., et al.**: Sensory neuropathy from-pyridixine abuse. A new megavitamin syndrom. New Engl. J. Med. 309: 445–448 1983; Monographie Vitamin B_6. Bundesanzeiger 5. 5. 1988
42. **Bässler, K.-H., et al.**: Vitamin-Lexikon. Stuttgart, Gustav Fischer, 1997; Monographie Vitamin B_{12}, Cyanocobalamin, Hydroxocobalamin
43. **N Sudha Seshadri, M. D., Ajexa-Beiser, Ph. D., Jacob Selhub, Ph. D., Paul F. Jacques, Sc. D., Irwin H. Rosemberg, M. D., Ralph B. Dclgostino, Ph. D., Peter W. F. Wilson, M. D. und Philip A. Wolf, M. D., Bazzanola, He., Ogden, L. G., Loria, C.,**

Vupputuri, N., Myers, L., Whelton, P. K.: Dietary intake of folate and risk of strake in U5 men and women Epidemiologie Follow-up Study Strake. 33 (5): 1183–1188, 2002 May

44. **Nurk, E., Tell, G. S., Vollset, S. E., Nygard, O., Refsum, H., Ueland, P.M.:** Plasma total homocysteine and hospitalizations for cardiovascular; Hordaland Homocysteine Study; Archives of Internal Medicine 162 (12): 1374–1381, 2002 Jun 24. 5

Quellen für Studien über Homocystein in deutscher Sprache

1. **Greiling, Gressner:** Lehrbuch der Klinischen Chemie und Pathobiochemie, Schattauer 1994
2. **Neumeister, Besenthai, Liebich:** Klinikleitfaden Labordiagnostik. Urban & Fischer 2000
3. **Thomas, Lothar:** Labor und Diagnose, TH-Books Verlagsgesellschaft, 1998
4. **Kircher, Sinzinger:** Hyperhomocysteinämie und Atherosklerose, J Kardiol 1999; 6 (7)
5. **New England Journal of Medicine:** Plasma Homocystein als ein Risikofaktor für Demenz und Alzheimer; Vol. 346, No. 7, Februar 14, 2002/8
6. **Weiss, N., Pietrzik, K. und Keller, C.:** Atheroskleroserisikofaktor Hyperhomocysteinämie: Ursachen und Konsequenzen; DMW 124 (1999), 1107–1113
7. **Robert Koch Institut:** 10., Homocystein als Risikofaktor für koronare Herzerkrankungen
8. **Feilmeier, S., Till, H.:** Untersuchungen zur Erstellung von Referenzbereichen für die Homocysteinkonzentration im EDTA-Plasma gesunder Erwachsener im Alter von 19 bis 93 Jahren im Vergleich zu Patienten mit ausgewählten Herzerkrankungen und chronischer Niereninsuffizienz; DGKC, Deutsche Gesellschaft für Klinische Chemie E. V. 2003; 34 (3) H.
9. **Gohlke et al.:** Positionspapier zur Primärprävention kardiovaskulärer Erkrankungen; Z Kardiol 92: 522–524 (2003)

10. **Stanger et al.**: Konsensuspapier der D.A.CH.-Liga Homocystein: Über den rationellen klinischen Umgang mit Homocystein, Folsäure und B-Vitaminen bei kardiovaskulären und thrombotischen Erkrankungen – Richtlinien und Empfehlungen, J Kardiol 2003; 10 (5)
11. **Friedrich, W.**: Handbuch der Vitamine. München, Urban & Schwarzenberg, 1987
12. Monographie Folsäure. **Bundesanzeiger** 6. 3. 1987
13. **Biesalski, H. K., et al. (Hg.)**: Vitamine. Physiologie, Pathophysiologie, Therapie. Stuttgart, Georg Thieme 1997
14. **Biesalski, H. K.**: Vitamine: Bausteine des Lebens. München, Beck 1997
15. **Pietrzik, K. & Hages, M.**: Nutzen-Risiko-Bewertung einer hochdosierten B-Vitamintherapie.
16. **Rietbrock, N.**: Pharmakologie und klinische Anwendung hochdosierter B-Vitamine. Steinkopf, Darmstadt 1991

GLOSSAR

Aminosäure – Aminosäuren bilden – wenn sie durch chemische Bindungen aneinander gekettet sind – Eiweiße. Eine Aminosäure ist also ein Baustein für Protein.

Anämie – Ist eine Sammelbezeichnung für Erkrankungen mit mangelnder Menge an Blutfarbstoff oder Blutkörperchen. Anämie wird auch volkstümlich als Blutarmut bezeichnet.

Angina Pectoris – Herzenge durch Verengung der Herzkranzgefäße, die das Herz mit Nährstoffen und Sauerstoff versorgen.

Antigen – Eine artfremde Eiweißsubstanz, die eine Antikörperbildung im Organismus hervorruft, die das Antigen unschädlich machen soll.

Antinutrient – Damit werden Substanzen bezeichnet, die die Nährstoffaufnahme behindern, zum Beispiel Lektine in Getreide oder Phytate bei Sojaprodukten.

Antioxidans – Substanzen, die der Oxidation (Reaktion mit Sauerstoff) entgegenwirken und freie Radikale unschädlich machen. Antioxidantien werden auch umgangssprachlich als Radikalenfänger bezeichnet.

Apoplektischer Insult – Schlaganfall

Apoplexie – Schlaganfall

Arteriosklerose (Atherosklerose) – Dies ist der gängige Name für die Verengung der Blutgefäße, die durch Anlagerung von Plaques entstehen. Früher bezeichnete man dieses Phänomen volkstümlich als «Gefäßverkalkung».

Aspartam – ein künstlicher Süßstoff, der in Deutschland zum Beispiel als «NutraSweet» angeboten wird.

Autoimmunerkrankung – So werden Erkrankungen bezeichnet, bei denen das Immunsystem körpereigenes Gewebe und Organe angreift.

Bioverfügbarkeit – Der Anteil der Nährstoffe, die der menschliche Organismus effektiv aus der Nahrung oder Supplementen aufnehmen und effektiv nutzen kann. Preiswerte Nahrungsergänzungsstoffe haben oft eine niedrigere Bioverfügbarkeit (5–10 Prozent) als hochwertige (70–95 Prozent) und sind damit effektiv teurer.

Cholesterin – Eiweißverbindungen, die man in HDL und LDL unterscheidet.

Colitis ulcerosa – Chronisch entzündliche Darmerkrankung.

Cortisol (Kortisol) – Eine in den Nebennierenrinden hergestellte Substanz. Sie wird als chemisches Medikament «Kortison» zur Therapie bei Entzündungen eingesetzt.

COX2 Hemmer – chemische Schmerzmittel.

Morbus Crohn – Chronisch entzündliche Darmerkrankung.

Degeneration – Entartung, Absterben.

Demenz – Störungen oder Minderleistung des Gehirns mit Gedächtnisverlust, Konzentrationsstörungen, Verlust von Urteilsvermögen (z. B. bei Morbus Alzheimer).

Distal – Körperfern.

«Dreieck des Lebens» – Eine spezielle Kombination von drei Vitaminen der B-Gruppe: 1 Milligramm Folsäure mit 100 Milligramm Vitamin B_6 sowie 1 Milligramm Vitamin B_{12} zur Senkung des Homocysteinspiegels.

Dunkelfeldmikroskopie – Eine Diagnosemöglichkeit, die hauptsächlich von Heilpraktikern eingesetzt wird, um über einen Blutstropfen zu diagnostizieren.

Empirisch – durch Beobachtungen festgestellt.

Enzyme (Fermente) – Eiweiße, die im Körper als biochemische Katalysatoren für den gesamten Stoffwechsel fungieren.

Essenziell – lebensnotwendig, unverzichtbar. Dieser Begriff wird im Zusammenhang mit Nährstoffen oft dazu verwendet, um klarzumachen, dass diese Substanzen nicht im Körper gebildet werden können, sondern von außen zugeführt werden müssen (z. B. essenzielle Aminosäuren, essenzielle Fettsäuren).

Fibromyalgie – Eine Krankheitsbild im gesamten Bewegungsapparat, bei dem chronische Schmerzen im Bereich der Muskeln, Sehnen und im Bindegewebe auftreten.

Glaukom – Grüner Star. Augenerkrankung mit erhöhtem Augeninnendruck.

Glukose – Zucker.

Gluten – Ein so genanntes Klebereiweiß in Weizen, Roggen und Hafer. Gluten wird in vielen Nahrungsmitteln industriell verarbeitet. Als Stabilisatoren, Geschmacksverstärker, Gewürze, Trennmittel oder Emulgatoren findet man es in Bier und Fruchtsäften, in Speiseeis, Gebäck, Kuchen, aber auch in Würsten, Schmelz- und Reibekäsen, Roquefort und vielen anderen Produkten.

Glutathion – Eine Substanz, die als Entgifter und Antioxidans wirkt.

Hcy-Wert – Abkürzung für Homocysteinwert. Dies ist der Wert, der im Bluttest nachgewiesen wird, und bezeichnet die Menge des Homocysteins, das zum jeweiligen Zeitpunkt im Blut zirkuliert. Man unterscheidet einen Nüchtern-Wert und den Wert, der nach Mahlzeiten auftritt.

HDL – High Density Lipoprotein. Es transportiert Cholesterin von der Zelle weg und zur Leber hin.

Homocysteinwert – siehe unter Hcy-Wert.

Hyperhomocysteinämie – Erhöhter Homocysteingehalt im Blut.

Hyperhomocysteinurie – Erhöhter Homocysteinwert im Urin.

Hypothyreoidismus – Unterfunktion der Schilddrüse.

Immunglobulin – Aminosäuren, die als Antikörper wirken.

Interferon – Eine Eiweißsubstanz des Immunsystems.

Klinisch – Durch ärztliche Untersuchungen festgestellt.

LDL – Low Density Lipoprotein ist ein Lipoprotein mit geringer Dichte. Es transportiert Cholesterin in die Zelle.

Leukozyt – Ein Leukozyt ist ein weißes Blutkörperchen. Leukozyten sind Bestandteile des Immunsystems.

Lipid – Fett.

Lipoprotein – Fett-Eiweiß Verbindung.

Lymphozyt – Ein weißes Blutkörperchen, das als Bestandteil des Immunsystems für spezielle eingedrungene Fremdkörper zuständig ist und sie unschädlich macht.

Makronährstoff – Als Makronährstoff bezeichnet man entweder Eiweiß, Kohlenhydrat oder Fett.

Makrophage – Ein weißes Blutkörperchen, das als Bestandteil des Immunsystems eingedrungene Fremdstoffe unschädlich macht.

Metabolismus – Stoffwechsel.

Methylen-Tetra-Hydrofolat-Reduktase (MTHFR) – Enzym, das zur Reduzierung von Homocystein wichtig ist.

Methylierung – Ein fundamentaler Teil des Stoffwechsels, bei dem vom Körper benötigte Stoffe gebildet werden und nicht benötigte zersetzt werden.

Mikronährstoff – Vitamine, Mineralstoffe, Spurenelemente oder sekundäre Pflanzenstoffe.

Multipel – vielfältig.

Multiple Sklerose (MS) – Eine entzündliche Erkrankung des Zentralen Nervensystems mit vielfältigen Ausfallserscheinungen, die schubweise auftreten.

Myocardinfarkt – Herzinfarkt.

NO (Stickstoffmonoxid) – NO ist eine körpereigene Substanz, die stark gefäßerweiternd wirkt.

Pankreas – Bauchspeicheldrüse.

Peptid – Ein kleines Eiweißmolekül, das aus wenigen Aminosäuren besteht.

Phythate – unlösliche Salze, die aus sekundären Pflanzenstoffen – der Phytinsäure – und Mineralien gebildet werden. Sie kommen hauptsächlich in pflanzlichen Samen, Getreide, Ölsaaten und Hülsenfrüchten (wie Soja) vor und behindern die Nährstoffaufnahme.

Plaque – Fetthaltige Substanzen, Arterienwandzellen und Monozyten, die sich an die Gefäßwände anlagern und damit den Blutdurchfluss behindern.

Protein – Eiweiß.

Psoriasis – Schuppenflechte.

SAMe (S-Adenosyl-Methionin) – Eine Substanz, die bei der Umwandlung von Homocystein entsteht.

Schizophrenie – Eine Erkrankung des Geistes mit Wahrnehmungsstörungen und Wahnvorstellungen.

Skorbut – Eine Vitamin-C-Mangelerkrankung, die in früheren Zeiten vor allem von Seefahrern gefürchtet war.

Thrombose – Der Verschluss eines Blutgefäßes durch ein Blutgerinnsel.

Thrombus – Ein Blutgerinnsel.

Toxin – Giftstoff

Toxisch – Giftig

Tripsin – Ein Eiweiß spaltendes Enzym der Bauchspeicheldrüse.

Veganer – Strenger Vegetarier, der auch auf den Verzehr von Milch, Milchprodukten und Eiern verzichtet.

Zöliakie – Unverträglichkeit für Weizeneiweiß (Gluten) mit chronischen Durchfällen und gestörter Nahrungsaufnahme. Wird auch als Sprue bezeichnet.